JN214788

Decision Making of
the Compromised Teeth

— 患者利益から見る抜歯基準と治療介入 —

監修　石井　宏　　執筆　伊藤　創平
牛窪　敏博
梅田　貴志
尾上　正治
神戸　良
小板橋　徹
清水　花織
高橋　宏征
田中　浩祐
林　佳士登
宮澤　仁
渡邉　征男

永末書店

編著者一覧 （五十音順）

監修

石井　宏　　石井歯科医院（東京都港区）

執筆

伊藤　創平　　ITO DENTAL OFFICE（千葉県浦安市）

牛窪　敏博　　U'z デンタルクリニック（大阪府大阪市）

梅田　貴志　　ソフィアデンタルクリニック分院（東京都立川市）

尾上　正治　　おのえ歯科医院（東京都渋谷区）

神戸　良　　良デンタルクリニック（京都府京都市）

小板橋　徹　　リタ歯科クリニック（群馬県前橋市）

清水　花織　　清水歯科藤沢院（神奈川県藤沢市）

高橋　宏征　　ひので歯科医院（群馬県伊勢崎市）

田中　浩祐　　石井歯科医院（東京都港区）

林　佳士登　　銀座しらゆり歯科（東京都中央区）

宮澤　仁　　ペンシルバニアデンタルクリニック分院（東京都板橋区）

渡邉　征男　　マイクロエンド歯科（東京都墨田区）

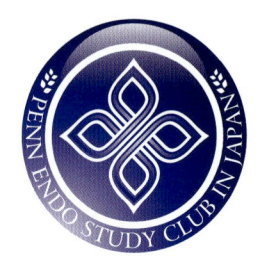

Penn Endo Study Club in Japan
ペンシルバニア大学歯内療法学科の臨床コンセプトとテクニックを広く伝えることを主な活動とし、その結果、日本国内における
・歯内療法専門医レベルの臨床歯内療法学の知識と技術の普及
・歯内療法（根管治療を含む）の社会的認知度の向上
・歯内療法治療費の適正化
を目指すスタディクラブ。

序文

　抜歯の基準は当該歯牙の生物学的な条件のみならず、個々の症例における患者の期待値、全身的要素、性格的要素、補綴計画上の要件、経済性等を含めて考えられるべきであり、その基準はすべての症例毎に異なることは言うまでもない。この書籍では前半で歯内療法専門医の考える一歯単位の生物学的要件と患者利益を考慮にいれた抜歯基準を考察し、後半では歯内療法学的にまたはその他の要因も含めて保存が困難であったが、総合的に患者の利益を優先し、治療介入した症例を提示している。

　本書においては、全体として歯内療法学的要件以外の要件については軽く触れる程度にとどめ、その他の要因に関してはそれぞれの専門家や書籍にその役割を委ねているが、示されている症例や内容に関してはあくまで多面的な考察がなされた後に意思決定がされていることを付け加えておきたい。患者利益を考えるすべての歯科医師にとって有益な情報源となれば幸いである。

平成 29 年 10 月

歯内療法専門医

石井　宏

CONTENTS

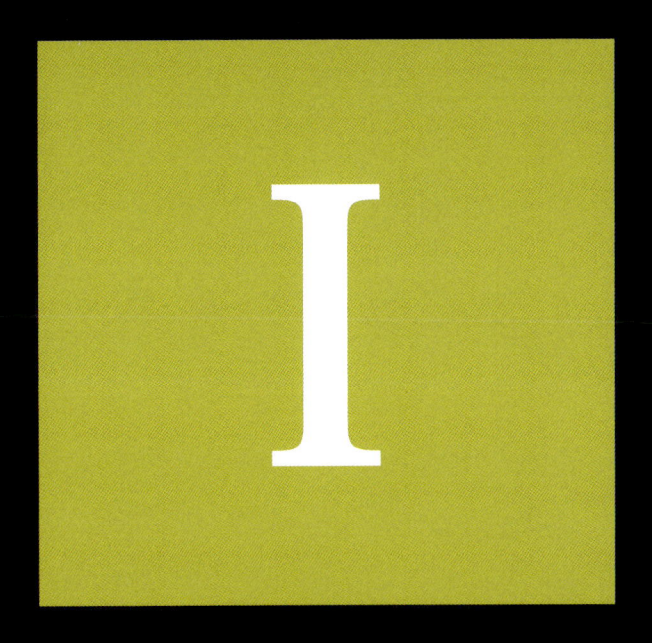

I

歯内療法専門医が考える抜歯の基準

石井　宏

01 臨床における主な抜歯要因

　歯内療法専門医が歯牙の抜歯基準を論じるのは適当でない。なぜならば当該歯の抱えている問題を、歯内療法における狭義の目的である「根尖性歯周炎の予防と治療」に限定して考えた場合には、ファーストステップとしての根管治療で 60 〜 90％[1]、また、治療が失敗した場合のセカンドステップとして顕微鏡を用いた外科処置を行うことで90％[2]の症例で治癒に導くことができ、この二段階で治癒率をトータルで考えれば計算上 96 〜 99％の症例でエンド病変は治癒に導くことができるからである。

　それではどのような要因を勘案して抜歯・非抜歯を考えればよいのであろうか？

　Vire[3] は抜歯に至った根管治療処置歯 116 本をその原因について分類分した。その結果、抜歯原因の割合は、補綴学的理由 59.4％、歯周病学的理由 32％、歯内療法学的理由 8.6％であった（**表1**）。

	歯数	割合（%）	根管治療後の平均経過期間（ヵ月）
補綴的要因	69	59.4	59.4
歯冠破折	54	46.5	60.6
歯根破折	10	8.6	65.1
外傷による破折	4	3.5	43.0
病原になりうる歯冠修復	1	0.8	1.0
歯周治療的要因	37	32.0	65.0
歯内療法的要因	10	8.6	20.6
垂直性歯根破折	5	4.3	20.2
器具操作による失敗	4	3.5	17.0
歯根吸収	1	0.8	37.0
合計	116	100	57.8

表1　既根管治療歯の抜歯理由

02 抜歯基準の生物学的要因

　たった一つの論文だけから臨床的問題の結論を出すべきではないが、この結果に違和感を覚えない臨床家は少なくないであろう。これらの研究結果や我々の臨床感から、以下に述べられる抜歯基準に関する理論的根拠は妥当であると言えよう。

　治療計画に関わる一歯ごとの抜歯基準を生物学的要因だけからその優先順位をつけるとすれば、

　　1　Restorability（補綴学的理由）（残存歯質量：フェルルの確保、歯冠歯根比）
　　2　歯周病の重症度（治療に対する反応、メインテナンスの困難性）
　　3　歯内療法学的な問題

というこの優先順位を、チーム医療を行ううえでの共通コンセプトとしてかかりつけ医と共有することはきわめて重要である。具体的には、①修復を行う歯科医師が患歯の修復処置をして患者が期待する期間、その歯が機能できるかの判断を行う。②歯周治療とその後のメインテナンスを担当する歯科医師や歯科衛生士が治療に対する見通しを立てる。③①、②の後に歯内療法を担当する歯科医師がその限界と可能性についての評価を行う、という順番が妥当な診査・診断の手順といえる。

　しかしながら、実際の臨床では上記のような1歯単位の生物学的要因以外にも考慮しなければならない「その他の要件（患者の期待値、全身的要素、性格的要素、補綴計画上の要件、経済性等）」が多くあり、それらの状況がその歯の治療計画を最終的に左右することも少なくない。患者利益を最大限に守るためには「その他の要因」についても十分な検討、患者説明と同意が必要であることも再度強調しておく。

症例1：生物学的要因よりも「その他の要因」を優先させた症例

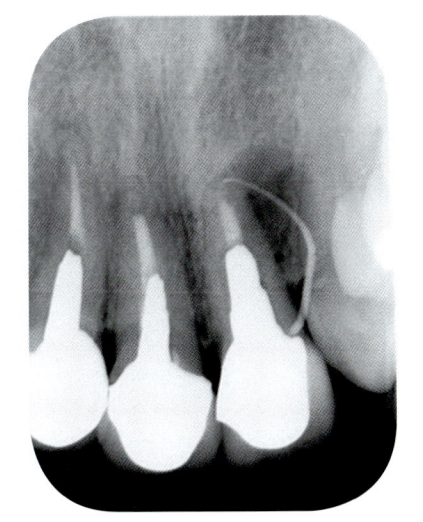

図1　初診時。

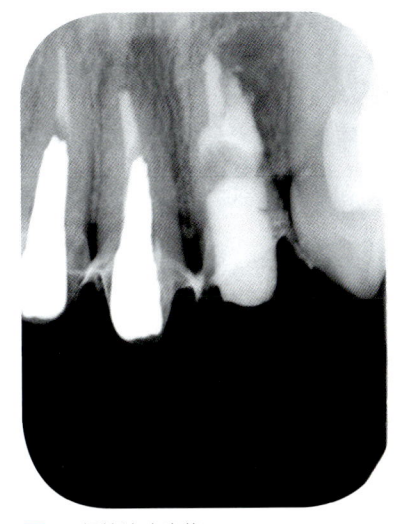

図2　根管治療直後。

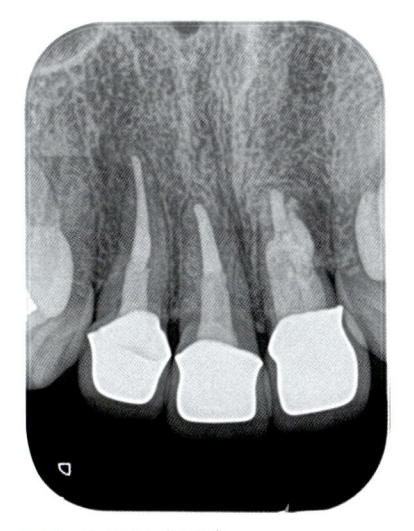

図3　術後6年経過時。

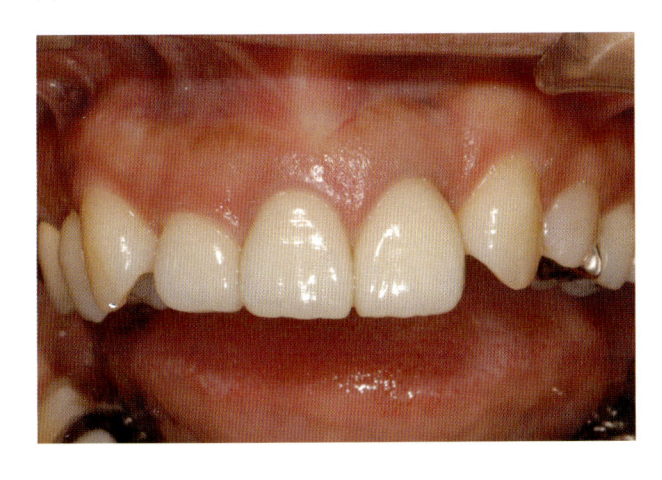

図4　かかりつけ医による補綴物装着時。

　かかりつけ医の提案した第一選択は⌊1の抜歯と、その後のブリッジやインプラントを含めた補綴治療であった（図1）。しかしながら、患者はインプラントの埋入や犬歯を削合することに抵抗感をもっており、当該歯の保存を強く望んだ。歯内療法専門医医院（当院）においても、過去に補綴物がポストごと数回脱離している既往や、当院での診査・エックス線検査の所見よりポスト先端部の穿孔および歯根破折が疑われた。また現時点で破折がなかった場合においても、汚染歯質除去後に歯根側壁の歯質がかなり菲薄になることから、中・長期的な予後を期待することは難しい。第一選択としては抜歯が妥当であること、しかしながら、その時点では垂直性歯根破折が確定していないので根管治療を開始することは可能であることを説明した。患者は改めて歯牙の保存を望んだので、さまざまなリスクと短期間での再治療介入が予想されることを説明した。患者はたとえ短期間で問題が起きてもすべて自己選択の結果として受け入れることに同意した（図2）。

　2017年現在で6年ほど経過しているが（図3、4）、この期間が短いと感じるか、長いと感じるかは最終的に選択した患者の期待値による。現時点で患者の期待した機能期間に達しているかどうかは別として、少なくとも私の考えていた期間よりも長く問題を起こさずに機能している。この症例から学ばなければいけないこととは何なのか。この患歯に対する意思決定は、結果として歯科医師の提示したものではない。患者自身の選択が真の患者利益につながっている可能性が高いということを謙虚に受け止めたい。

03 意思決定を助ける難易度の分類

　前記の症例とは逆に比較的予知性が高いと思われる症例であったとしても、「その他の要因」を考慮に入れて歯内療法以外の処置を選択する患者も少なくない。その他の選択肢とは具体的には「抜歯」もしくは「放置」であるが、患者が最終的にそれらの選択をする理由として、1：「コスト対効果」と2：「外科的介入の可能性」を考慮に入れて決断することが多い。筆者はこれらの傾向を考慮してカウンセリングを行う際に、患歯についての処置内容と予後の見通しを状態によって分類し、患者自身が少しでも意思決定をしやすくなるように説明している。この分類は学術的な意味合いではなく、あくまで患者が自分の価値観や状況に最も適した意思決定ができることを目的として筆者が作成したものである。筆者がカウンセリング時に使用する分類の各カテゴリーについて説明する。

Class1：

　最も成功率の高いグループ[1]（90％～）で、外科的処置が必要になる可能性は低い（図5）。

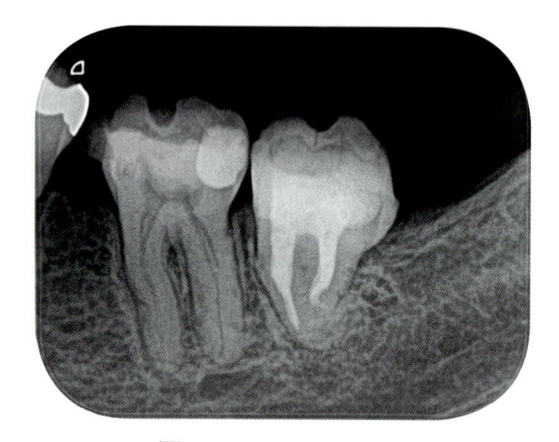

図5　患歯は「6。生活歯髄または失活歯髄でも根尖病変が存在しない症例がこのグループに分類する。

Class2：

　成功率は比較的高い（80％前後）が、外科的処置が必要になる可能性が2割前後ある（図6）。

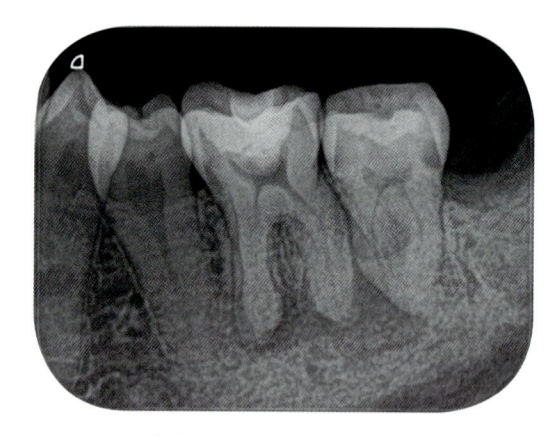

図6　患歯は「6。失活歯髄で根尖病変が存在する場合はこのグループに分類する。

Class3：

　成功率は比較的低く（60～70％前後）で、外科的処置が必要になる可能性が3～4割程度ある、もしくは、根管治療よりも外科的歯内療法のほうが適している（補綴物が新しい等の理由を考慮して）。病変のみられる再治療歯全般がこのグループに分類される（実際には再治療における成功率もさらに細分化して成功率を考慮しなければならないが、あくまでも患者説明用であるという前提で平均的な数字を説明している）（図7）。

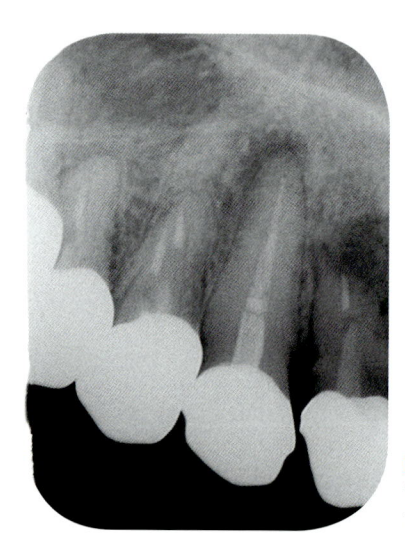

図7　患歯は 3。前歯部補綴物を1ヵ月前に装着。

※1：歯内療法の成功率については多くの文献が存在するのでここでは詳しく取り上げない。
※2：歯冠長延長術や隔壁法などをもちいれば、ほとんどの症例においてラバーダム防湿が可能になるが、審美性、歯冠歯根比、レストラビリティー等の観点からそれらの前処置自体が禁忌となる場合もある。
※3：垂直性歯根破折の確定診断は視認である。なぜなら、垂直性歯根破折と同様の臨床所見を示すその他の病因（エンドペリオ病変、穿孔等）が存在するからである。また垂直性歯根破折のマネージメントについて、接着技法やMTAセメントを用いた日本独特のアプローチが存在するが、少なくとも2017年現時点では、科学的根拠のある世界標準的な処置法でない。

Class4 :

第一選択は抜歯が適当であると考えられる症例群。根尖性歯周炎以外にもいくつかの問題（う蝕除去後の歯質の過少性、治療後の歯冠歯根比、エンドペリオ病変、穿孔、ファイルの破折等）があり、チャレンジングな症例グループである。しかしながら Class5 に入れるには確定的な理由がなく、状況によっては診断的、段階的治療が選択される場合もある（図8）。

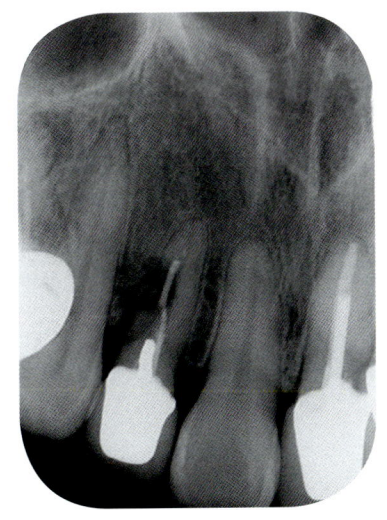

図8 2 の初診時。根側に吸収による穿孔と病変がみられる。

Class5 :

歯内療法が治療の選択肢に入らない。①通法どおりのラバーダム防湿が不可能なうえ、ラバーダム防湿を行うためのいかなる前処置も困難[※2]である場合（図9）、もしくは②垂直性歯根破折が視認され（図10）[※3]、その破折線にそった歯周組織付着が失われている場合である（図11）。これら2つの事由があれば歯内療法処置を行うことに正当性を見いだすことはできない。

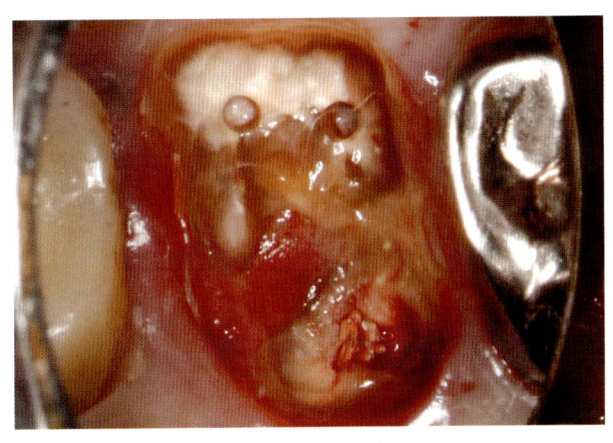

図9 ①の防湿困難なケース。患歯は 6 。この状態では防湿が不可能であり、歯内療法は行えない。歯冠長延長術や隔壁を作製することによって治療が可能になる場合もある（ミラー像）。

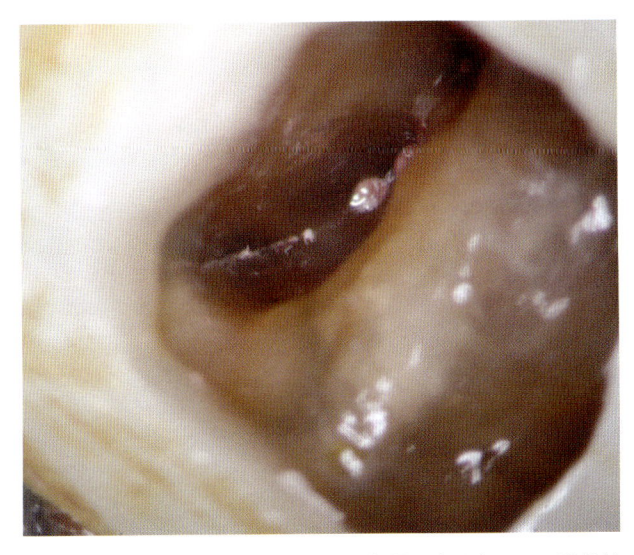

図10 ②の根管内からの歯根破折の視認できるケース。患歯は 6 。治療中に破折線が発見された場合は、ラバーダム撤去後麻酔下にてプロービングを行い付着の喪失があるか確認し、根尖部近くまで付着喪失が認められれば治療は中止し、かかりつけ医に状況を報告することになる。

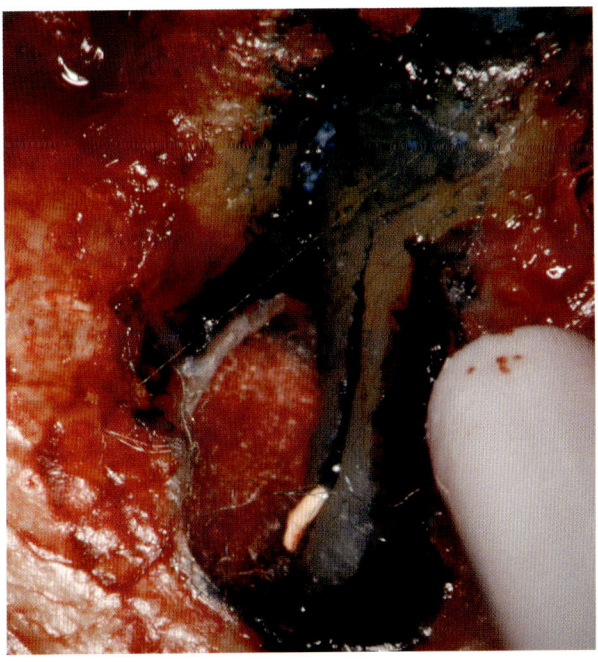

図11 ②の歯根外からの歯根破折の視認できるケース。患歯は 6 。ときとして診断的外科処置にて破折の確認を行う場合もある。

　この分類を使ったカウンセリングの実際であるが、歯内療法専門医にとって Class1 〜 3 までは治癒させられる可能性が高い症例となり、Class5 は抜歯または放置が選択されるべき症例ということになる。しかしながら、これらはあくまで患者が自分にとって最もよいと思う意思決定を行うための参考にすぎない。多くの患者はこの 4 つの分類については、専門医の意見を参考にしたうえで決断を下す場合が多い。一方、患者が最もその判断に迷う分類は Class4 で、いわゆる『グレー』ゾーンの compromised teeth 症例であることはいうまでもない。この分類の症例におけるカウンセリングで最も注意しなくてはならないことは、治療はあくまで診断的、段階的であり、治癒に向かう可能性は高くはなく、自分の経済的、肉体的、精神的な犠牲に見合うだけの結果が得られない可能性があるということを十分に理解してもらうことである。そのうえで、歯科医師のバイアスを可及的に排除した公平な情報を与え、その他の選択肢である抜歯や放置を選択した場合に起こりうる事象等も十分に説明し、最終的に患者自身に意思決定を行わせることが重要である。筆者が使うキーワードは『コスト対効果』と『天然歯保存の可能性』である。「これらのどちらにより高いプライオリティーを置くか、よくお考えになってご決断してください」と説明することが多い。

症例2：Class4で患者自身が根管治療を選択した症例

初診時：

かかりつけ医から $\underline{2|}$ の診断と、可能な場合の歯内療法処置の依頼で来院された。頬側歯肉には膿瘍がみられ、エックス線検査の所見においては歯根遠心部に外部吸収による穿孔と周囲骨の透過像がみられた（図12）。治療の可能性が高くないこと、コスト対効果が悪くなる可能性があることなどを踏まえて、かかりつけ医による抜歯を前提とした治療計画は妥当性があると説明した。患者は歯内療法専門医（筆者）によるカウンセリング後に、リスクが高くても可能性が残されるのであれば（Class5 でないのであれば）チャレンジだけでもしてほしいと強く訴えた。患者には再度、治療介入した場合のリスクが説明された。患者はコスト対効果の悪さを含めたすべてのリスクを理解、同意したうえで治療を希望した。

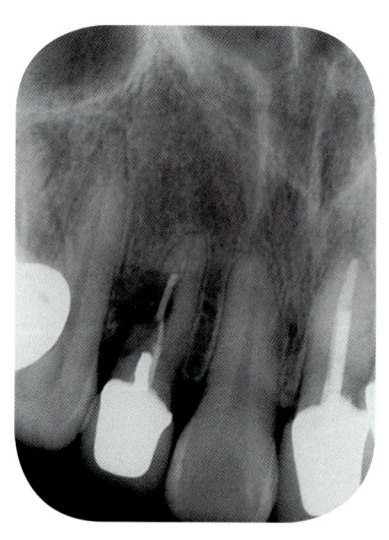

図12　術前、根側に歯根吸収像がみられ、穿孔が疑われる。

術中：

処置の概要としてはすべての「歯内療法処置の原則」を超えるものではなく、ただ「原因の除去」と「根管系の封鎖」を行っただけである。封鎖材料としていくつかの選択肢を考慮したが、最も理想的な治癒が起こる可能性を期待してMTAを選択した（図13）。他にどのような選択肢があって、なぜMTAに行き着いたかの詳説はここではしない。

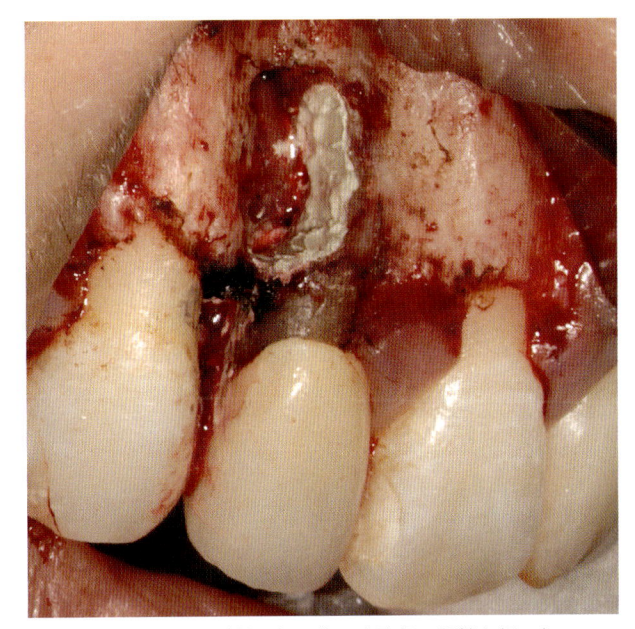

図 13　術中、根管内感染の処理後に穿孔部の閉鎖を行った。

術直後（図14）：

個人的な感想として、成否の分かれ目は術後早期に歯頸部付近の歯周組織付着の回復が起こるか否かであると考えている。そのためには辺縁性歯周炎の罹患程度が重要であり、具体的には、歯頸部付近根面の歯根膜・セメント質が生存しているのか、もし生存しているのであれば医原的に障害を与えない（歯周治療を行わない）ことがこのようなケースを成功に導くためにきわめて重要であるということを知る必要がある。言い換えればこのようなケースでは、歯内療法外科処置と同時に歯周治療を行えないということである（歯根膜とセメント質の組織・細胞レベルでのバイタリティーを術中に確認する術がない）。

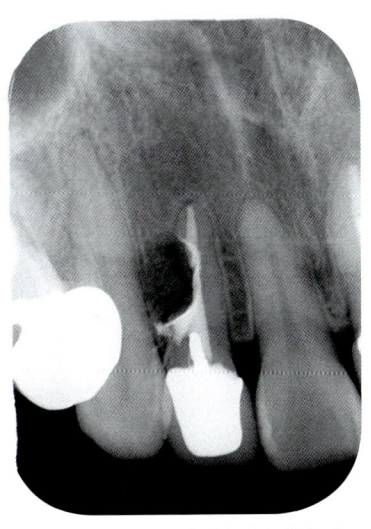

図 14　術直後、病変が存在した部分の骨欠損が顕著である。

19ヵ月経過（図15、16）：
術後早期に付着の回復が得られ病変部はいわゆる「閉鎖創」になれば、この症例のように理想的な治癒が得られる。若干の歯肉退縮が起こったがこの患者にとって最も重要な「歯牙の保存」が達成された。

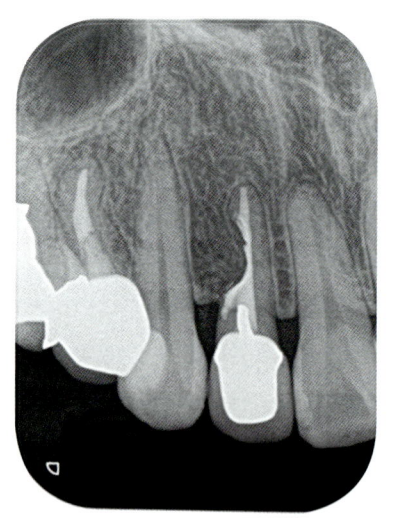

図16　術後19ヵ月。骨欠損部は骨に満たされた。

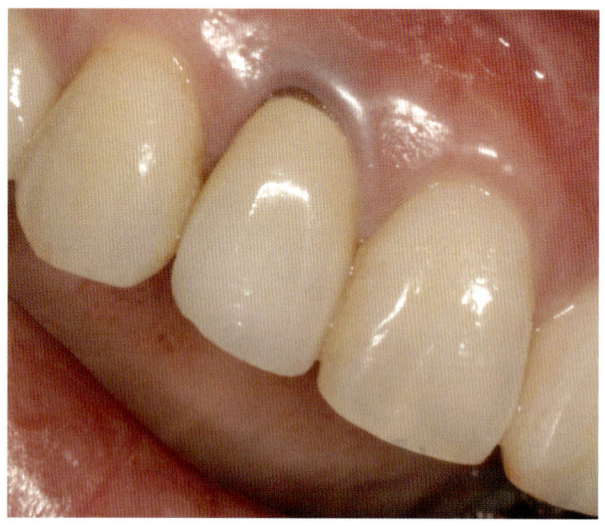

図15　術後に歯肉退縮がみられた。

05　医療者側のバイアスについて

　卒直後に受けた教育や、研修を受けた環境によって多かれ少なかれ必ずその考え方に偏りが生じ、それらはバイアスとなって患者に不利益になる可能性があることをすべての歯科医師は知るべきである。患者の価値観が多様化した現在、一人の歯科医師が考え、提案する治療計画が、個々の患者にとって真の利益と一致することは我々が考えているほど多くはない。

　最善の患者利益とは誰によって決められるべきなのであろう。Wesselink[4] は文献の中で次のように述べている。

「歯科医師によって与えられた正直でバイアスのかかっていない情報によって患者自身が決定をすべきである。」

　最後に私の尊敬する北米のエンドドンティストの言葉を引用してこの章を締めくくりたい。

『患者の機能回復をどのように行うかという意思決定は各個人ごとになされなければならない。**すべての事実が考慮されるまでは、治療の選択にいかなる傾向ももつべきではない**。必要だと思われる場合には専門医とのコンサルテーションと患者の同意を得るべきである。』

参考文献

1) Friedman S.: Expected Outcomes in the Prevention and Treatment of Apical Periodontitis. In :Orstavik D, Pitt Ford T R., Essential Endodontology: Prevention and Treatment of Apical Periodontitis second edition, Chapter 14, Wiley-Blackwell, UK, 2007
2) Setzer FC, Shah SB, Kohli MR, Karabucak B, Kim S. Outcome of endodontic surgery: a meta-analysis of the literature—part 1: comparison of traditional root-end surgery and endodontic microsurgery., J Endod 2010, 36 :1757–1765, 2010
3) Vire D E., DDS, MS Failure of Endodontically Treated Teeth: Classification and Evaluation JOE, VOL. 17, NO.7, 1991
4) Wesselink P R., The incidental discovery of apical periodontitis: Endodontic Topics VOL.30, 23-28, 2014

II

保存的治療を選択した症例

CASE 01 骨縁下まで歯冠破折を生じた歯に対しての根管治療

宮澤　仁　ペンシルバニアデンタルクリニック分院（東京都板橋区）

─ 症例概要 ─

年齢・性別：38歳・女性

来院経緯：歯冠破折にてかかりつけ医より紹介されたケースである（図1、2）。前医にて抜歯を行い、インプラントにすることを勧められたが、患者は保存を希望し、紹介元の医院より転院。

既往歴：初診時、6| の歯髄は生活歯髄反応を示し、著しい冷水痛が生じているために可及的速やかに根管治療を開始する必要があった。歯牙に対して質の高い根管治療を行うことは、その歯牙の予後に大きく影響をあたえるため、いかなる場合であってもラバーダム防湿を怠ってはならない。しかしながら、このケースでは舌側の歯質のマージンは骨縁下であったためそのままの状態では防湿が不可能であった。防湿が困難である歯牙に対して、いかに感染を避け、イニシャルトリートメントを終了させたかを紹介する。

術前写真

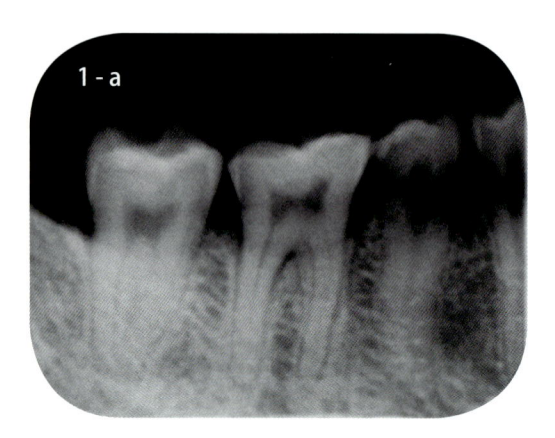 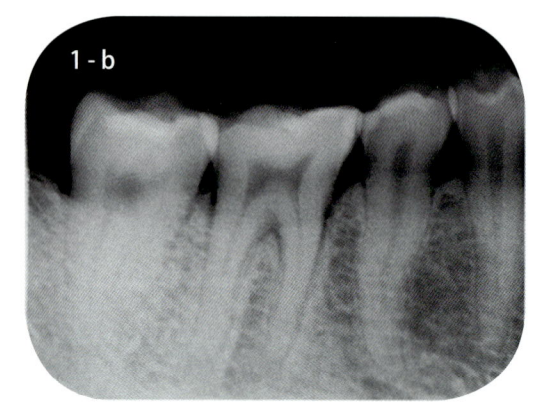

図1　正方線（a）、偏心撮影（b）によるデンタル写真より、当該歯周囲には歯冠破折が原因と思われる若干の骨吸収が生じ始めているのが確認できる。

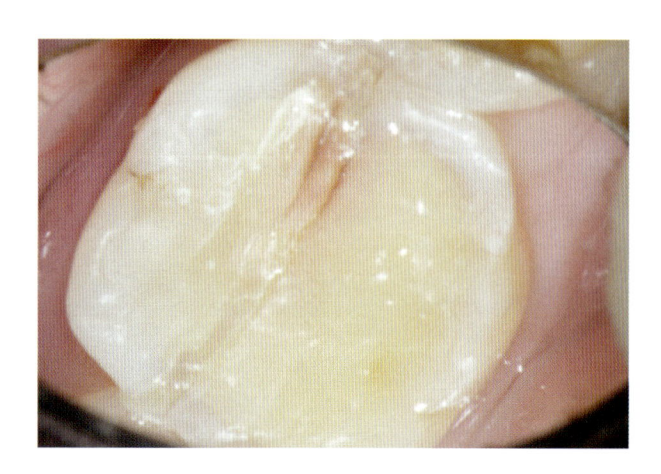

図2　初診時の状態。近遠心にかけてクラックラインが確認できる。舌側の破折片は動揺している（ミラー像）。

読者への問いかけ

　生活反応が確認できる場合に行う根管治療の成功率は、感染を防ぐことで90％以上になる。一方で、一度感染した根管を完全に無菌化することは現在の技術では不可能であり、その後の根管治療の成功率が低下することは周知の事実であろう。

　とはいえ、ラバーダム防湿が困難である歯牙のマネージメントはそれほど難しくはなく、少しの工夫と材料を使用することができれば歯牙の予知性を格段に高めることが可能であることを覚えておきたい。

難易度評価表

		条件悪い	妥当	条件良い
補綴学的要因	フェルルの確保 （5点／10点／15点）	●		
	歯冠歯根比 （5点／10点／15点）		●	
歯周病学的要因	動揺度 （1点／2点／3点）			●
	プロービングデプス （1点／2点／3点）		●	
	支持骨の量 （1点／2点／3点）		●	
	分岐部病変の有無 （1点／2点／3点）	●		
	プラークコントロールレベル （1点／2点／3点）			●
歯内療法学的要因	外科的介入の難易度 （1点／3点／5点）	●		

27/50 点

 ### 診断のポイント

　破折は歯冠部分に限局して生じており、根管内に垂直性破折が確認できないかをマイクロスコープ下にて十分に診査する必要がある。また、これは歯内療法の領域ではないが、根管治療後のクラウンレングスニングが行われることを前提に処置されることから、破折線が縁下深く、分岐部より根尖方向で破折している場合や、歯肉ラインの不調和が著しく生じる可能性がある場合は、清掃性の悪化から歯周病の感染リスクを高める可能性があることを考慮しなくてはならない。

 ### 問題点

　隔壁を製作する際は、出血のコントロールに留意するとともに、隔壁にはクランプに耐えうる強度が必要である。

 ### 治療方法

　抜髄処置の術式と同様に、下顎孔伝達麻酔と浸潤麻酔を施し、#12のメスで舌側の歯周靱帯を切断した後に破折片を除去した（図3）。出血はウルトラデントのビスコスタットにて止血を行った（図3）。止血を確認後に適切なサイズの矯正用バンドを選択し、歯冠側に探針で穴をあけたセロハンテープを貼り、グラスアイオノマーセメント（Fuji IX）で破折歯牙に合着させた。穴をあけたセロハンテープを使用することで軽度の圧接が可能になりより緊密な隔壁の製作が可能である（図4、図5）。

　グラスアイオノマーセメントが硬化後にアクセスキャビティープレパレーションを行い、通法の根管治療を行った。矯正用バンドで補強されたグラスアイオノマーセメントは術中に脱離などの心配もなく使用することができた（図6）。

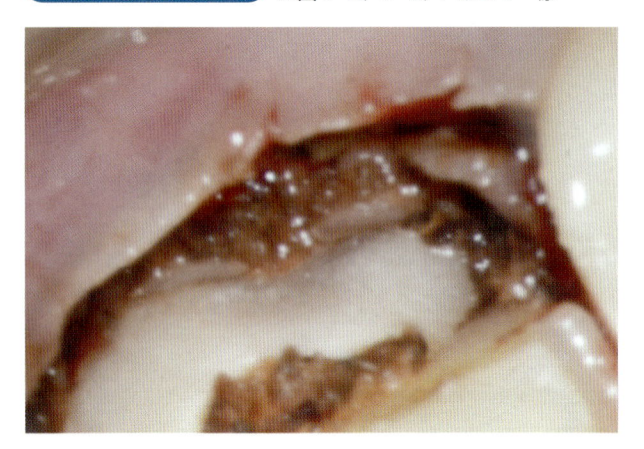

図3 破折片除去の後、止血を行った。

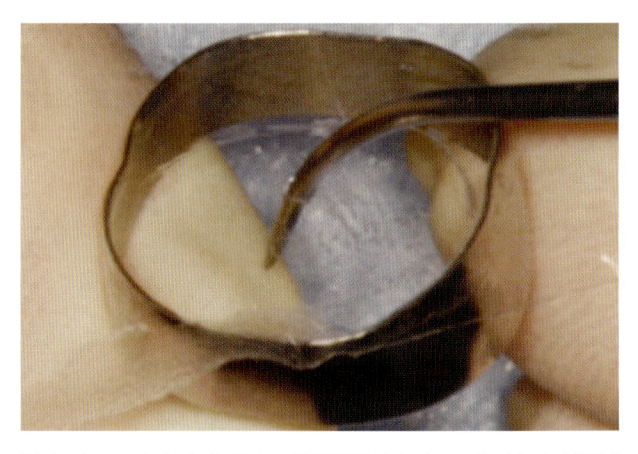

図4 セロハンに穴をあけ、グラスアイオノマーセメントが逃げられるようにする。

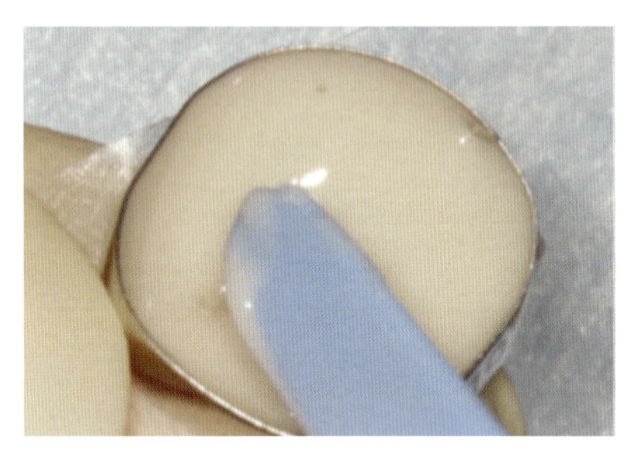

図5 グラスアイオノマーセメントをバンド内に満たし、そのままバンドを歯に合着させた。

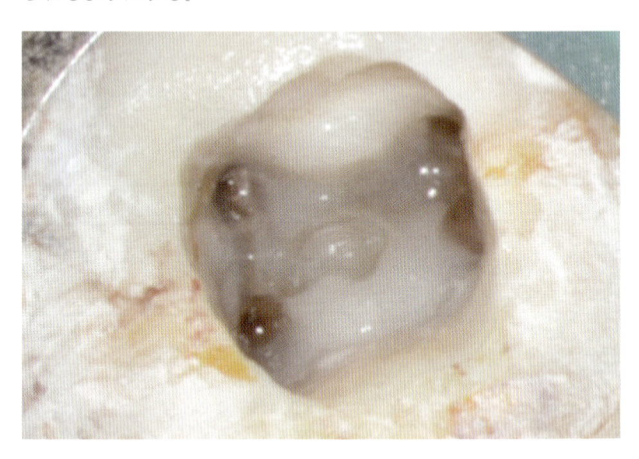

図6 矯正用バンドとグラスアイオノマーセメントにて隔壁を製作し、根管治療を開始。

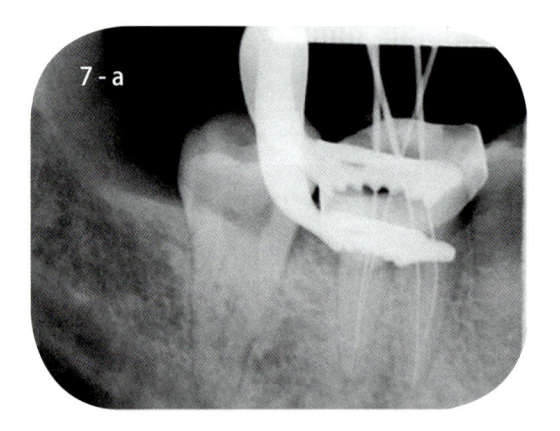

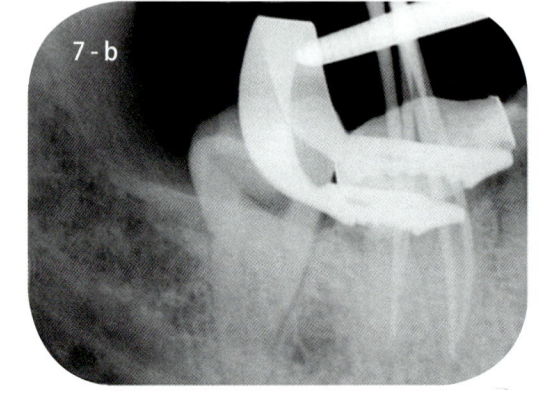

図7 ファイル試適（a）とコーンフィット（b）。

治療経過

　2回目の処置の時点で舌側には隔壁が原因と思われる歯肉の腫脹はみられたが、患者の訴えていた疼痛は消失した。矯正用バンドと隔壁を装着した状態で根管治療を支台築造まで終了後、かかりつけ医によってクラウンレングスニング、暫間冠の製作を行った（**図8**）。

　3ヵ月後の経過観察では、デンタルエックス線写真上で分岐部に一層の透過像が確認できるものの打診等の臨床症状は確認できず、経過が良好であることを確認し、最終補綴の製作を行った（**図9**）。

　1年後の経過観察でも、臨床症状は確認できず、根尖周囲組織に異常もみられない（**図10、11**）。

術後写真

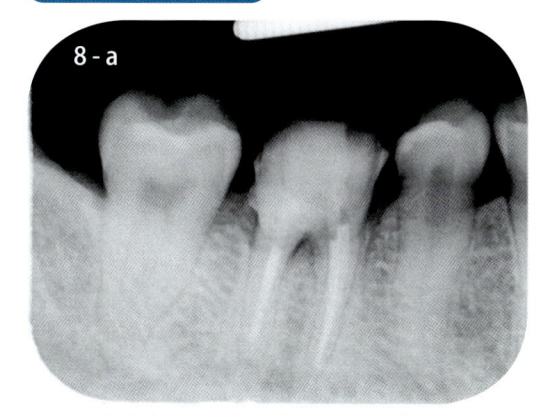

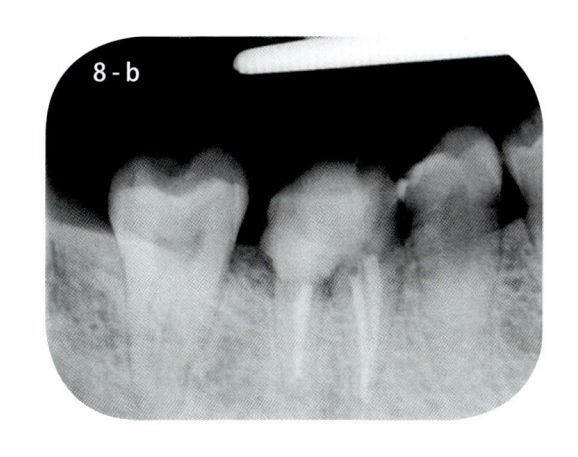

図8 根管充塡後。正方線（a）、偏心線（b）。

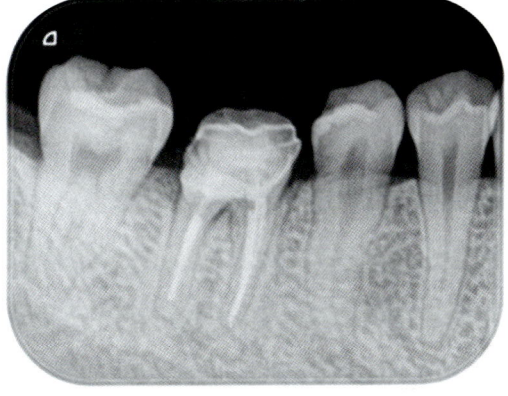

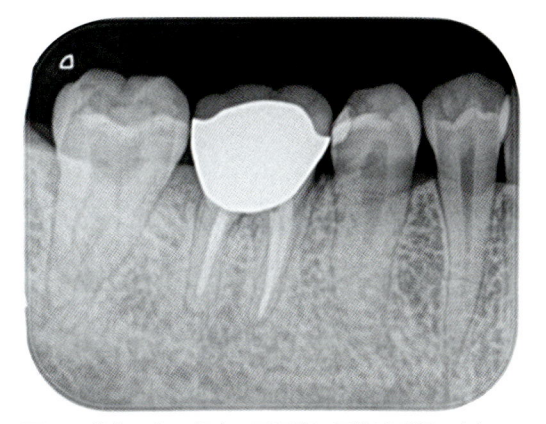

図9 術後3ヵ月。クラウンレングスニング処置後、暫間冠が装着されている。この時点で臨床症状がないことを確認し、最終補綴処置へ移行した。

図10 術後1年。根尖周囲組織に異常は確認できない。

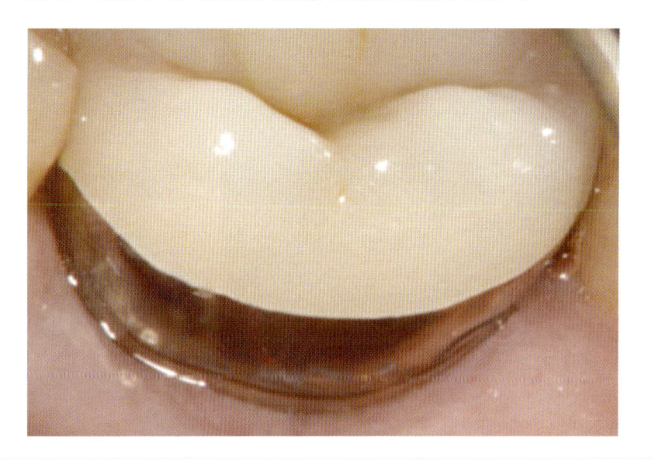

図11 術後1年経過。 6̅ には根尖周囲組織、歯周組織に異常はみられず、経過は良好である（ミラー像）。

成功のポイント

　歯髄が生活反応を示す時点で、いかに良質な根管治療を行うことができるかが最大の成功のポイントとなる。そのために破折片を除去した後に十分な止血を行い、根管治療時にクランプによって脱離しない隔壁を製作することがこのケースでは大切であると考えられる。

考察

　術前の10分を隔壁の製作に費やすことで、将来的な根尖性歯周炎の予防につながり、大きな患者利益になることを忘れてはいけない。歯冠破折で痛みを伴う患者を目の前に、術者が冷静な判断を行えるよう、このケースが患者に提供できる治療法の参考となれば幸いである。

高位での歯根端切除術

清水　花織　清水歯科藤沢院（神奈川県藤沢市）

症例概要

年齢・性別：48歳・女性

来院経緯：「左上の奥歯が噛むと痛い」「1年以上前から口の内側（口蓋側）にプツっとしたものがある」ことを主訴に来院。

既往歴：|6 は約10年前に抜髄し、補綴物を装着。1年以上前から口蓋側にサイナストラクトを認め、硬いものを食べた後から痛くなり、重苦しい感じが続いていた。3週間前に他院を受診したところ、抜歯が必要だと言われた。

現症：口蓋側の根尖部付近にサイナストラクトがあり、排膿も認めた。術前デンタルエックス線写真より、遠心根および口蓋根の根尖相当部に透過像を認めた（**図1**）。打診痛、咬合痛あり。動揺度2度、プロービングデプスは遠心頬側および近心頬側4mm、口蓋側中央5mm。口蓋側および頬側に根尖部圧痛を認めた。

術前写真

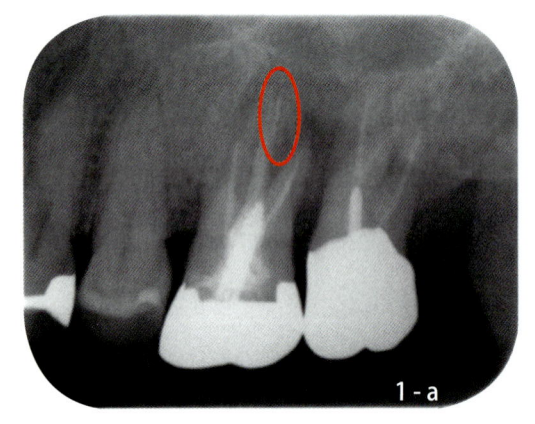
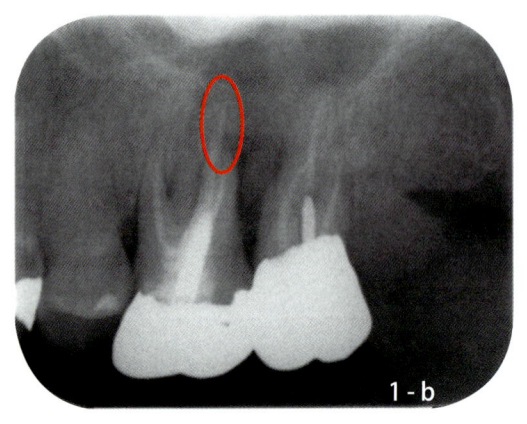

1 - a　　　1 - b

図1　（a）は正方線、（b）は偏近心撮影。口蓋根および遠心根に根尖部透過像を認める。太いスクリューポスト様の不透過像も認める。口蓋側のサイナストラクトから挿入したガッタパーチャポイントはサイナストラクトが根尖付近に位置しており、根管内の充塡物と位置もエックス線の透過性も近いため見えにくいが、挿入したガッタパーチャポイントの尖端は口蓋根の根尖部方向に位置している（赤色楕円で囲んだ部分）。

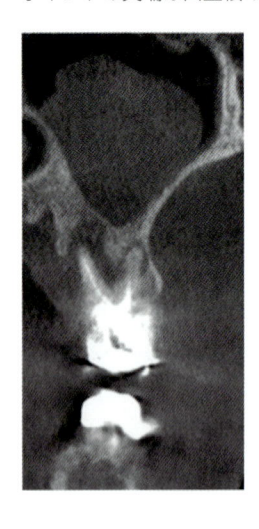

図2　術前のCT写真。口蓋根を中心に根尖部の透過像を認める。デンタルエックス線写真では遠心頬側根の根尖相当部により大きな透過像を認めていたが、口蓋根を取り囲む透過像が重なって大きく見えていたことが考えられる。口蓋側の透過像は上顎洞底付近まで広がっているが、上顎洞の骨の境界は保たれている。上顎洞内に大きな不透過像を認める（右側の上顎洞内は不透過像を認めず左右差があった）。

読者への問いかけ

　上顎大臼歯の根管治療を行う場合、術前のエックス線写真でどのようなポイントを確認しておく必要があるだろうか。見落としの根管、根の彎曲度、透過像の広がり方、支持骨の量などさまざまだが、根管治療の成功率を考えたとき、すべての症例でコンベンショナルな根管治療だけでマネージメントができない可能性があるため、次のステップの治療オプションである外科的歯内療法が必要になった場合のことも、根管治療の術前に考慮に入れておく必要がある。その場合、上顎洞との位置関係が重要なポイントとなる。

難易度評価表

		条件悪い	妥当	条件良い
補綴学的要因	フェルルの確保 (5点/10点/15点)		●	
	歯冠歯根比 (5点/10点/15点)	●		
歯周病学的要因	動揺度 (1点/2点/3点)	●		
	プロービングデプス (1点/2点/3点)	●		
	支持骨の量 (1点/2点/3点)	●		
	分岐部病変の有無 (1点/2点/3点)	●		
	プラークコントロールレベル (1点/2点/3点)			●
歯内療法学的要因	外科的介入の難易度 (1点/3点/5点)		●	

25/50 点

診断のポイント

　このケースでは、術前のデンタルエックス線写真より、|6 の口蓋根および遠心根に根尖部透過像があり、外科処置が必要になった場合、上顎洞との位置関係によって外科的アプローチ方法が変わってくることが予測された。そのため CT を撮影し、上顎洞との 3 次元的な位置関係を確認した。デンタルエックス線写真では遠心根に大きな透過像を認めたが（図1）、CT 画像から、口蓋根を取り囲むように広がる透過像が重なって、遠心根の根尖相当部にも大きな透過像のように見えたことが考えられた（図2）。根と上顎洞の位置関係においては、頬側根と口蓋根の間に上顎洞が入る位置関係ではなかったが、病変の広がり方から、頬側から口蓋根へのアプローチを行うことは、十分な搔爬が難しいこと、便宜的に遠心頬側根周囲の骨を大きく削除する必要が出ることから、外科処置になった場合は、口蓋根に関しては口蓋側からのアプローチを行い、治癒経過を見て、遠心根のアプローチが必要になった場合、改めて頬側からアプローチする方向で治療計画を立てた。

治療方法

①根管治療

　補綴物を除去し、浸潤麻酔下で再度全周のプロービングを行ったところ、口蓋側中央部は 6mm のポケットを認めたが、歯頸部に破折線は認められなかった。近心に大きなう蝕を認め、う蝕を除去し隔壁を製作。ラバーダムを装着し、チャンバー内に埋められていたピンク色のセメントを除去し口蓋根のスクリューポストを除去後、通法どおり根管治療を行った。口蓋根の根管内はかなり汚染されており、異臭もした。充填物を除去し、根管内を 2.5％次亜塩素酸ナトリウム溶液と 17％ EDTA で常に交互洗浄し、機械的拡大を行った。近心根は未処置の根管（MB2）があり、近心頬側根管（MB）とは根尖まで独立していた。口蓋根のみ根尖の狭窄部が大きく壊れており、根管拡大によるアピカルストップが付与できなかった。また、口蓋根の中央部から根尖にかけてクラックを認めた。水酸化カルシウムで貼薬し、10 日後の再来院時にサイナストラクトはやや消失傾向にあったが、何かが歯に当たるとまだ痛いとのこと。根管の仕上げ形成および最終洗浄し、口蓋根のみアピカルストップが付与できなかったため MTA を積層して根管充填を行い、それ以外の根管はガッタパーチャポイントを用いた CWCT で根管充填を行った（図3）。貼薬前と根管充填前にイリセーフファイルを用い Passive ultrasoic irrigation を行った。

　翌来院時にコア築造を行い、その後補綴医により、形成後仮歯が装着された。

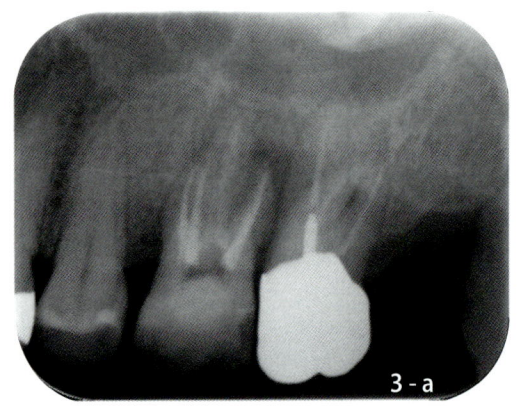
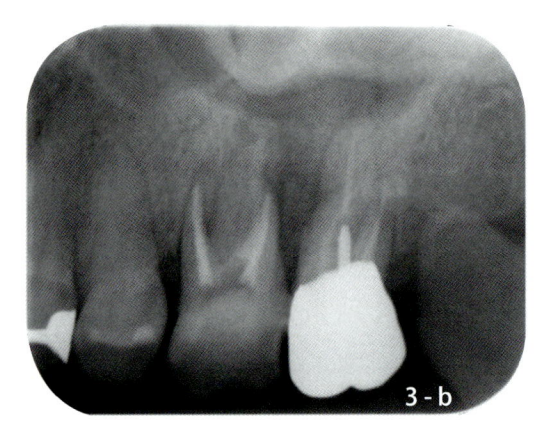

図3 根管充塡後にコア築造を行う前の正方線（a）と偏近心（b）のデンタルエックス線写真。口蓋根に充塡した MTA は、通常の MTA 充塡のエックス線不透過像よりも不透過性が低下している印象を受ける。

②外科的歯内療法

　根管治療後に消失した口蓋側のサイナストラクトが再発したため、外科的歯内療法（歯根端切除術）を行うこととなった。破折の疑いもあり、破折線の位置によっては、破折診断のみ行い手術を終了する旨を確認した。

　浸潤麻酔後、口蓋側歯肉から歯肉溝切開を行い、剝離したフラップに糸をかけて反対側の歯冠に結紮し術野を確保した。口蓋側中央のポケットは病変と交通しており、口蓋根の根中央部よりやや上部から根尖部まで破折線を認めた。肉芽組織を搔爬し、破折線が始まる位置の上端で根を切断し、切断した歯牙片を除去した。切断面を観察すると、充塡していた MTA の周囲にリークが認められたため、充塡していた MTA を逆根管形成用の超音波チップで除去し、逆根管形成を行い、改めて MTA を充塡後、縫合を行った。

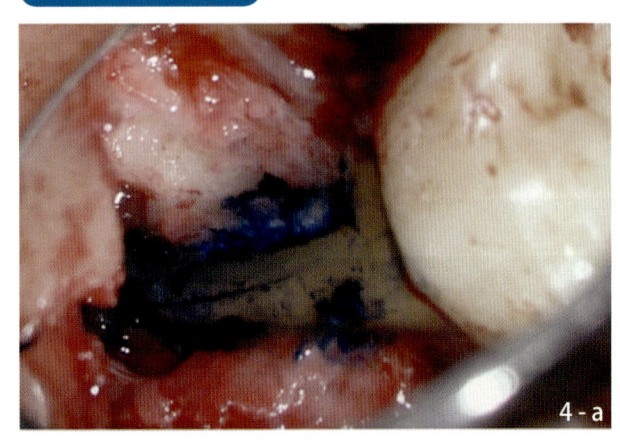
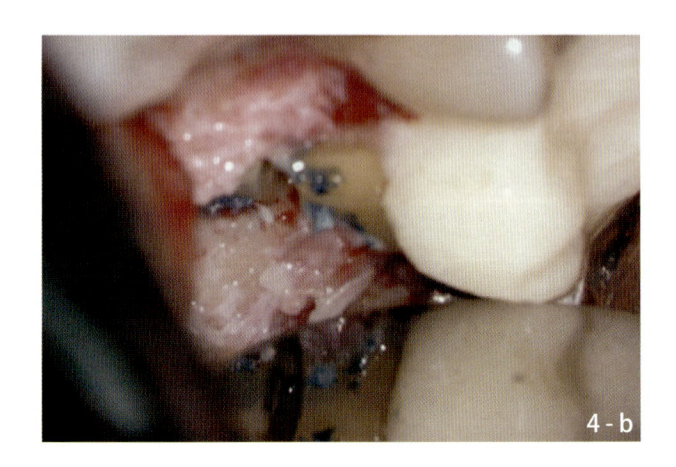
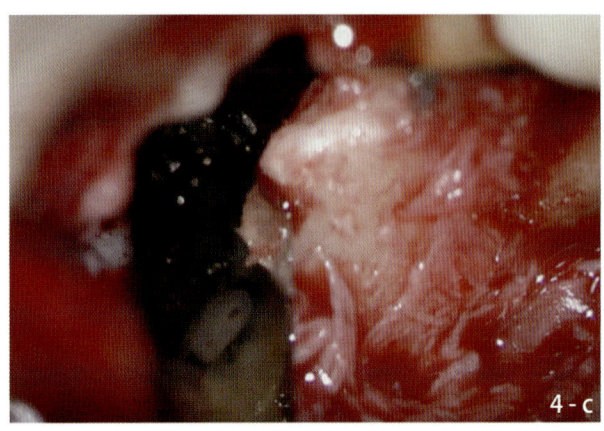

図4
（a）口蓋根の肉芽組織を搔爬したところ、口蓋根の根中央部よりやや上部から根尖部まで及ぶ破折線を認めた（メチレンブルーを用いて染色）。
（b）破折線の上部で歯根端切除を行った。
（c）切断面の確認後（根管充塡した MTA の辺縁に汚染を認めた）、汚染部分を除去し、MTA を用いて逆根管充塡を行った。

治療経過

　術後数日でサイナストラクトは消失し、1ヵ月後の経過観察時には打診痛、咬合痛も認められなかった。その後補綴医により最終補綴物が装着され、外科処置後1年後の経過観察時には口蓋側のポケットも3mm に回復していた。その間歯周病治療は行っていない。

術後写真

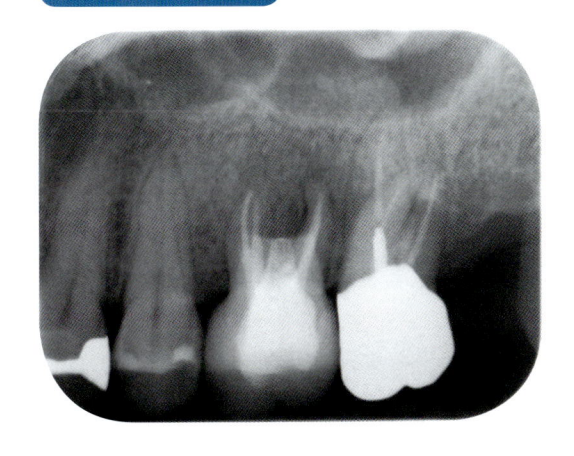

図5
外科治療直後。口蓋根を破折線の上部で切除後、汚染していた MTA を除去し再度 MTA を充填している。かなり高位での切除となった。

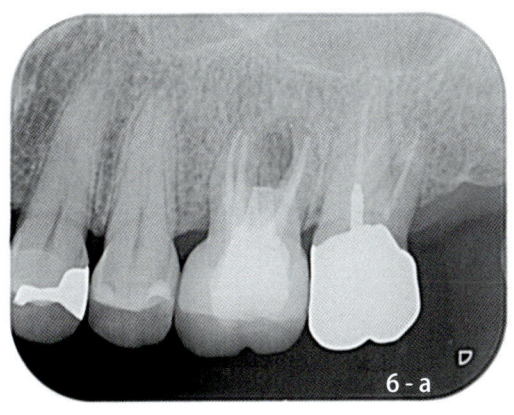

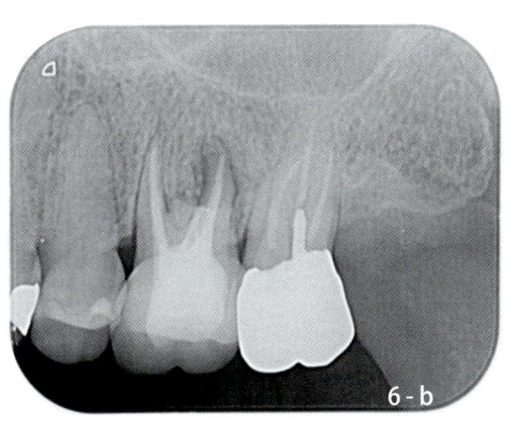

図6　外科的歯内療法後1年経過時の 正方線 (a) と偏近心 (b) のデンタルエックス線写真。口蓋根付近および遠心根付近の透過像の縮小を認める。

考察

　根管治療に反応しない、もしくは根管治療後に再発するサイナストラクトに関しては、次の手段を考えなければいけない。術前の CT 撮影は ALARA（As Low As Reasonably Achievable）の原則に従い、患者の被曝リスクと天秤にかけて、そのメリットが上回る場合のみの使用に制限すべきであるが、今回のケースのように、外科の可能性があり、上顎洞との位置関係により治療方針が変わる場合は診断の大きな助けになる。術前に破折の可能性も考えられたが、現時点で破折の確定診断を CT で行うことは難しく、あくまで病変の広がり方と解剖学的位置関係の確認のために用いた。

　デンタルエックス線では、|6 遠心根の根尖相当部から |7 の近心にかけて大きな病変を認めたが、CT 画像から、口蓋根を取り囲むように広がっている透過像が重なって見えていたことがわかり、遠心根の歯根端切除は必ずしも必要でない可能性があるうえに、頬側から口蓋根へのアプローチをする場合は、骨の削除量が多くなり、搔爬も不十分になることが予測されたため、口蓋側からのアプローチを行う方針とした。口蓋根の深いポケットから、破折線の位置によっては、より高位での歯根切除や根を完全に除去する Root amputation の可能性もあり、歯冠根比の条件がかなり悪くなることが予測できたため、遠心根の根尖および根周囲の骨を保存できたことは、この歯を保存するうえで大きなメリットとなったと思われる。

歯質と支持歯槽骨の少ない根尖性歯周炎・外部吸収の再外科症例

小板橋　徹　リタ歯科クリニック（群馬県前橋市）

― 症例概要 ―

年齢・性別：45歳・女性

来院経緯：過去に根管治療を行った、左上前歯部の歯肉圧痛を主訴に来院。

既往歴：|1 2 を他院にて根管治療を行い、その後、予後不良のため、約10年前に |2 の歯根端切除を行った。日常生活時の臨床症状はないが、前医より病変の定期的なチェックが必要と説明を受け、最近になって同部位の歯肉の圧痛に気づいた。

現症：|2 に打診時のわずかな違和感と、根尖部圧痛、近心5mm、口蓋側4mmの歯周ポケットを認めた。デンタルエックス線写真にて根尖部透過像と近心に歯根吸収と思われる透過像、および同部位に達する骨吸収像が認められた（**図1**）。また、CT画像において、頰側歯槽骨は完全に失われ、歯頸部から根尖部まで骨欠損が交通するapicomarginal bone defect(根尖から歯頸部辺縁におよぶ骨欠損)であり、近心および根尖側は頰舌的に骨欠損が交通するthrough & through bone defect(頰舌側の皮質骨を貫通する骨欠損)を認めた（**図2**）。

術前写真

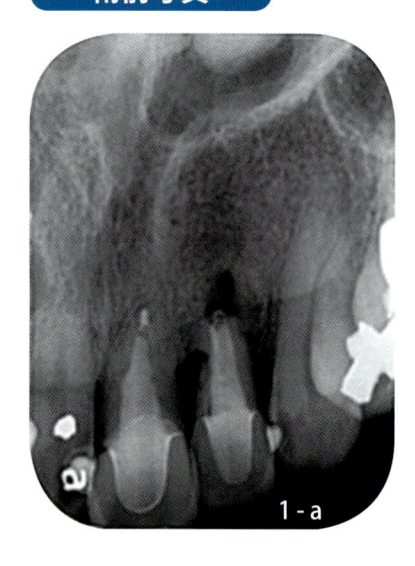
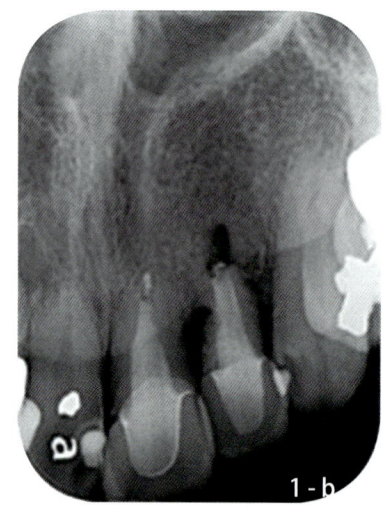

図1 小豆大の根尖部透過像と、近心の歯根 1/2 ～ 1/3 にかけて外部吸収と思われる透過像、同部位に至る歯槽骨吸収を認める（a：正放線、b：偏心）。

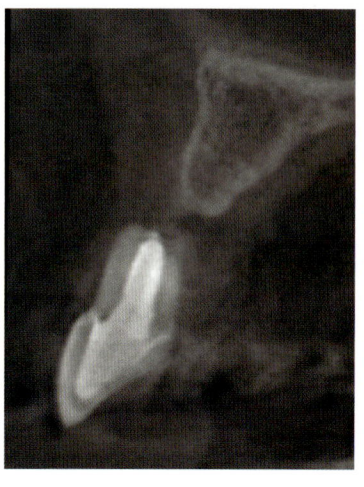
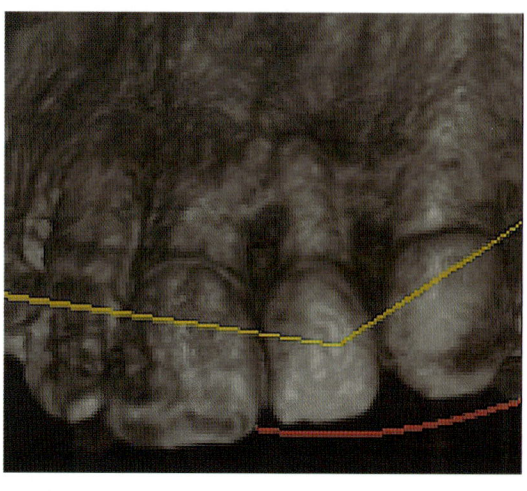

図2 CT画像にて頰側歯槽骨の喪失と、近心及び根尖部に頰舌に交通する透過像を認めた（a：矢状断面、b：3D）。（写真提供：群馬県前橋市 石原総合歯科医院 石原宏一先生）

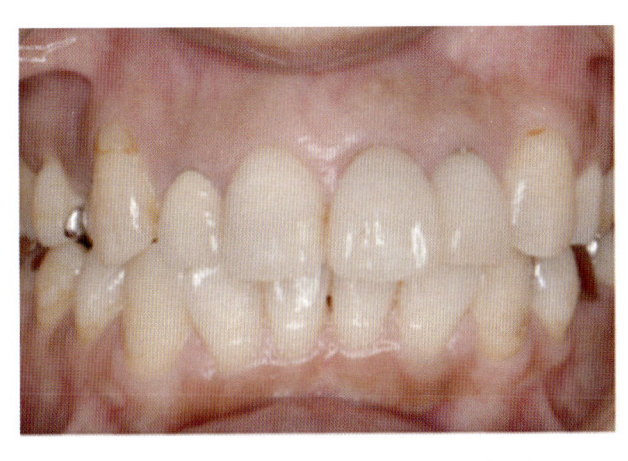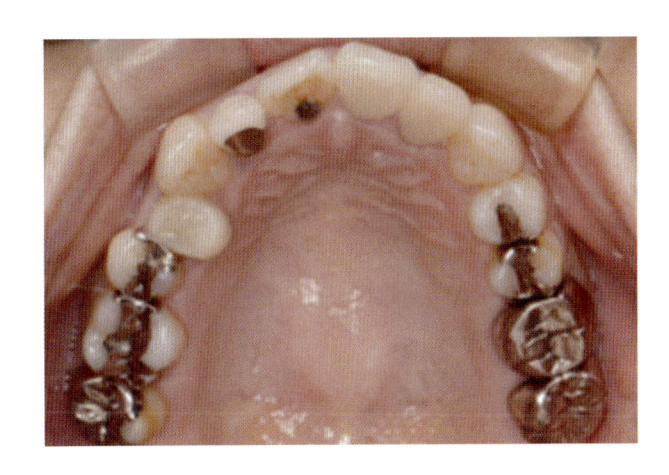

図3 歯肉の腫脹や発赤、サイナストラクトは認められない。

吸収

難易度評価表

		条件悪い	妥当	条件良い
補綴学的要因	フェルルの確保 (5点/10点/15点)		●	
	歯冠歯根比 (5点/10点/15点)	●		
歯周病学的要因	動揺度 (1点/2点/3点)			●
	プロービングデプス (1点/2点/3点)	●		
	支持骨の量 (1点/2点/3点)	●		
	分岐部病変の有無 (1点/2点/3点)			●
	プラークコントロールレベル (1点/2点/3点)		●	
歯内療法学的要因	外科的介入の難易度 (1点/3点/5点)			●

30/50 点

診断のポイント

2| 近心はポケットの存在とデンタルエックス線写真から、垂直性歯根破折も疑われた。しかしマイクロスコープの視診で明確な破折線は認められず、外科的診断を兼ねた治療介入を行った。

問題点

　クラウンの不適合とコアと歯質間の空隙らしきエックス線透過像が認められるか、患者は外科処置のみを希望し、歯冠修復のやり直しは同意が得られなかった。

　また度重なる治療ですでに歯質が薄く、再治療によりさらなる歯質を喪失することで歯根破折のリスクが高まること、歯根端切除による歯根膜喪失により歯の動揺の発生が懸念される。

治療方法

　頬側・口蓋側に浸潤麻酔を行い、歯肉溝内切開でフラップを反転（**図4**）。メチレンブルーにて染色し、破折線がないことを確認（**図8**）。支持歯槽骨は遠心・口蓋側の根尖側 1/2 〜 1/3 と、近心側の約 2.5mm と少なかったため、歯根端切除と骨窩洞形成は最小限にとどめ、超音波のレトロチップにて 3mm 逆根管形成（**図5 〜 7**）。その後 MTA にて逆根管充填を行った。近心の吸収窩は、肉芽搔爬後にラウンド形態の超音波チップにて一層形成（**図9**）。修復材料の維持が不十分な窩洞形態であったため、接着性のある Geristore を用いて充填を行った（**図10、11**）。

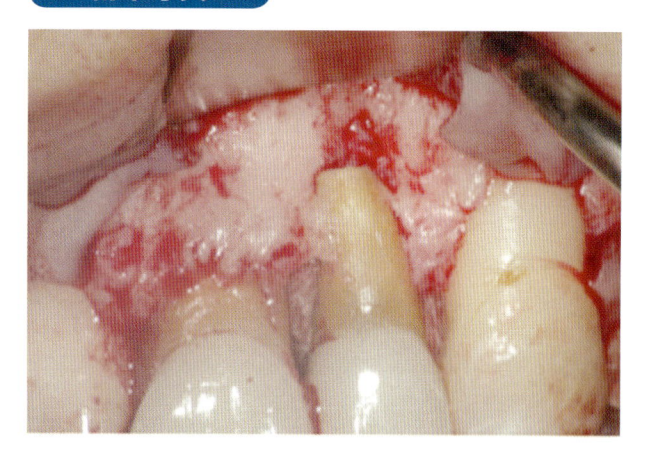

図4　フラップを反転すると頬側の歯槽骨は完全に喪失しており、近心は歯根 1/2 程度の骨吸収を認める。

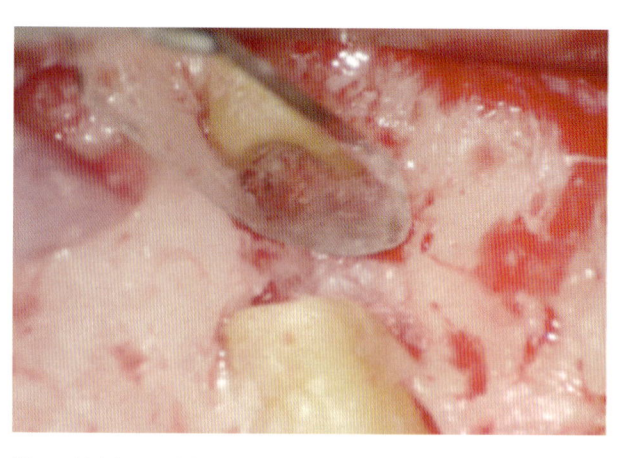

図5　根尖部は唇側 1/2 は露出した状態、口蓋側 1/2 は肉芽組織に被覆され、根管内の一部に肉芽の侵入を認めた。

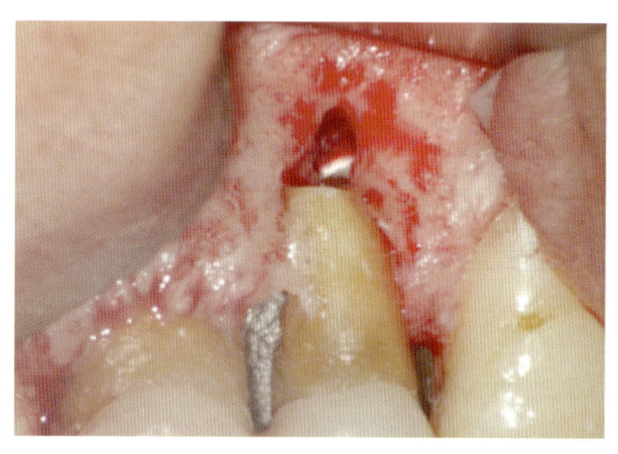

図6　近心側・根尖部は口蓋側まで骨吸収が及び、肉芽を搔爬すると口蓋側に交通。口蓋側の粘膜弁下に挿入したガーゼが唇側から確認できる。

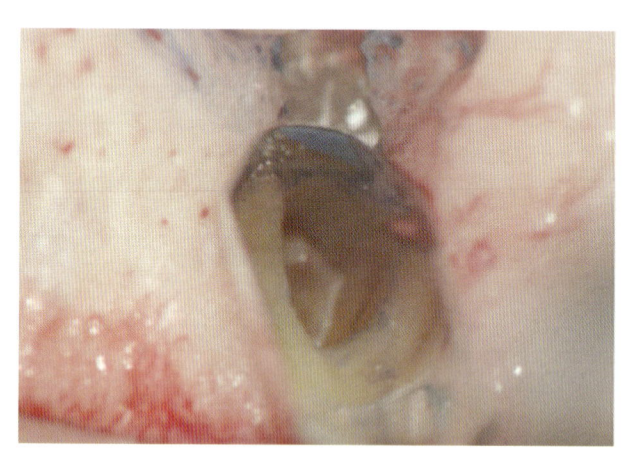

図7　根尖部を一層切断後、超音波のレトロチップにて 3mm 逆根管形成。根管は根尖部までレジン系材料で充塡されていた。

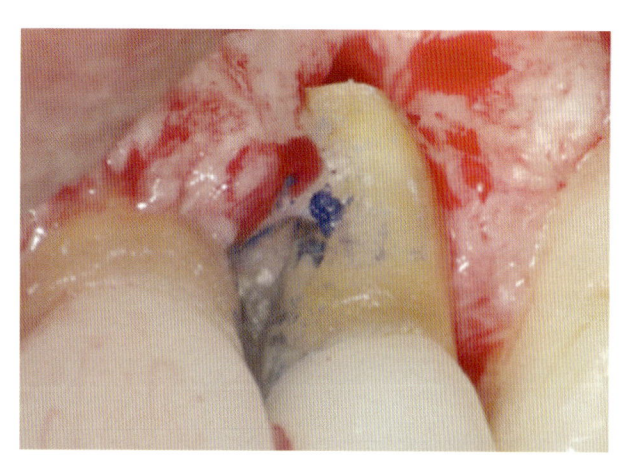

図8　近心吸収窩とメチレンブルーによる破折線の確認。近心側歯根 1/2 ～ 1/3 に小豆大の吸収窩を認める。

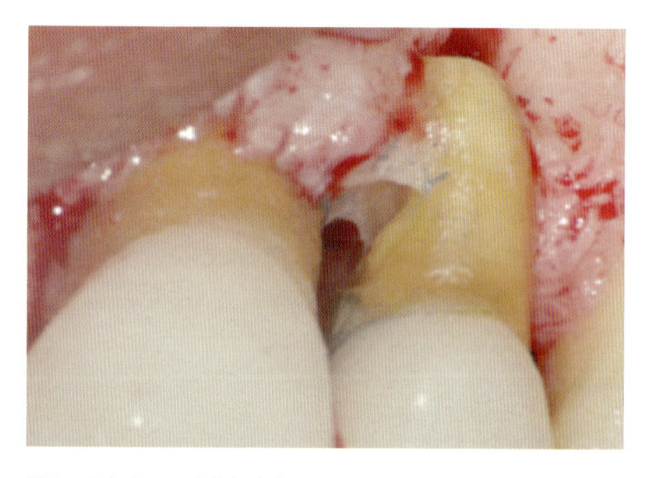

図9　吸収窩は、肉芽搔爬後にラウンドの超音波チップにて窩洞形成。

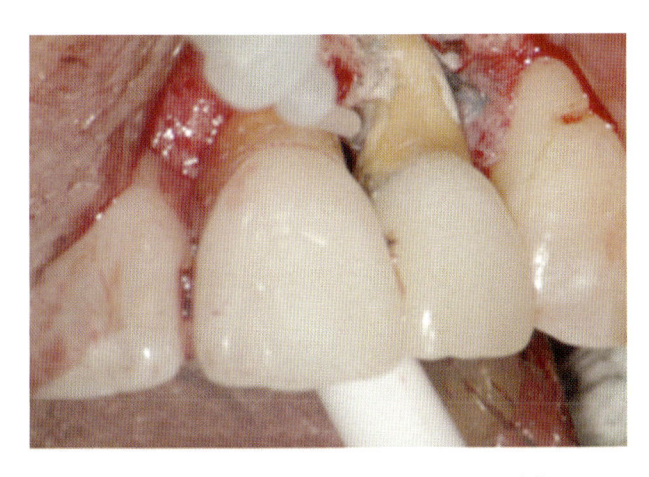

図10　唇側および口蓋側より近心形成窩に Geristore 充填。

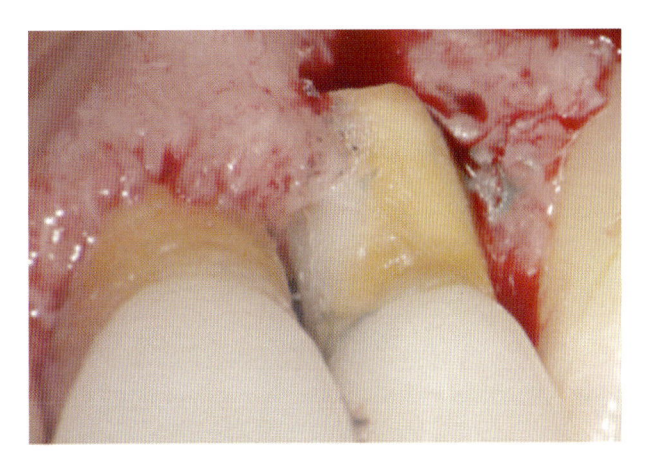

図11　スーパーファインのダイヤモンドポイントにて溢出した Geristore を形態修正。

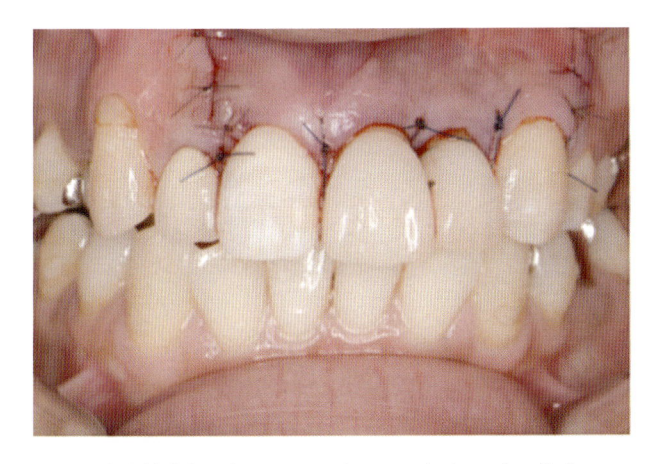

図12　歯肉粘膜弁を寄せて、5-0 と 6-0 のナイロン糸で縫合。

治療経過

　術後、術野の腫脹を認めるも、鎮痛剤は服用せず。術後 4 日目に抜糸を行い（**図 13**）、3 ヵ月リコール時には一部歯肉退縮を認めるものの軟組織の治癒は良好（**図 14**）。

　デンタルエックス線写真では術後 1 年に至るまで治癒傾向は認められないが（**図 15 〜 17**）、臨床症状は消失し近心の歯周ポケットは 5mm から 2mm に減少した。

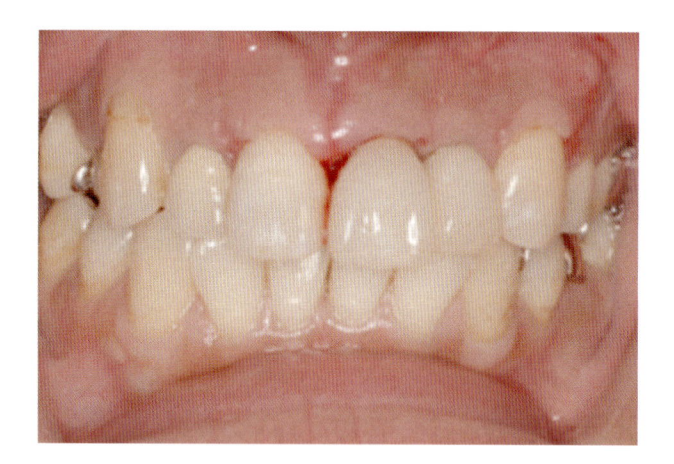

図13 術後4日抜糸後。

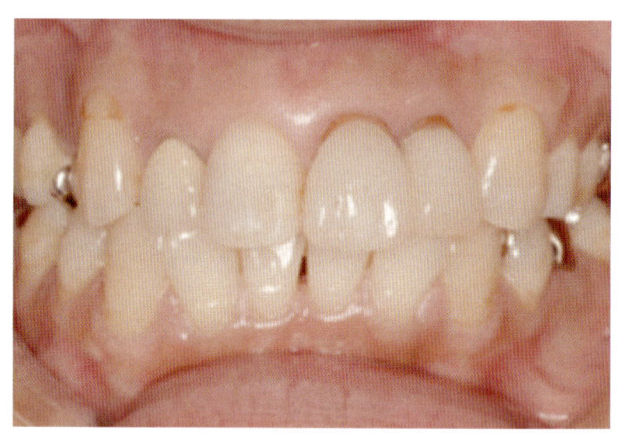

図14 辺縁歯肉の退縮を認めるが、切開線の瘢痕は認められない（術後3ヵ月）。

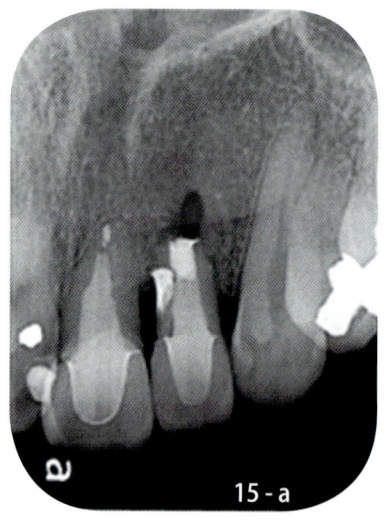
15-a

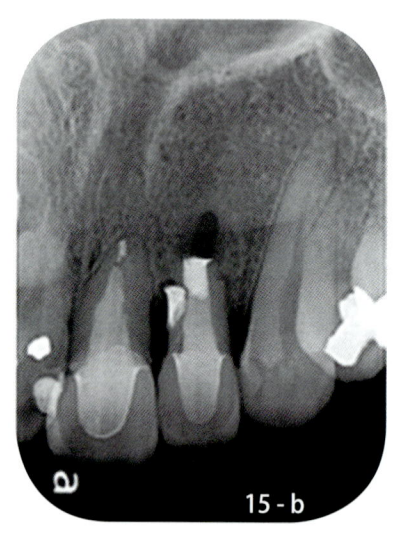
15-b

図15 術後3ヵ月経過。術前にあった打診・根尖部圧痛など、臨床症状は消失。心配された歯の動揺も見られない（a：正方線、b：偏心）。

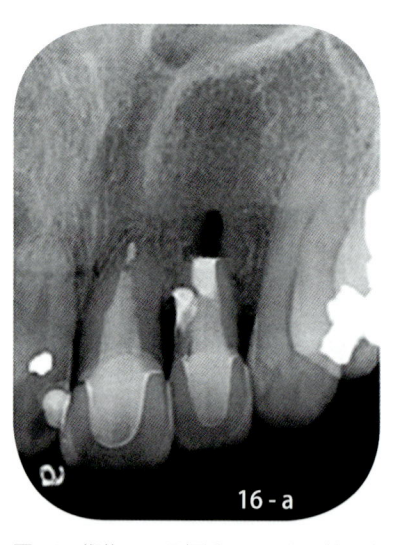
16-a

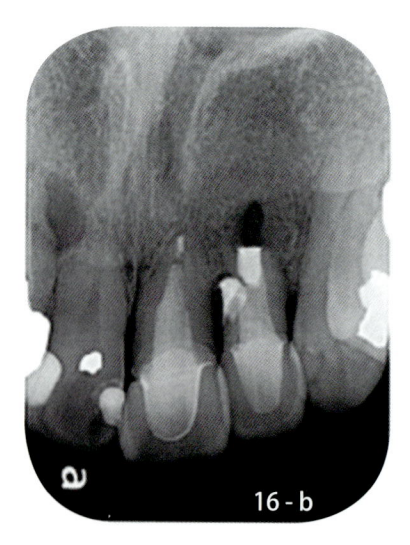
16-b

図16 術後6ヵ月経過。エックス線写真では治癒傾向が確認できない（a：正方線、b：偏心）。

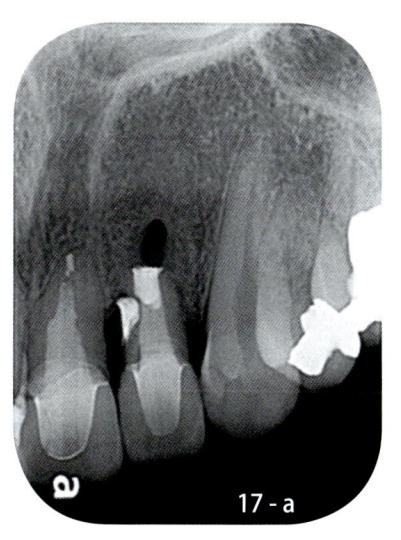
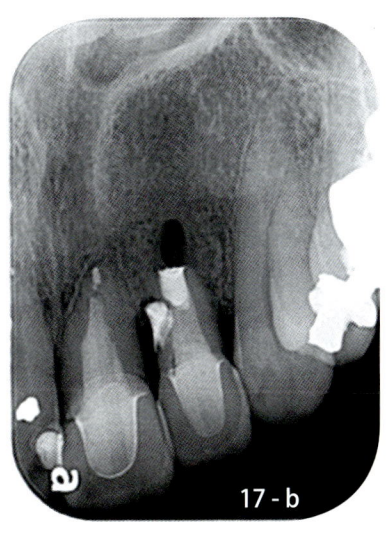

図17 術後1年経過。根尖近心側にやや不透過性の抗進を認めるが、明確な治癒傾向は確認できない（a：正方線、b：偏心）。

考察

　デンタルエックス線写真では術後1年に至るまで治癒傾向は認められないが、臨床症状は消失し近心の歯周ポケットは5mmから2mmに減少した。

　今後は術後2年と、必要に応じて4年までのリコールを行う。しかし、骨欠損部に頬舌的に骨の裏打ちが存在しないため、遅延治癒が得られてもO.Molvenの分類[1]の瘢痕治癒の治癒形態をとることが予想される。

吸収

CASE 04 外部吸収、穿孔症例

尾上　正治　おのえ歯科医院（東京都渋谷区）

症例概要

年齢・性別： 50歳・女性

来院経緯： 患歯は`6`。初診より1ヵ月前に歯肉が腫脹し、他医院を受診。外傷や再植術、矯正の既往はない。

既往歴： 画像診断で`6`の問題を指摘され治療開始。修復物、築造体の除去後、根管からの出血が止まらず、レーザー治療を受けたが改善せず、その後、治療困難を理由に治療中止、抜歯を勧められた。歯肉の腫脹はあったものの機能時にも問題なかったため、抜歯されることに納得いかず、また、患者は歯の保存を強く希望したため転院。転院先の医院の紹介により当院へ来院。来院時には症状なし。

術前写真

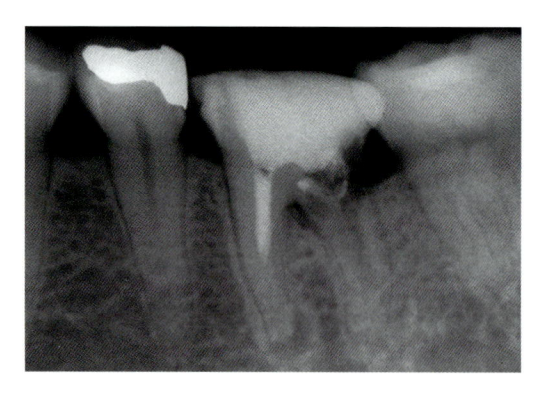

図1　歯冠部チャンバー部分には仮封材と思われる不透過像。近心根管には充塡材と思われる不透過像が歯根の中央彎曲部分まで確認できる。根尖部には根尖病変を思わせる透過像。遠心根は歯頸部、根管口から根中央部まで不定形な透過像がみられる。また、分岐部にも透過像が確認できる。

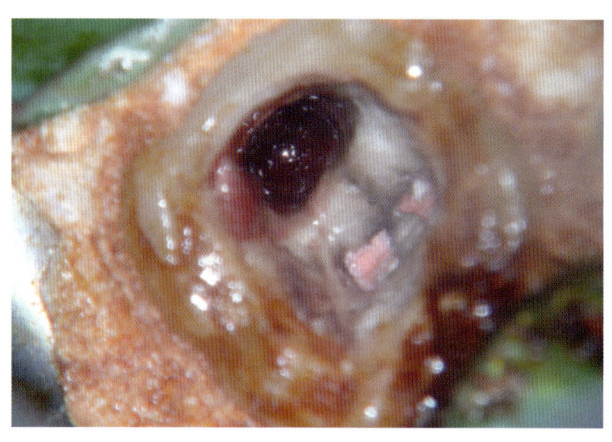

図2　仮封を除去すると遠心根管から出血がみられ、根管口部は肉芽組織で満たされていた。歯冠部歯質、根管口付近にう蝕は認められない。ポケットは遠心頬側に4mm存在する。

読者への問いかけ

術中にデンタルエックス線写真像で確認できる遠心根の透過像部分にう蝕は認められなかった（**図1**）。透過像の形態から、人為的に作られたものでもなさそうである。

この症例において、この部分のマネージメントをできるか否かが重要である。疑われる疾患は歯根外部吸収であるが、吸収の種類の見極め、付随するこの部分の根管治療、穿孔部分の封鎖、その後の修復治療と、解決しなければならない問題がいくつかあり、治療の難易度を高めている。

そのため、綿密な治療計画の立案はもちろん、患者に対しては再度、歯の保存を含めた治療の予知性、治療計画、費用等が説明されていなければならない。

吸収

難易度評価表

		条件悪い	妥当	条件良い
補綴学的要因	フェルルの確保 (5点/10点/15点)		●	
	歯冠歯根比 (5点/10点/15点)		●	
歯周病学的要因	動揺度 (1点/2点/3点)			●
	プロービングデプス (1点/2点/3点)		●	
	支持骨の量 (1点/2点/3点)			●
	分岐部病変の有無 (1点/2点/3点)		●	
	プラークコントロールレベル (1点/2点/3点)			●
歯内療法学的要因	外科的介入の難易度 (1点/3点/5点)	●		

34/50 点

診断のポイント

診断の鍵は遠心根の術前デンタルエックス線写真透過像の形態である。

透過像が遠心歯頸部から始まり、歯根象牙質に及んでおり、根管を取り囲むように分岐部遠心寄りにもその透過像部分から波及した透過像が見られる。術中に確認すると、この部分は線維性の組織で満たされ、う蝕は存在しない。

また器具操作も困難な欠損形態をしていたことから、侵襲性歯頸部外部吸収（ICR）が疑われる（**図3-a**）。

問題点

ICRの治療には吸収性細胞や吸収組織の除去と、吸収した欠損部への充填を行うことで、吸収性細胞の吸収窩への侵入を防ぐことが必要になる。

また、ICRの分類ではClass4にあたり、歯の保存自体が難しいため、吸収組織の除去ができたとして、その部分の修復が非常に困難である。さらに、吸収部分、穿孔部分に対する術後のペリオの管理も必要になる。

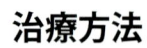

　まず、ICR を疑い吸収の進行を止めるため、根管内から可及的に吸収部分の組織の掻爬を行い、根管治療をするにあたり、漏洩防止のため吸収部分を内側から補修し封鎖を行った。今回のケースにおいて、根面側からのアプローチは次の根管治療を困難にするため、根管側から処置を行った。

　吸収部分の肉芽を掻爬し、器具の届かない部分に破歯細胞が残存すれば再発のリスクがあるため、機械的除去とともにトリクロロ酢酸使用（**図 3-b**）。分岐部の穿孔部分も同時に封鎖を行う。充填する材料は MTA を使用した。本来の根管を埋めないようにまずガッタパーチャで仮の封鎖を行い外周を MTA で充填した。その後、ガッタパーチャを抜き取り根管治療を行った（**図 6**）。歯根表面の吸収部分の掻爬は行えていないため、歯肉剥離後掻爬し、レジン系グラスアイオノマーで充填した（**図 9**）。築造処置は築造用レジンで行っている。

術中写真

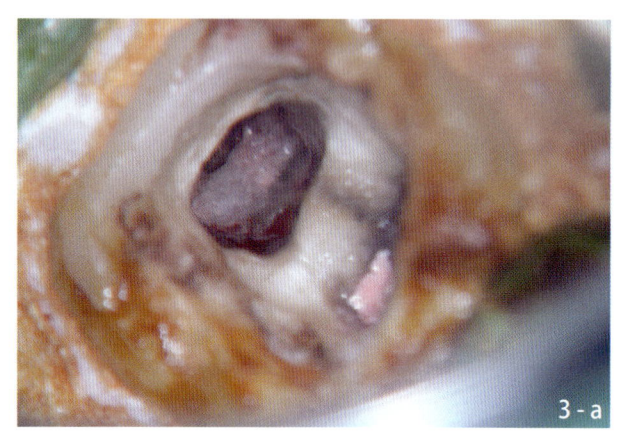
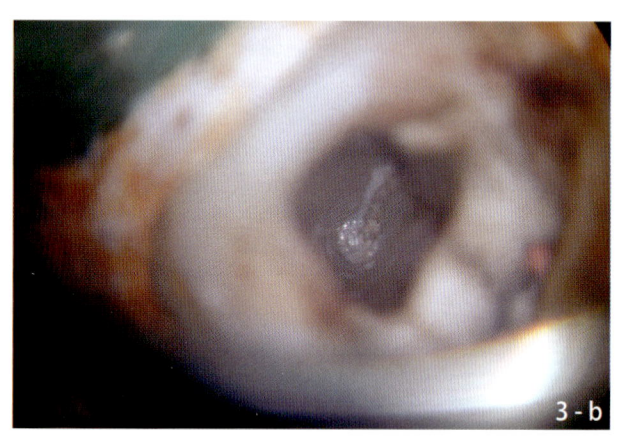

図 3　根管口部の肉芽組織を除去すると直下には線維性の組織があり、さらに除去すると遠心根管分岐部側に穿孔が確認できた。歯根象牙質は正常組織とは違うスポンジ状の様相を呈している（a）。トリクロロ酢酸を使用し、スポンジ状の象牙質を除去すると、根管らしき部分が確認できた（b）。

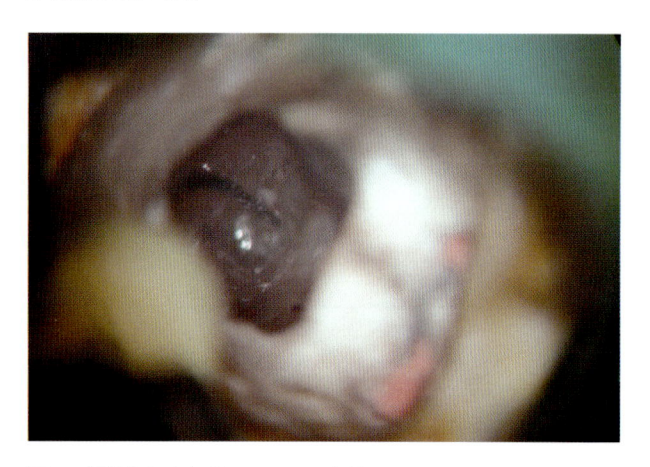
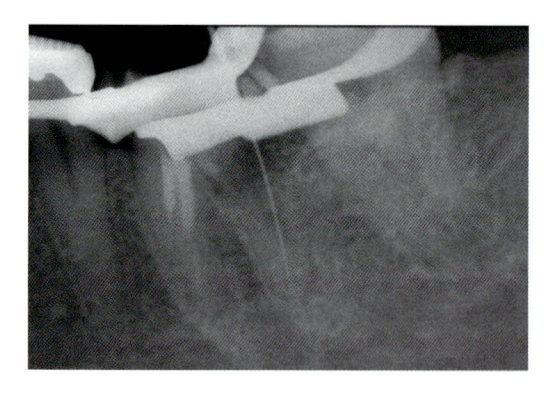

図 5　ファイルの挿入をデンタルエックス線写真にて確認。

図 4　根管らしき部分にファイルを挿入。

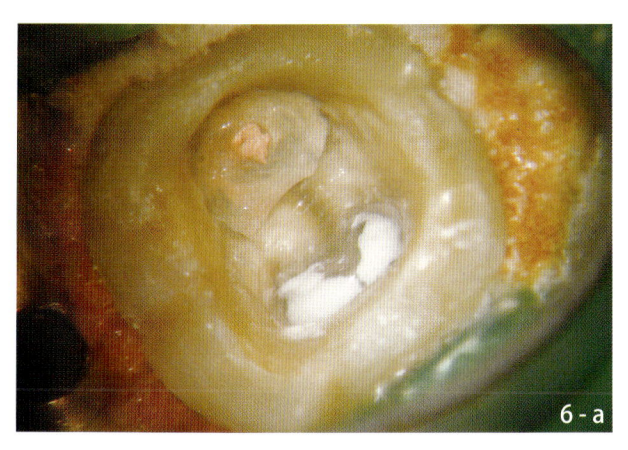
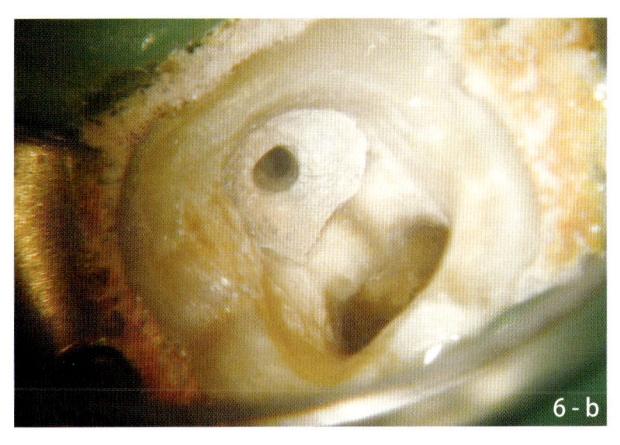

図6 根管が埋まらないようにガッタパーチャで仮根充、穿孔部分を MTA で封鎖（a）。硬化確認後、ガッタパーチャを引き抜き根管治療を開始（b）。

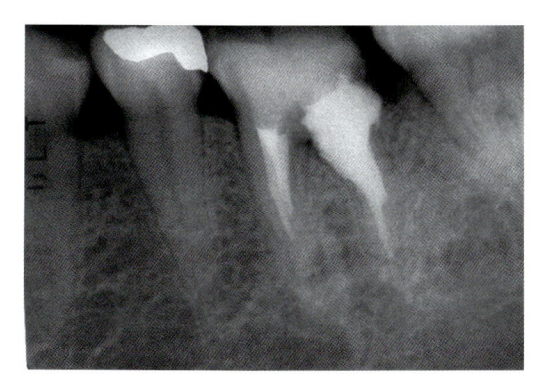

図7 根管充塡直後のデンタルエックス線写真。近心根管、根尖部は穿通できていない。根管内より吸収部を封鎖したため、MTA が遠心歯頸部に溢出している。

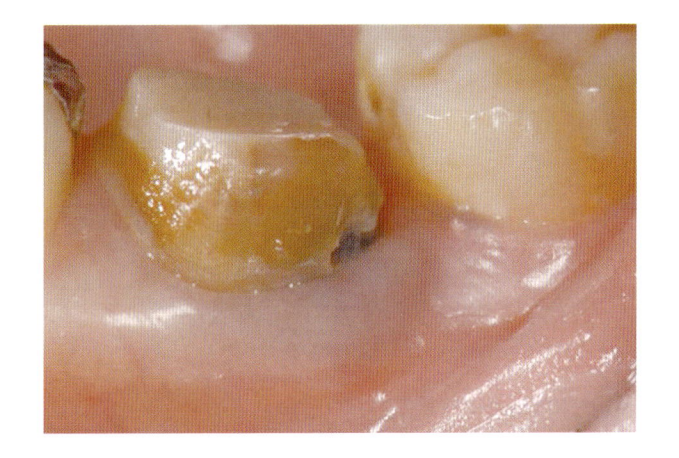

図8 根管治療後5ヵ月、築造後、暫間冠装着のための支台歯形成後の歯肉剥離直前。

※以降の処置、写真提供は、宮崎県宮崎市 ねい歯科医院 根井俊輔先生

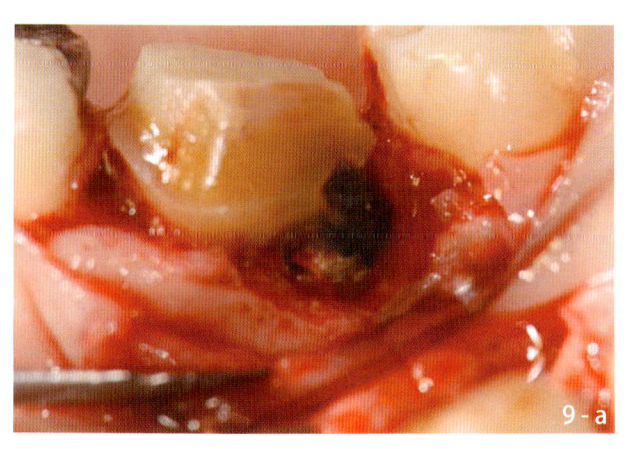
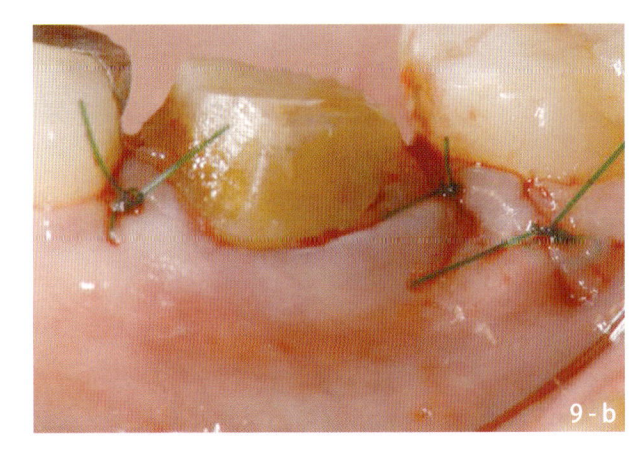

図9 歯肉弁を剥離翻転し、溢出した MTA が確認できる。溢出した MTA を除去、レジン系アイオノマーで充塡し研磨した（a）。その術後（b）。

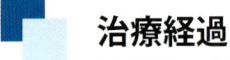

治療経過

　吸収部分の処置と根管治療終了後、歯肉の腫脹などの症状は出ていない。患者はその後、遠方に引っ越したため、その地域の医院に紹介し、歯根表面の修復処置と経過観察をお願いした。根管治療後 4 ヵ月後に転院し、5 ヵ月目に歯肉弁を剥離し歯根面の修復処置を行った（**図 8、9**）。8 ヵ月予後観察時（**図 10**）にも問題はみられなかったが、その後 2 年 8 ヵ月来院が途絶えた。約 3 年間メインテナンスが途絶えたことにより、遠心頬側のポケットは 4mm から 6mm に増加し、BOP もプラスである（**図 11**）。分岐部ポケットは 3mm を維持している（**図 13**）。2 年 8 ヵ月後のデンタルエックス線写真では、遠心に骨欠損が確認でき、修復材らしきものの脱落（剥離）が確認できる。

術後写真

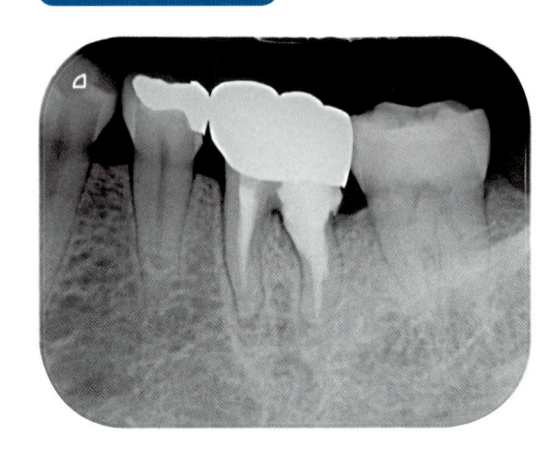

図 10　術後 8 ヵ月。近心根尖の歯根膜腔の拡大は縮小傾向がみられる。吸収部分の拡大はデンタルエックス線写真像ではみられない。分岐部の穿孔部分の透過像も拡大していない。遠心の骨吸収はこの時点では安定しているようである。

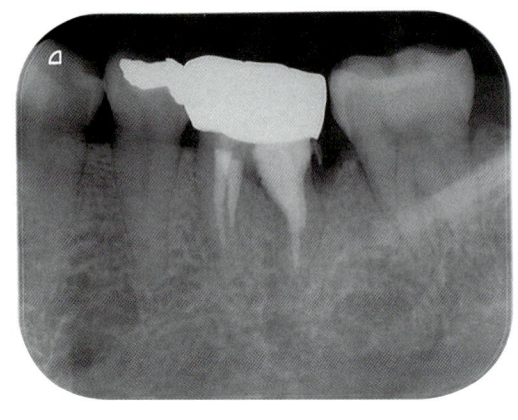

図 11　術後 2 年 8 ヵ月後。分岐部、近心根尖部の透過像は増大していないが、遠心に充塡材の剥離と骨欠損が確認できる。この部分のポケットは 4mm から 6mm に増加している。

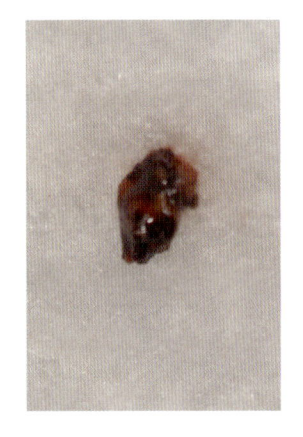

図 12　除去した充塡物。外科時にグラスアイオノマーに置き換えられていなっかた MTA が欠けた物と思われる。

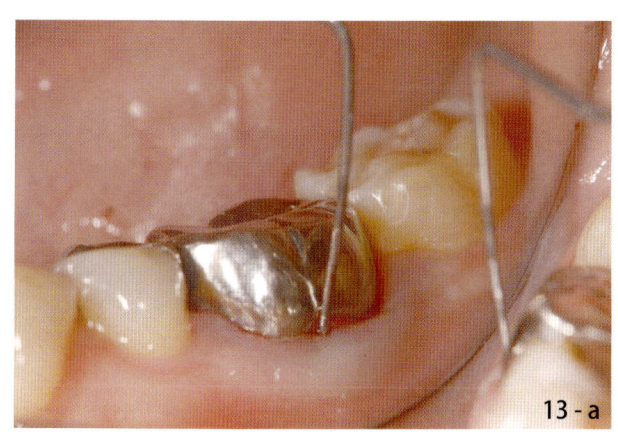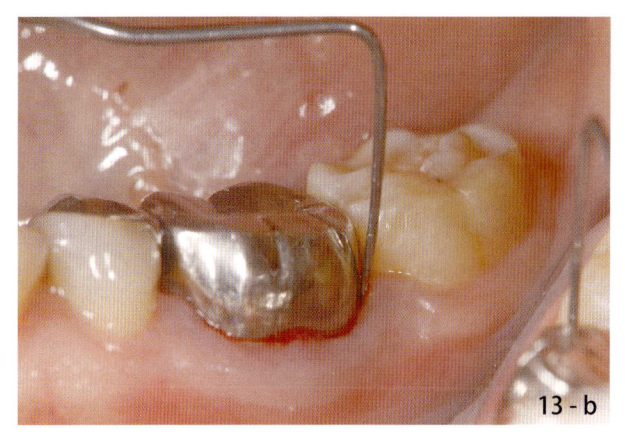

図13 術後 3 年 10 ヵ月経過。分岐部のポケットは 3mm だが BOP プラス（a）。遠心頬側ポケットは 6mm、BOP プラス（b）。

成功のポイント

　成功のポイントは、歯内療法学的には吸収部分のマネージメントである。歯根吸収症例においては吸収部分が根管、歯周ポケットと連絡していれば細菌の侵入口になるため、根管治療を行うにあたり、その部分を封鎖しなければならない。また吸収の再発を防ぐため、吸収部分の徹底除去と吸収性細胞の再侵入を防ぐための封鎖も成功のポイントである。

考察

　外部吸収症例においては、吸収の及んでいる範囲により予知性や難易度は変化する。本症例も歯頸部から歯根の中央部分まで吸収は進んでいることから予知性は低いと思われ、その部分を攻略する歯内療法学的な知識、技術が必要になる。また吸収部分の付着の管理のためには、歯周病学的なアプローチも必要であるし、脆弱な歯質に対しての修復（補綴）治療ももちろん重要である。

　結果として、吸収部分のアプローチはうまくいったものの、患者の来院が途絶えたため、ペリオの病変は進行してしまった。また吸収部分の修復にもダメージが見られることから、今後、抜歯にいたるような失敗が起こるかもしれない。現在、患歯は機能時に問題はなく症状もないが（このことは Compromised case に限らないことであるが）、一つの部分がうまくいっても、他の部分に問題が起これば ドミノ倒しのようにすべてが崩壊してしまう。その多くの部分は歯内療法の部分ではなく、歯の保存に関係する補綴学的問題や歯周病学的問題である。本症例にもこのことは当てはまり、総合的なアプローチが重要である。

CASE 05 | 歯根外部吸収を発症した 上顎側切歯の症例

林　佳士登　銀座しらゆり歯科（東京都中央区）

― 症例概要 ―

年齢・性別：30歳・男性

来院経緯：|2 のメタルコア除去にて穿孔が見られたとのことで、かかりつけ医の紹介にて来院（**図5**）。

既往歴：来院時、自発痛や鈍痛などの痛み、打診や根尖部の触診により誘発される痛みはなかった。また、歯周ポケットは全周2~3mmであった。エックス線写真にて歯根に辺縁がいびつな透過像が確認でき、偏心投影にて根管との位置関係は変化した（**図1~3**）。CT撮影にて透過像は歯根外部吸収であることが確認された。歯周ポケットの測定値から見て、吸収性病変と歯周ポケットには交通がなく、CT像においては吸収窩の唇側には非常に薄いものの歯槽骨が確認できた（**図4**）。

術前写真

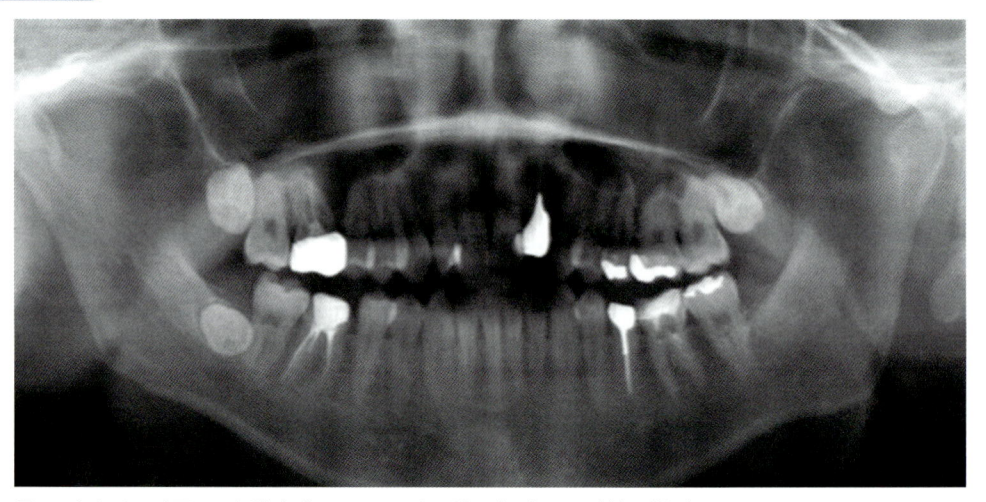

図1　かかりつけ医での初診時パノラマエックス線写真。|2 には補綴がなされている。

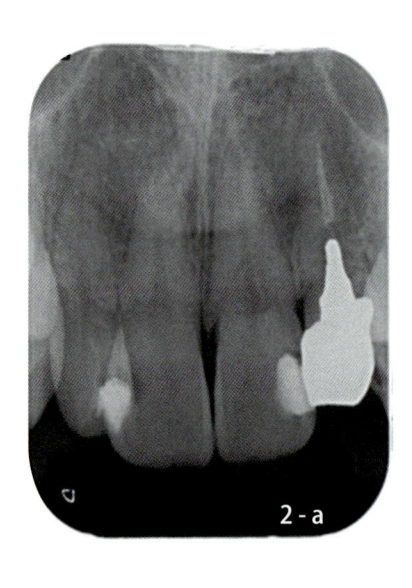

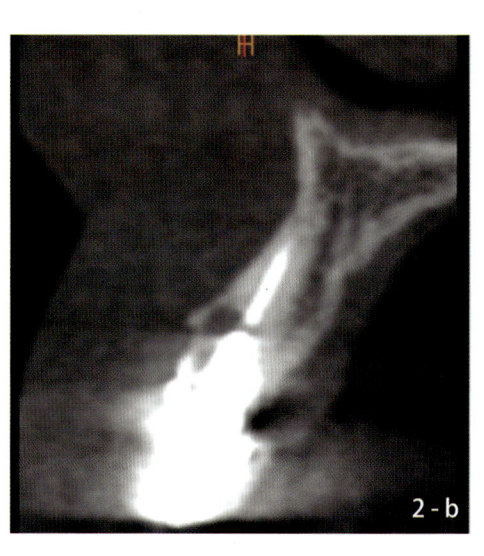

図2　かかりつけ医での初診時デンタルエックス線写真とCT像。|2 はすでに吸収が起こっていたことが分かる。

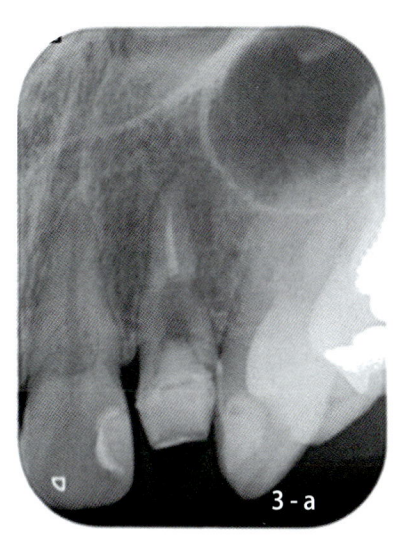
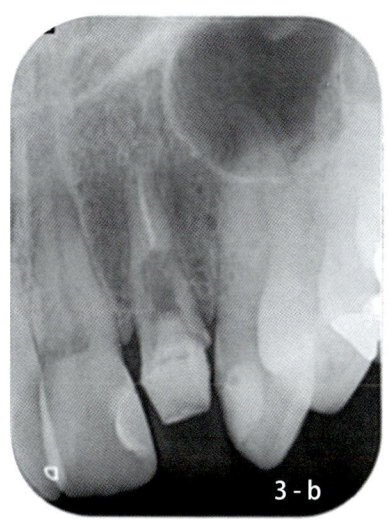

図3 紹介にて来院時、根管内には境界不明瞭で不規則な形状の透過像が確認できる。正方線（a）と偏近心（b）投影で透過像と根管との位置関係が変化している。

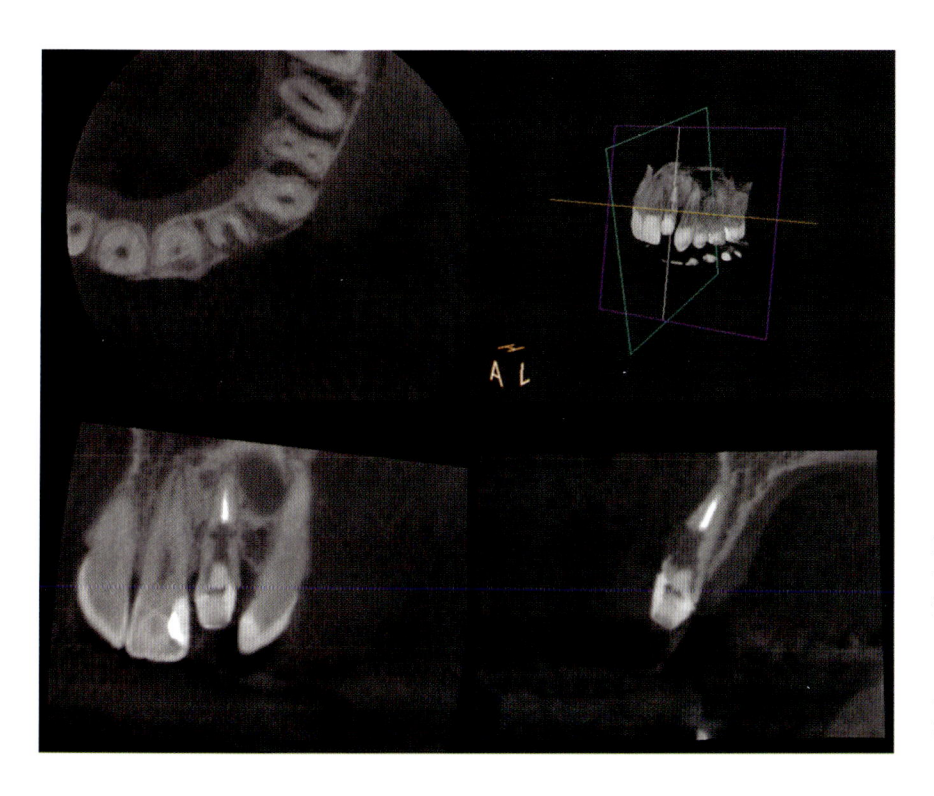

図4 CT像にて、|2 には辺縁がいびつな形状をした歯根吸収が確認できる。辺縁がいびつである、吸収が歯根表面と交通している、中心に根管はないなど、外部吸収の特徴が確認できる。吸収の唇側には非常に薄いものの歯槽骨が確認できる。

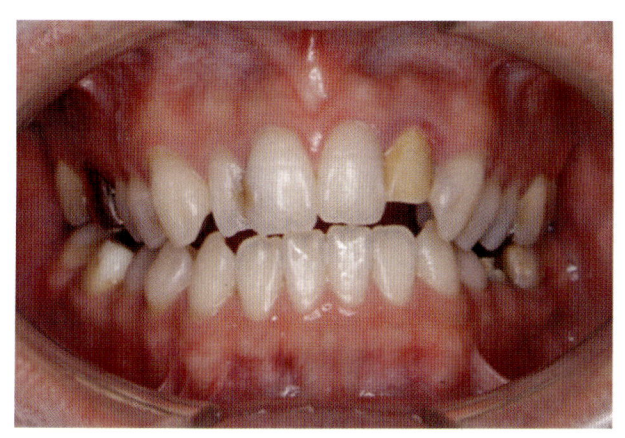
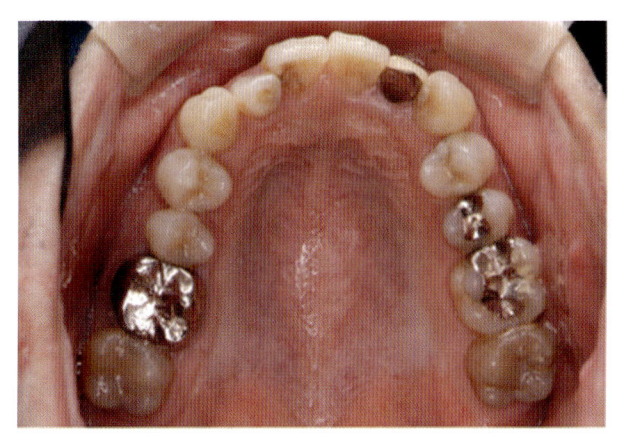

図5 かかりつけ医での初診口腔内写真。|2 には補綴物の着色があり、辺縁歯肉は発赤している（写真提供：神奈川県横浜市 横浜桜木町歯科 藤田詩織先生）。

読者への問いかけ

　本症例は失活歯に生じた歯根外部吸収であるが、生活歯にも生じ得る外部吸収として侵襲性歯頸部吸収 (Invasive Cervical Resorption 以下 ICR) が挙げられる。ICR は侵襲性・進行性の外部吸収であり、吸収がある程度進行してからでないと発見されにくいため、残存歯質の点から見て歯の保存と抜歯を天秤にかけなければならない場合が多い。現実には縁下カリエスとの誤診も多くあると考えられるが、まずはこのような疾患があることを認識しておくことが必要である。

　歯頸部付近に生じた外部吸収に対する治療法であるが、治療のアプローチにはフラップを開けて掻爬・充填する方法が比較的古い文献にて報告されているほか、Heithersay は ICR の治療法として 90% トリクロロ酢酸を吸収性組織にごく少量適用しながら掻爬し、吸収窩の充填を行うフラップレスでのアプローチや、エンド治療と同時に歯根内部から吸収窩へアプローチする方法など、個々のケースに応じた治療を長期予後とともに報告している。

難易度評価表

		条件悪い	妥当	条件良い
補綴学的要因	フェルルの確保 (5点/10点/15点)	●		
	歯冠歯根比 (5点/10点/15点)		●	
歯周病学的要因	動揺度 (1点/2点/3点)		●	
	プロービングデプス (1点/2点/3点)		●	
	支持骨の量 (1点/2点/3点)		●	
	分岐部病変の有無 (1点/2点/3点)		●	
	プラークコントロールレベル (1点/2点/3点)	●		
歯内療法学的要因	外科的介入の難易度 (1点/3点/5点)	●		

25/50 点

診断のポイント

　内部吸収の場合、根管を中心としておおむね左右対称な境界明瞭な形状であるのに対して、外部吸収は辺縁がいびつな形状であり、吸収の中心に根管がないため偏心投影にて吸収による透過像と根管との位置関係が変化するという特徴がある。ICR の場合、歯頸部から始まり、歯髄方向と根尖側方向へ根管を取り囲むように進行していき、まるで迷路のような吸収の形態をとるため、マネージメントの可否を検討するためにも CT の撮影が望ましい。セメント質への傷害と象牙細管内の感染により生じる外部吸収として脱臼・再植歯に見られる炎症性歯根吸収があるが、本症例では同様の機序による外部吸収が金属ポスト周辺の汚染より生じている可能性も否定できない。

問題点

　フェルルはなく、歯根吸収もかなり進行しているため、残存歯質量は決して良い条件ではない。保存を選択する場合、ゆくゆくは歯根破折が起こってしまい抜歯となる可能性を織り込まなければならない。また、吸収窩の位置がやや深いために掻爬と充填の難易度は高めである。

治療方法

　今回のケースでは吸収窩洞の唇側に歯槽骨があるため、フラップを開け、歯槽骨を削ってアプローチする方法では歯周組織へのダメージが多くなってしまう。CT像での吸収の位置関係から見ると根管内からアプローチするほうが合理的である。よって今回はエンド治療と同時にICRの治療法に準じたマネージメントを行う方針とした。

　初回治療時、かかりつけ医にて隔壁設置と仮歯の装着が行われていた。浸潤麻酔・ラバーダム防湿・術野の消毒後に仮封を除去したところ、根管内は吸収性組織が確認できた。90%トリクロロ酢酸をごく少量用いて吸収性組織の止血と凝固を行いながら搔爬を行い、エンド治療も同時に行った（図6〜8）。術中の洗浄は1%に希釈した次亜塩素酸ナトリウム溶液と17%EDTAを用い、貼薬には水酸化カルシウムを用いた。2回目の治療時には拡大形成した根管にガッタパーチャを入れて塞いだうえでMTAを用いて吸収窩の充塡を行い（図9）、3回目来院時にMTAの硬化を確認し、CWCTにて根管充塡を行った（図10）。

吸収

術中写真 ※すべてミラー像

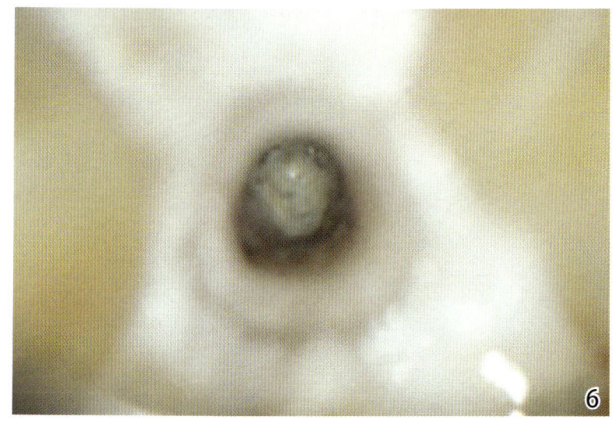

図6　仮封除去時、根管内は吸収性組織のみ見える状況だった。表面が白いのは、かかりつけ医が入れておいた水酸化カルシウムにより、表面に形成された壊死層である。

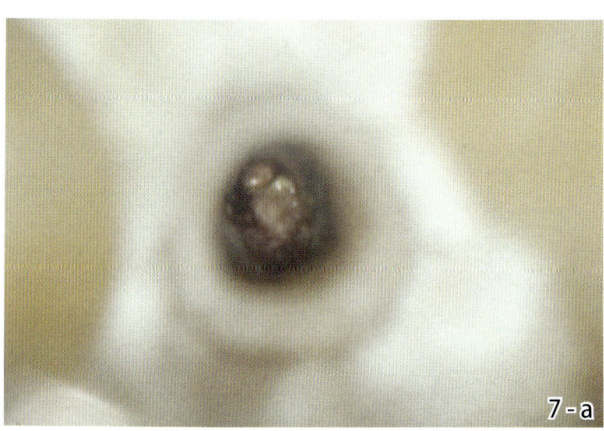

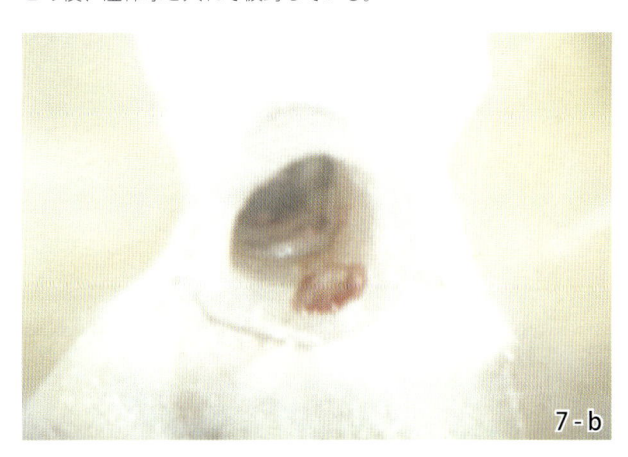

図7　マイクロアプリケーターにて90%トリクロロ酢酸をごく少量適用し（a）、吸収性組織の止血と凝固を行いつつ搔爬を行った（b）。

図8　搔爬が完了し、吸収性組織の下に隠れていた根管充塡材が見える状態となった。この後、根管治療を続けて行った。

図9　2回目来院時。拡大形成した根管にMTAが迷入しないようにガッタパーチャを入れて塞いでおき、MTAにて吸収窩を充塡。この後、湿綿球を入れて仮封している。

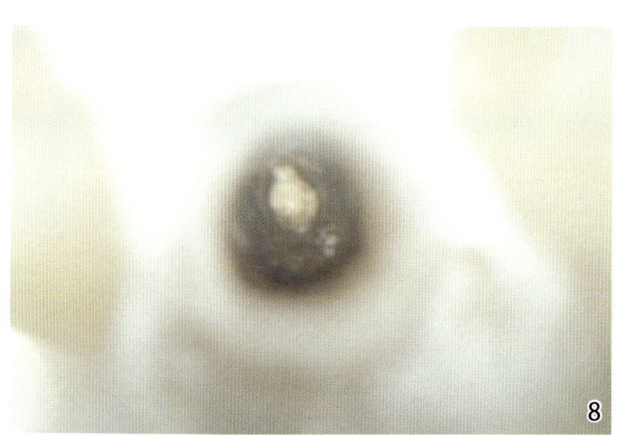

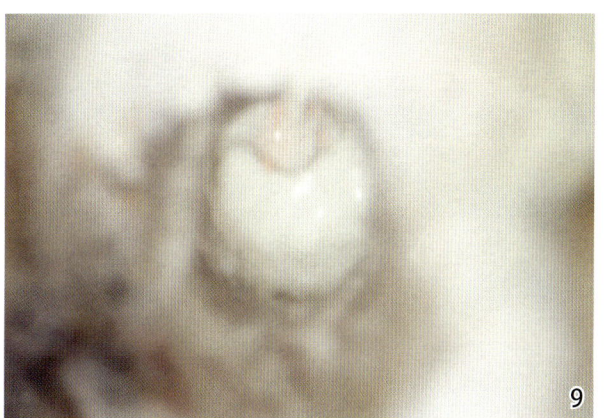

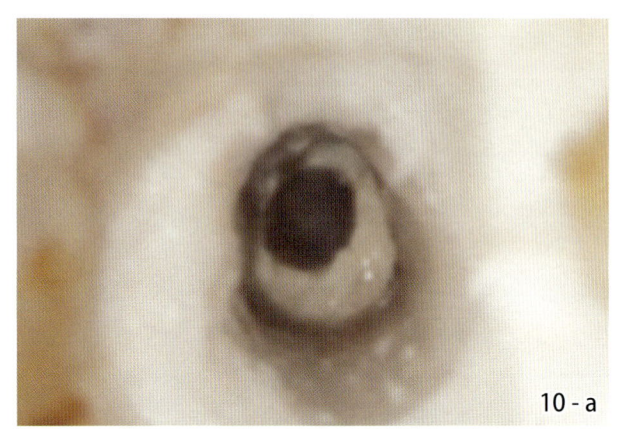
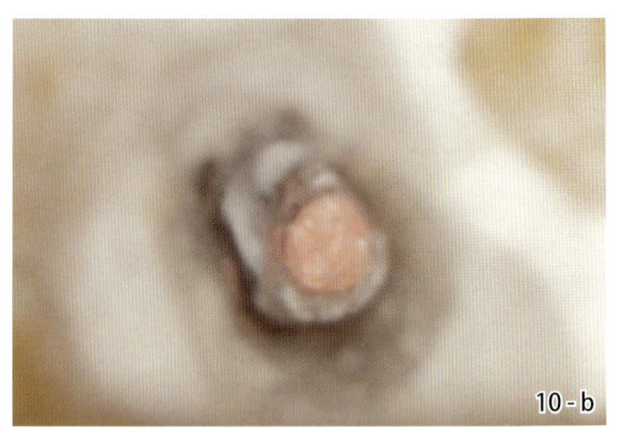

10 - a　　　　　　　10 - b

図10　3回目来院時。MTAの硬化を確認。GPを引き抜き、最終洗浄後（a）、CWCTにて根管充填を行った（b）。

■ 治療経過

　術前から経過に至るまで、打診痛や根尖部圧痛などの臨床症状はなく、吸収性組織の掻爬と根管治療、および MTAによる吸収窩の充填と根管充填後も術後疼痛は生じなかった。術前の歯周ポケットは吸収窩と交通していなかったが、術後・経過ともに歯周ポケットは3mm以内を維持している（**図13**）。

　また、根尖部や吸収窩周囲の透過像や外部吸収の再発もなく、経過は良好である（**図11〜12**）。

術後写真

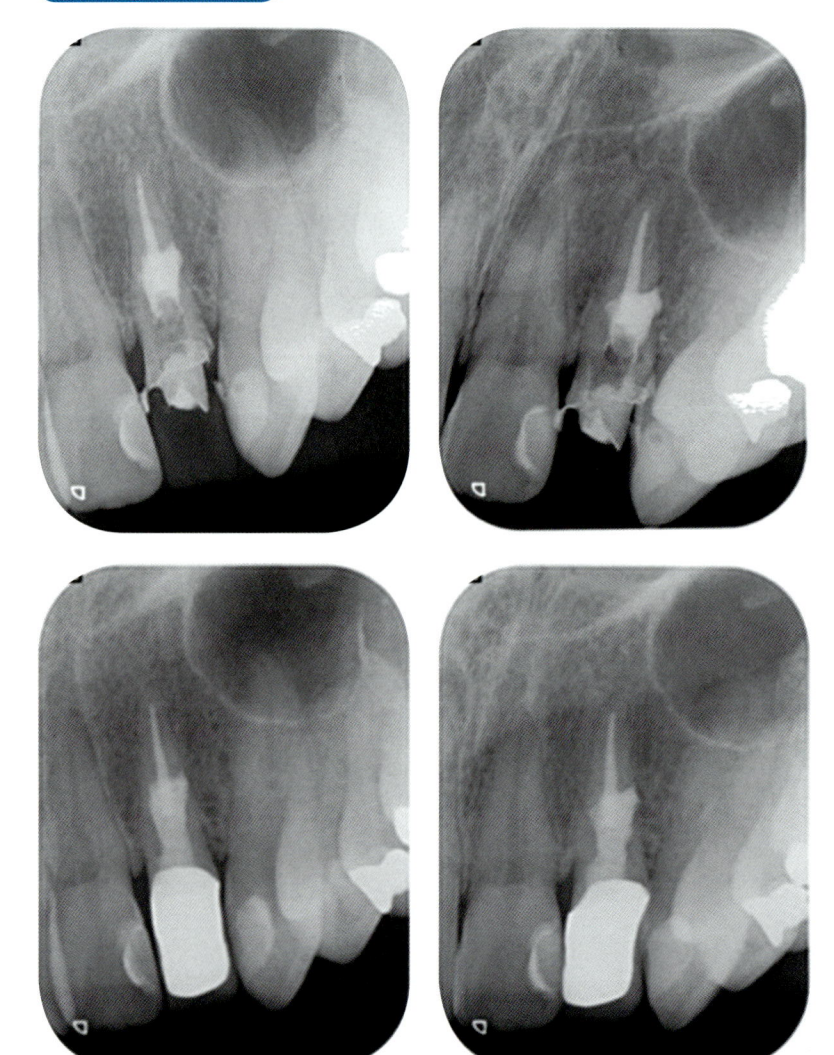

図11　根管充填後。MTAにて吸収窩の充填がなされているのが確認できる。かかりつけ医が築造時の仮封除去の際にMTAを傷つけないように、あえて綿球を入れたうえで仮封をしている。

図12　術後1年。吸収の再発や臨床症状はなく、機能している。

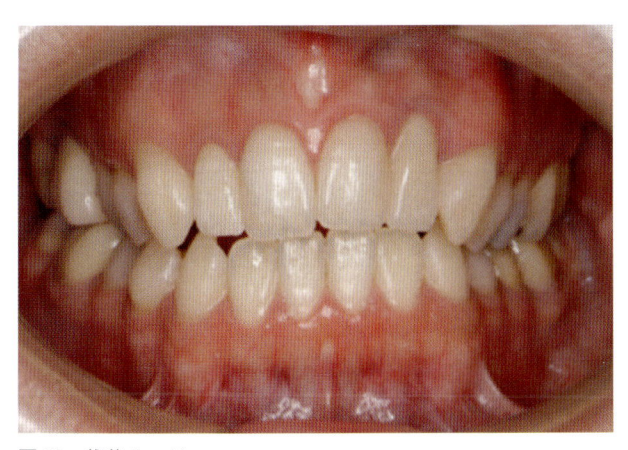

図 13 術後 8 ヵ月
（写真提供：神奈川県横浜市 横浜桜木町歯科 藤田詩織先生）。

吸収

成功のポイント

　吸収性組織は血管に富むために容易に出血し、的確な掻爬自体が困難となりうる。Heithersay はごく少量のトリクロロ酢酸を適用するメリットとして、吸収性組織の止血・凝固により掻爬が行いやすくなること、歯根を貫通して吸収性組織へ通じる機械的掻爬が不可能な血管への効果を挙げている。本症例においても、根管内および歯根内に複雑に入り込んだ吸収性組織を止血・凝固させて掻爬するために、90% トリクロロ酢酸をごく少量使用したが、それにより必要十分な掻爬が可能となった。

　根管治療においては次亜塩素酸ナトリウム溶液が吸収による穿孔部へ作用することを考慮して、濃度を 1% へ調整し、無用な刺激にならないようにした。

　吸収窩の充塡については生体親和性や封鎖性を考慮して MTA を選択したが、歯周ポケットとの交通がなく、唾液とのコンタミネーションや硬化前に流されてしまうおそれがないことも選択の際に考慮したポイントである。

考察

　本症例のような外部吸収症例における治療の目的は吸収性組織の掻爬により吸収の進行を止めることと、無防備な根面に充塡を行い、吸収の再発を防ぐことである。

　早期の発見が歯の保存には重要であるが、ある程度進行している場合には、吸収の広がりと残存歯質の量・歯周組織の感染と吸収窩との関係、放置した場合の見通し、吸収窩へのアプローチの可否、患者の希望など、検討すべきことは決して少なくなく、抜歯と保存の両方にそれなりの理由が存在することになる。

　また、ICR についてであるが、明確な発症機序については解明されていないものの、Heithersay は ICR の患者94 人について、発症要因の後ろ向き研究と ICR の組織学的所見に基づいた治療法の提唱、治療後の長期予後を報告している。トリクロロ酢酸については皮膚科領域で使用されているほか、口腔内に関してはラットではあるが歯肉適用時の治癒過程の組織学的所見の報告がある。ICR については疫学と治療法について今後さらなる研究が進むことが望まれる。

歯根の外部吸収に伴う穿孔、および内部吸収を起こした上顎第1大臼歯の症例

林　佳士登　銀座しらゆり歯科（東京都中央区）

─ 症例概要 ─

年齢・性別：39歳・男性

来院経緯：他院にて ⌊6 の抜歯を勧められ、インプラント治療を希望して来院。

既往歴：患歯は根管治療途中のため仮封がなされており、打診痛と根尖部圧痛はなく、頬側歯肉に瘻孔の形成を認めた。また、デンタルエックス線写真にてサイズの大きい根尖部透過像と歯根の吸収像を認め、CT像にて遠心頬側根管の根尖部付近に穿孔を伴う外部吸収と、口蓋根に根管の内部吸収と根尖の外部吸収を認めた。また、動揺はなく、歯周ポケットは3mm以内であった。患歯については抜歯も解決策となるが、歯内療法も治療の選択肢になり得ることを説明したところ、抜歯よりも歯内療法による歯の保存を希望されたために根管治療を行うこととなった。

術前写真

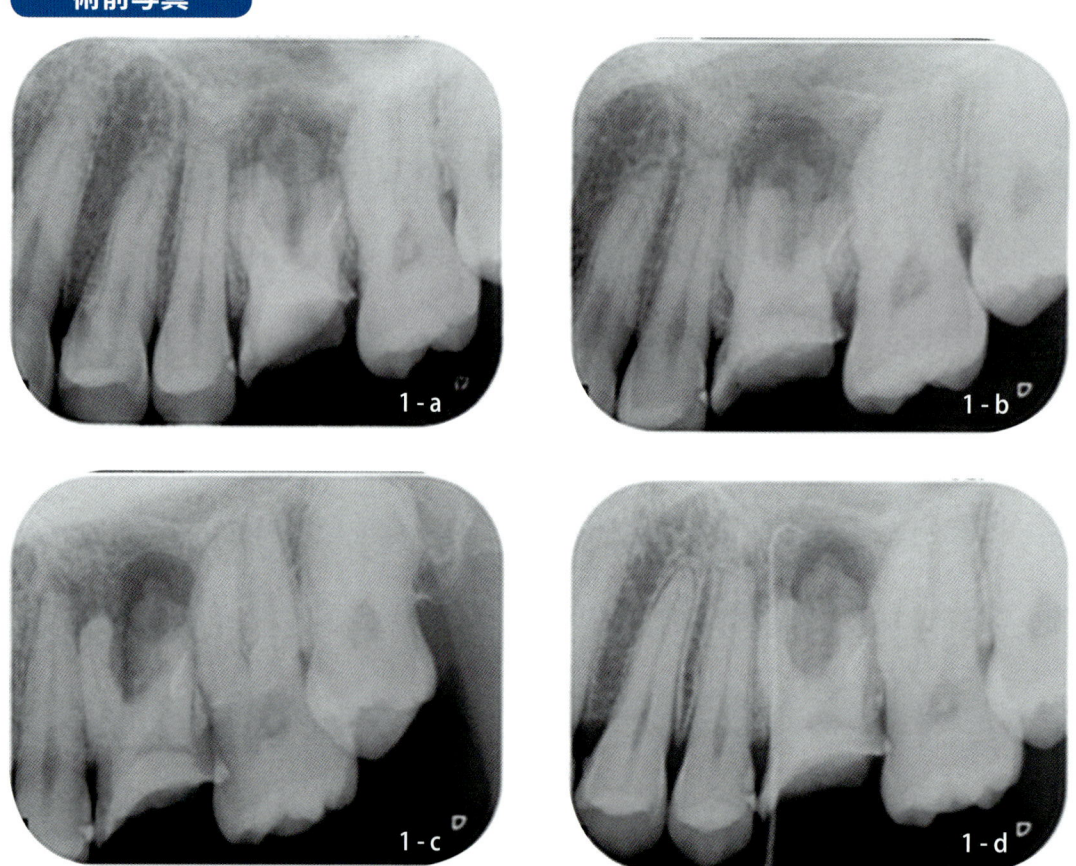

図1　正方線と偏心投影。⌊6 にサイズの大きな根尖部透過像を認める。頬側歯肉の瘻孔にガッタパーチャを入れたところ、根尖部へ到達していることが確認できた（d）。

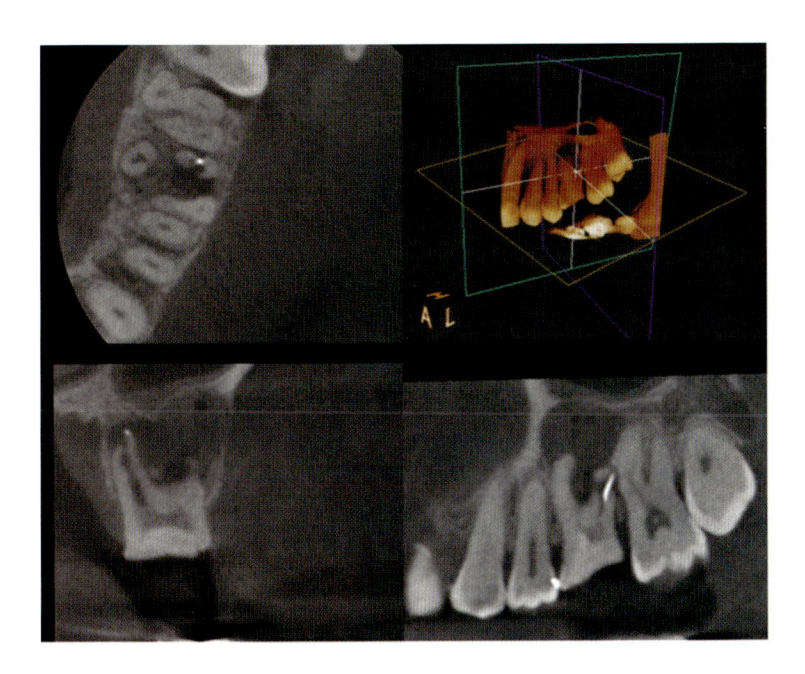

図2 根尖部透過像は上顎洞底〜複根の根尖部〜分岐部にまたがり存在しており、上顎洞粘膜が肥厚していた。口蓋根には内部吸収と根尖の外部吸収、遠心頬側根管には根尖付近にて外部吸収により穿孔しているのが確認できた。

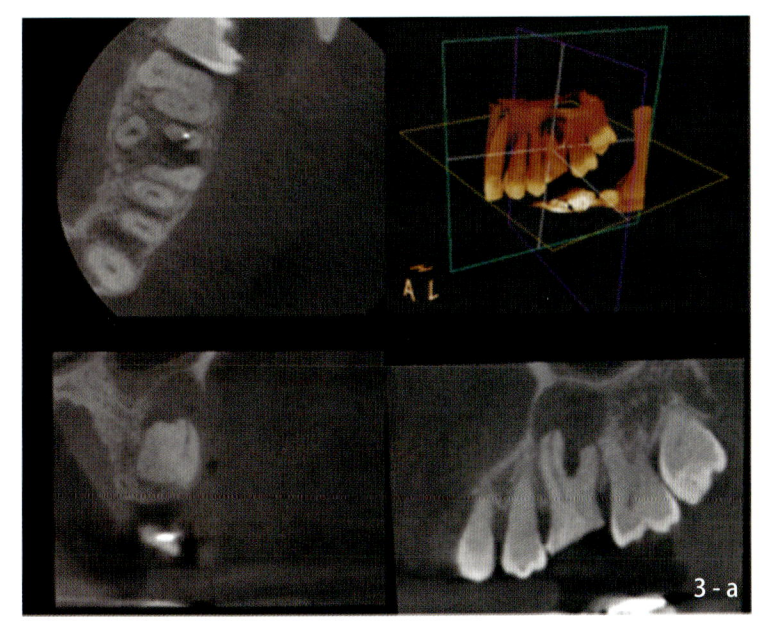

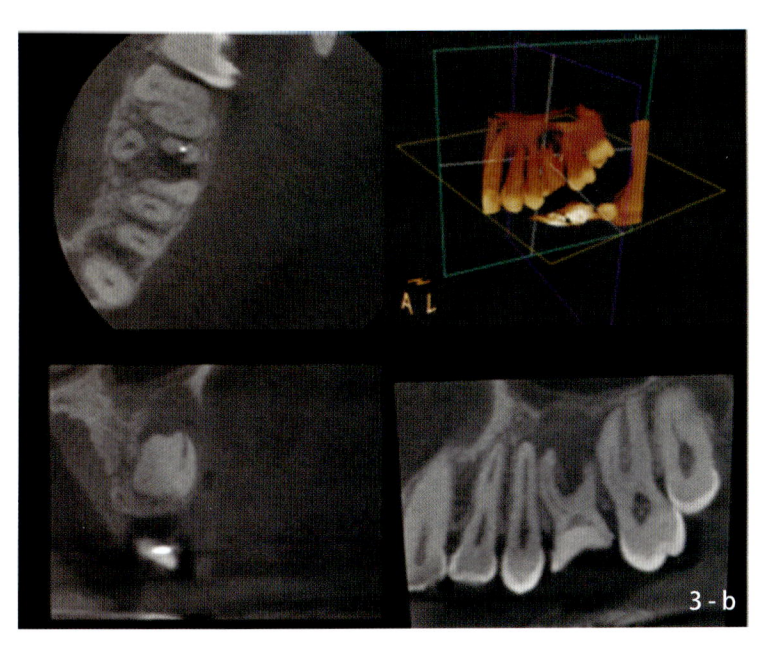

図3 右下のスライス画像は順に MB1、MB2。吸収はみられないが、大きな根尖部透過像がみられる。

吸収

本症例においては、残存歯質はある程度失われているものの修復処置は可能な範囲で存在し、歯周病的には深いポケットは存在しなかった。この歯については、サイズの大きな根尖部透過像、内部吸収、外部吸収、穿孔、瘻孔の形成、根管の感染など、問題点のほとんどが歯内療法領域のものとして列挙される。一方で、患者自身は他院にて抜歯を勧められ、その後のインプラント治療をするつもりで来院していた。選択肢のある治療に関しての判断を下すに当たり、代替案を含む治療の選択肢とメリット・デメリット、費用や期間、予想される予後、治療の成功の見込みなどについて、診査・診断結果に基づいたすべての情報を与えられたうえで、患者自身の意思でフェアな判断を下すべきではないだろうか。

　エンドに関する問題点は、多くのケースにおいて、専門的な対処により臨床的な解決が可能であることは患者に知らされるべき情報である。

難易度評価表

		条件悪い	妥当	条件良い
補綴学的要因	フェルルの確保 (5点/10点/15点)	●		
	歯冠歯根比 (5点/10点/15点)		●	
歯周病学的要因	動揺度 (1点/2点/3点)		●	
	プロービングデプス (1点/2点/3点)		●	
	支持骨の量 (1点/2点/3点)		●	
	分岐部病変の有無 (1点/2点/3点)	●		
	プラークコントロールレベル (1点/2点/3点)	●		
歯内療法学的要因	外科的介入の難易度 (1点/3点/5点)	●		

24/50 点

診断のポイント

　術前のデンタルエックス線写真にて、歯根にいびつな吸収らしき像がみられたことなど、やや違和感がある所見であったため、穿孔の有無などを確認する意味でCTを撮影したところ、遠心頬側根に穿孔を伴う外部吸収が発見された。エンドの場合、CTはルーチンで撮影するものではないが、必要があると判断される場合には撮影を検討すべきである。

問題点

　フェルルは全周には存在しないものの、補綴が可能な程度には歯質が残存しており、歯周ポケットは全周3mm以内である。根尖部透過像が大きいため、根管の感染が長期にわたって存在していることが示唆されるとともに、遠心頬側根管においては穿孔が根尖に近い位置にあるため、根管充填と穿孔部のリペアを両立させることを考慮しなければならない。

治療方法

　初回の来院時に診査・診断を行い、治療方法についてカウンセリングを行った。2回目来院時より治療開始。処置の内容であるが、浸潤麻酔後にラバーダム防湿と術野の消毒を行い、仮封を除去して隔壁の築盛、根管の探索、ストレートラインアクセス、根管形成、化学的洗浄（Passive Ultrasonic Irrigation を含む）、根管貼薬、根管充填と穿孔部の封鎖を行った。術中の洗浄は3%および1%次亜塩素酸ナトリウム溶液と17% EDTA、根管貼薬には水酸化カルシウム＋精製水を用い、根管充填には MTA と CWCT（GP ＋キャナルス）を根管により使い分けて行った。根管治療に要した回数は3回である。以降の修復処置は補綴治療担当医に依頼した。

術中写真 ※すべてミラー像

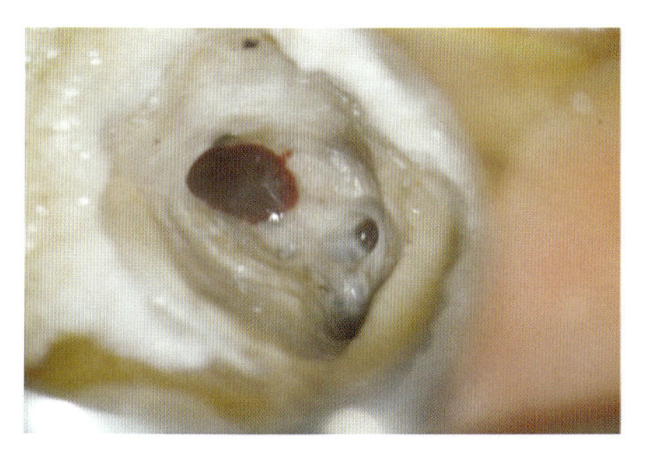

図4　仮封除去時。口蓋根から出血がみられた。

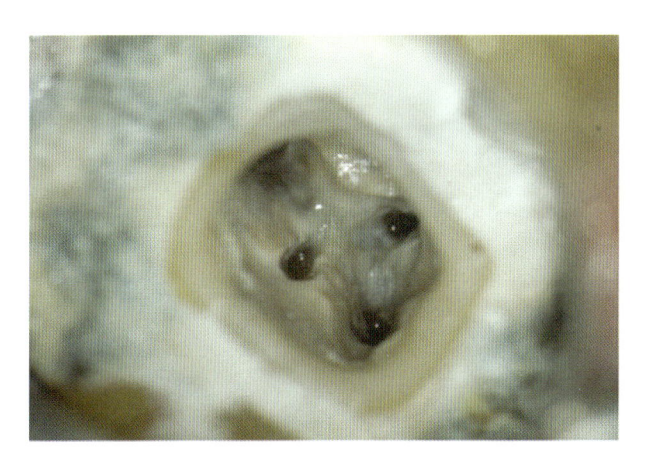

図5　隔壁を築盛し、MB2 を明示した。

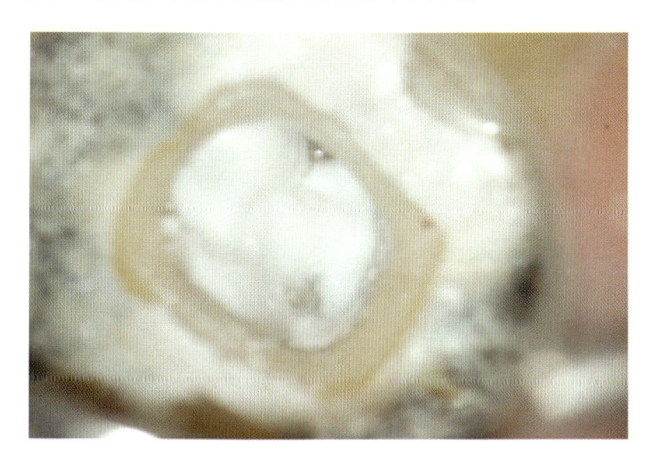

図6　水酸化カルシウムを貼薬。

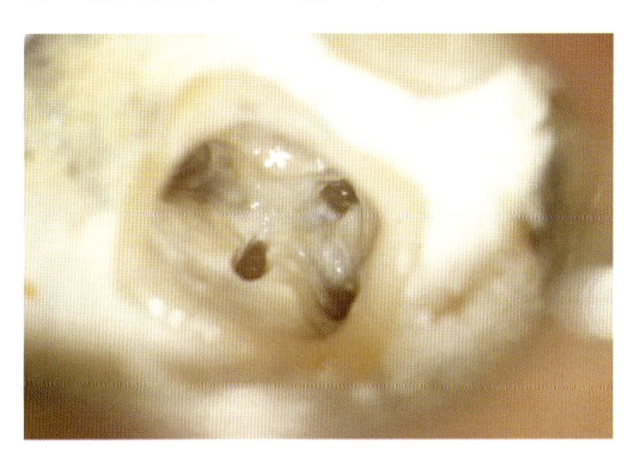

図7　治療2日目。瘻孔と根管からの出血は消失した。作業長の測定と機械化学的清掃を行った。遠心頬側根は穿孔部から肉芽が入り込んでおりガッタパーチャが確認できないため、穿孔部までの形成でいったん終了させ、水酸化カルシウム貼薬により肉芽組織が溶解されるのを期待した。

吸収

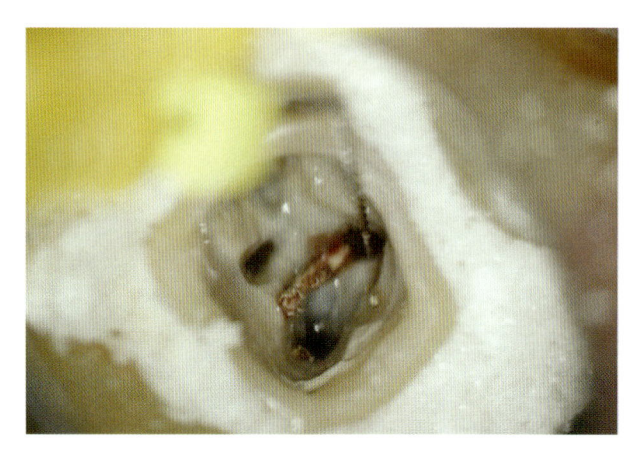

図8 治療3日目。遠心頬側根管内の肉芽がなくなり、ガッタパーチャを除去することができた。この後、超音波にて仕上げの清掃と最終洗浄を行った。

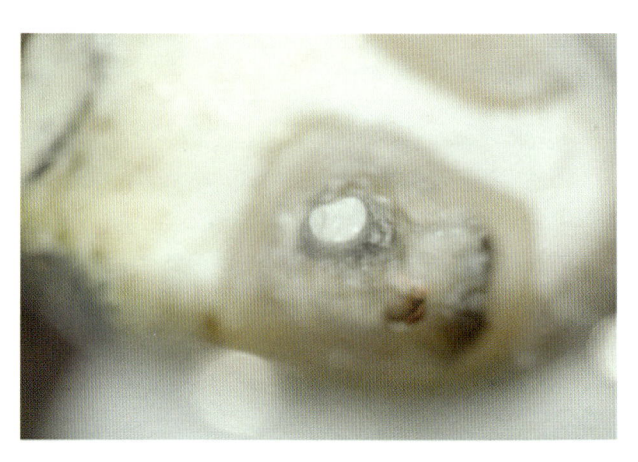

図9 口蓋根管は根尖部のサイズが大きいため、MTAにて根管充填した。

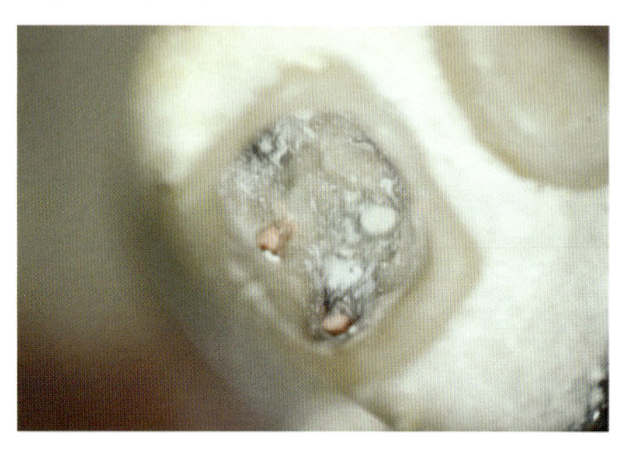

図10 遠心頬側根管はMTAで根管充填と穿孔部のリペアを同時に行った。MB2を含む近心頬側の2根管はCWCTにて根管充填した。

 ## 治療経過

　初回治療時に仮封材を除去したところ、口蓋根管から出血がみられた。破折の診査後に隔壁の築盛とMB2の探索を行い、根管洗浄と根管貼薬を行って1回目の治療を終了しているが、2日目の治療時には治療に反応して瘻孔と根管内からの出血が消失していた。遠心頬側根管内には根尖近くの穿孔部から肉芽が入り込んできていたため、作業長はそこまでとして水酸化カルシウムを貼薬した。3日目に治療時には遠心頬側根管内の肉芽の消失により隠れていたガッタパーチャが確認できるようになったため、除去を行い、超音波にて仕上げの清掃と最終洗浄を行った。4根管のうち、開放根尖をもつ口蓋根管と、根尖近くの穿孔をもつ遠心頬側根管についてはMTAによる根管充填を選択したが、根管内が吸収によりいびつな形態であるため、MTAの積層充填の際に気泡が入らないように注意が必要であった。

　初回の治療以来、瘻孔の再発はみられず、経過観察においては根尖部の透過像は消失してきている。

術後写真

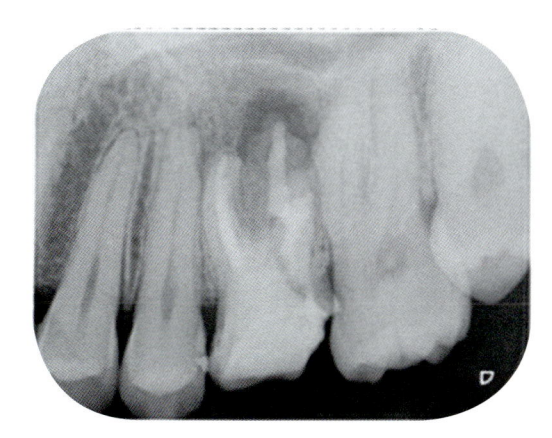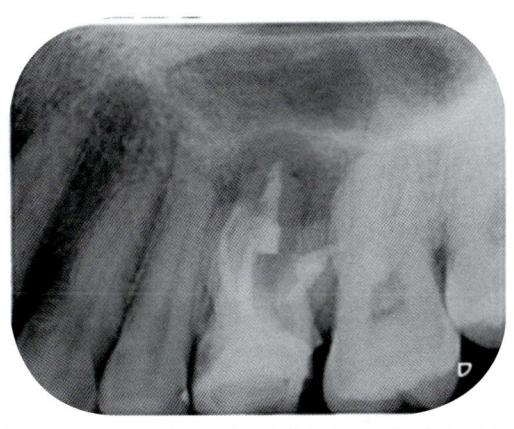

図11 根管充塡後（正方線と偏近心投影）。MTA充塡した根管の上には硬化に必要な水分を維持する目的で湿綿球を乗せて仮封した。

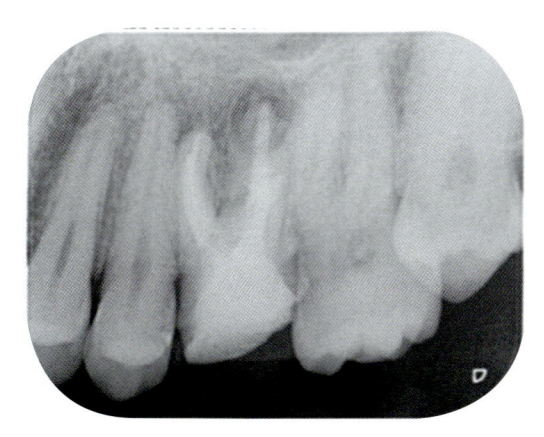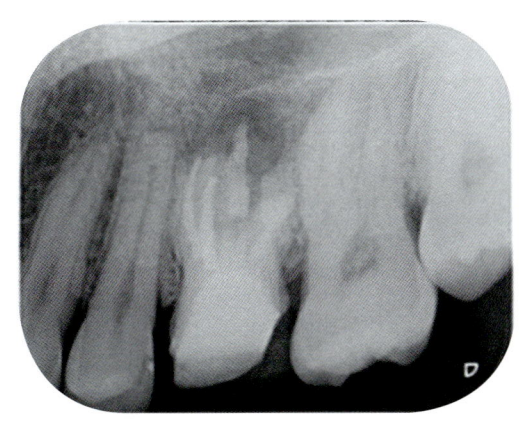

図12 術後5ヵ月経過。築造後に仮歯が装着されている。根尖部透過像が縮小してきている。歯周病の初期治療中のため、補綴は完了していない。

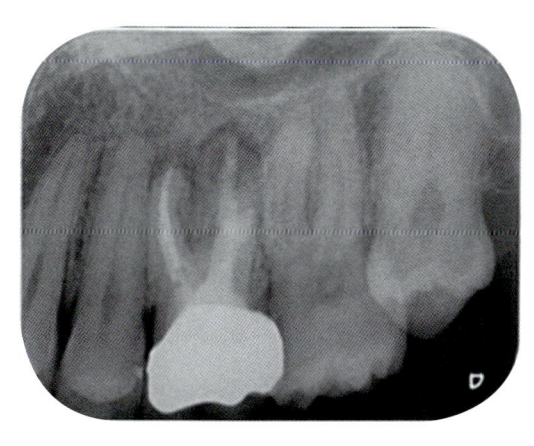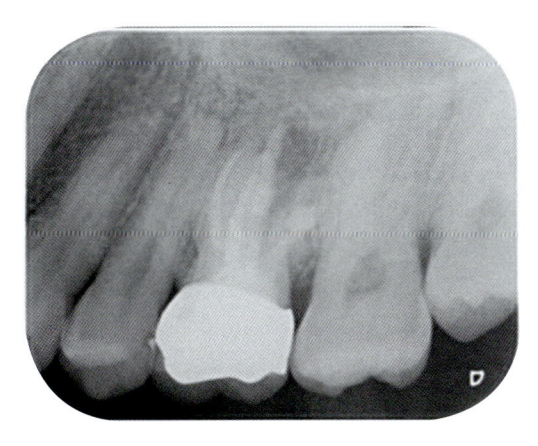

図13 術後1年8ヵ月経過。補綴が完了している。根尖部透過像は大部分が消失しているものの、まだ存在している。

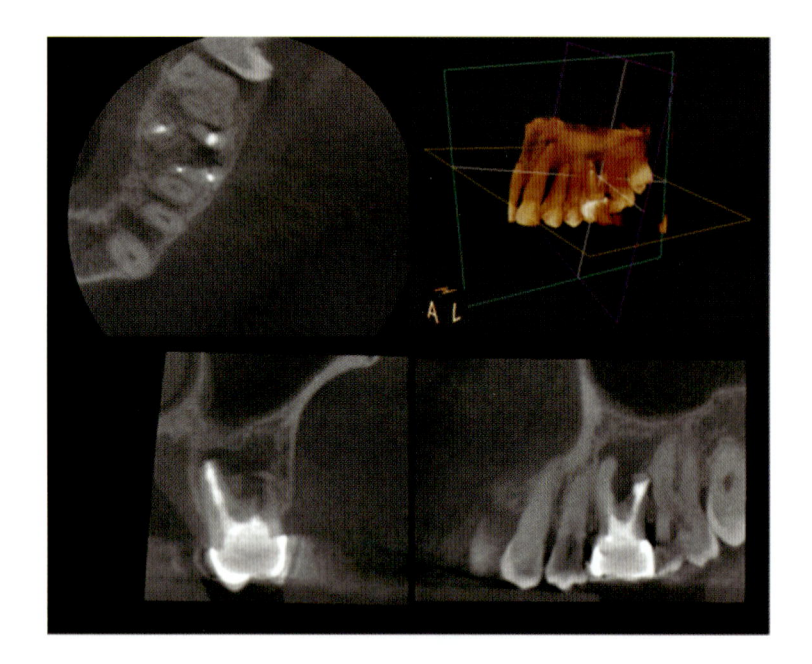

図14　術後1年4ヵ月経過。デンタルエックス線写真にて根尖部透過像がまだ存在したため、病巣が複根にまたがっていたこともあり、外科的介入の必要な歯根があるかどうかの精査のためにCT撮影。術前と比べ、透過像はかなりの縮小があるものの、完全な消失に至るかどうかはまだ経過を追う必要がある。術前にみられた上顎洞粘膜の肥厚は消失している。

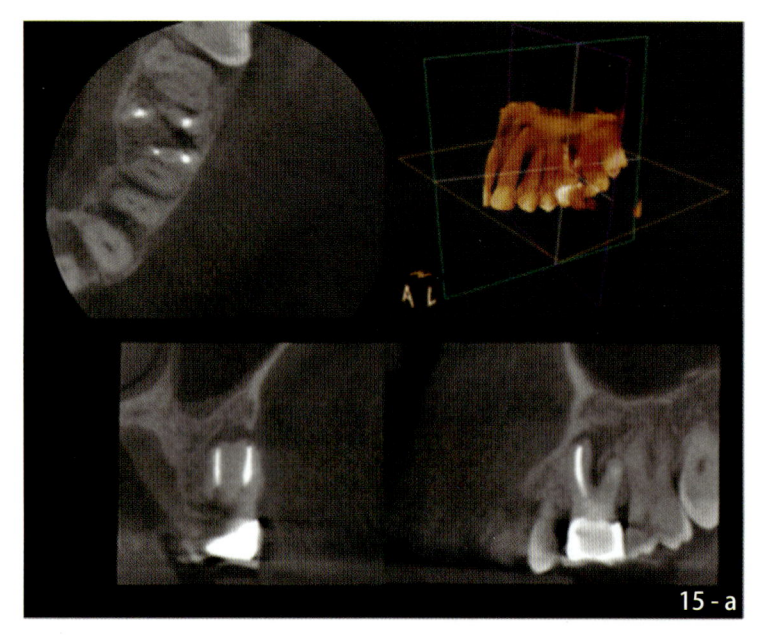

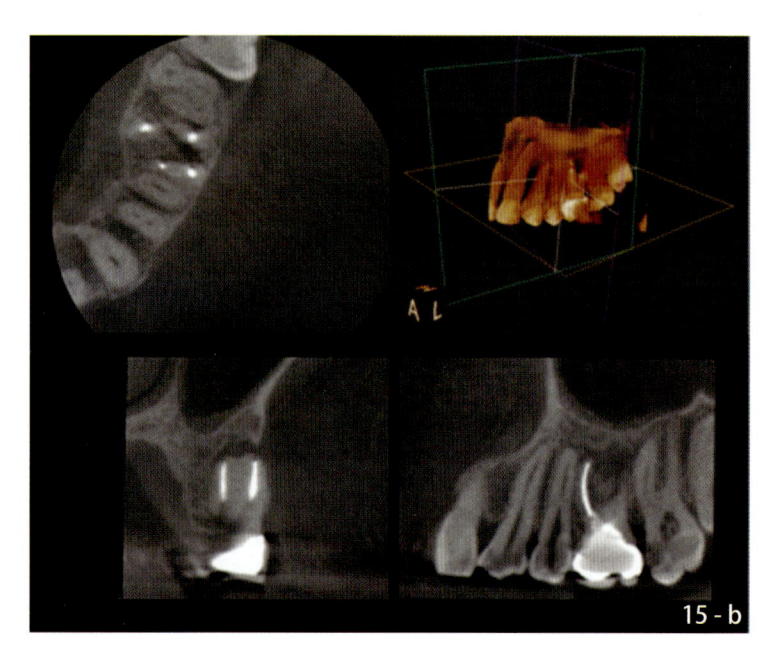

図15　術後1年4ヵ月経過。右下のスライス画像は順にMB1、MB2。根尖部透過像については問題のあった他の根管よりもよく消失している。

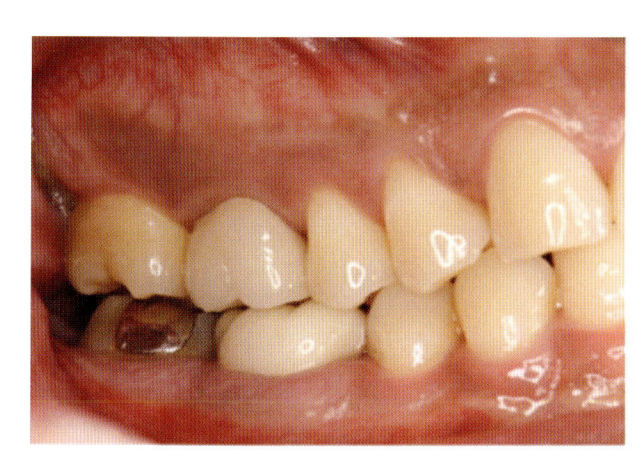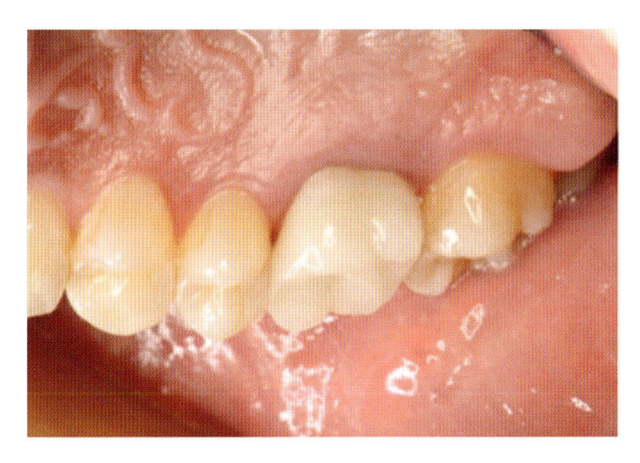

図 16　術後 1 年 8 ヵ月経過（写真提供：東京都中央区 銀座しらゆり歯科 渡邊幸太朗先生）。

吸
収

成功のポイント

　穿孔の場合、根管内や髄腔内に肉芽組織が入り込んできていることは珍しくない。MTA による穿孔部のリペアの際は、入り込んできた肉芽組織の上に乗せるだけにならないように、肉芽組織の処理を行うことが重要である。水酸化カルシウム貼薬には根管内の細菌を減少させることとともに、肉芽組織の溶解も期待できる。

　解剖学的には上顎第一大臼歯の MB2 の発現率は相当高いことが報告されており、マイクロスコープ像を見ても分かるように MB2 は近心の象牙質の張り出しの下に隠れていることが多い。MB2 の探索と治療においては、根管の位置と走行に注意しつつ行わなければならない。根管洗浄に際しては、開放根尖や穿孔の存在は次亜塩素酸ナトリウム溶液が歯周組織へ漏洩するリスクを織り込まなければならないが、洗浄の圧に注意することのほか、濃度を 1％以下に調整することにより組織への刺激にならないようにすることができる。

　MTA の積層充填においては、MTA と根管内の水分のコントロールに注意が必要である。

考察

　本症例においては穿孔や外部吸収、内部吸収、開放根尖、見落とされていた MB2、根管の感染などのエンド的な問題点が 1 本の歯の 4 根管に散りばめられていたが、幸いなことに症状自体は根管治療に反応して消失しており、臨床的な経過は良好である。根尖部透過像については時間とともに消失傾向にあるが、いまだに存在している。根尖性歯周炎の治癒は治療後の経過を見ても分かるように動的なものであり、術前の透過像は相当に大きかったことを勘案すれば、この歯は治癒傾向または治癒途中にあるとみなしてよいであろうが、今後も注意深く経過観察を継続していくことが必要である。

　患者自身にとっては、根管治療という選択を行うことにより結果的に歯は保存され、口腔内で無症状に機能しているわけであり、本症例においては抜歯を選択するよりも有益な結果が得られたのではないかと筆者は推測している。

CASE 07｜根尖部穿孔による根尖性歯周炎への対応

高橋　宏征　ひので歯科医院（群馬県伊勢崎市）

症例概要

年齢・性別：48歳・女性

来院経緯：上顎左側小臼歯部の腫脹と痛みを主訴として紹介元の歯科医院を受診。紹介元歯科医院の院長による診査診断の結果、⌊5 を原因歯とする根尖性歯周炎と診断された。

既往歴：既往を聞いてみると、定期的に当該部が腫脹し、しばらくすると落ち着いてくるとのことで、かかりつけの歯科医院ではその都度、抗生剤の処方と経過観察を繰り返していた。今回、根本的な問題解決を望み、紹介元歯科医院へと転院した。①歯質が菲薄であること、②根尖部透過像が比較的大きく口蓋側への腫脹があること、③元々の歯根長が短いこと、④根尖破壊が強く疑われること等により、①抜歯、②放置、③保険治療の範囲での治療、④専門医での治療を提示し、患者に十分説明し、患者自身が専門医での治療を選択し、当院へ来院した。

術前写真

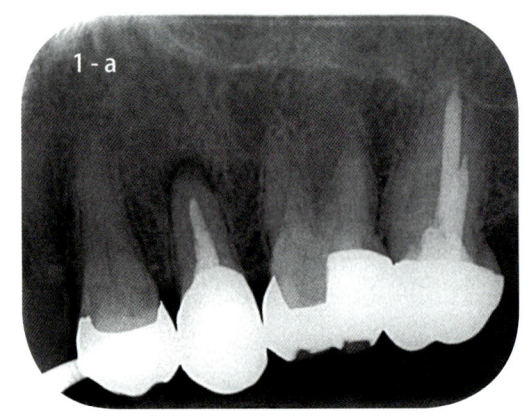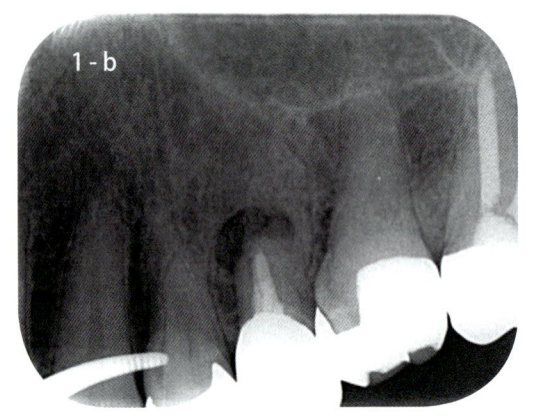

図1　正方線撮影では透過像はそれほど確認できないが（a）、偏心線撮影では透過像がはっきりと確認できる（b）。このデンタルエックス線写真により、透過像が口蓋側に位置していることが確認できる。歯内療法の質は不十分とは言えないが、根尖破壊と偏心撮影により見逃しの根管の存在が疑われる。

読者への問いかけ

　このような症例に遭遇した場合、考慮することはなんであろうか。それは、患者への正しい病態、対応する治療法の選択肢と、その限界などについての情報提供である。①根尖性歯周炎であること、②根管内の細菌のコントロールが必須であること、③補綴を除去した際のフェルルの状態によっては予後が悪いこと、④歯根破折の可能性、⑤通常の根管治療で反応しない場合、外科的歯内療法の適用の可能性、⑥外科的歯内療法を適用したのちの歯冠歯根比の悪化。これらについて過不足なく、適正に情報提供し、フラットに患者が選択できるようにすべきである。

　以上の事柄を情報提供し、治療の選択として①歯内療法、②抜歯、③放置を治療法の選択肢として提示した。

　初回は紹介来院であるため抜歯後の治療法については、紹介元と相談するよう説明しカウンセリングを終了した。後日、紹介元と相談し予後についても十分理解したとのことで歯内療法を選択した。

難易度評価表

		条件悪い	妥当	条件良い
補綴学的要因	フェルルの確保 (5点/10点/15点)	●		
	歯冠歯根比 (5点/10点/15点)	●		
歯周病学的要因	動揺度 (1点/2点/3点)		●	
	プロービングデプス (1点/2点/3点)		●	
	支持骨の量 (1点/2点/3点)		●	
	分岐部病変の有無 (1点/2点/3点)			●
	プラークコントロールレベル (1点/2点/3点)			●
歯内療法学的要因	外科的介入の難易度 (1点/3点/5点)		●	

25/50 点

診断のポイント

　本症例のような根尖破壊を疑わせる症例の場合、統計学的な成功率は50％程度となっているため、その点についても十分な説明が必要である。逆に言えば50％程度外科的介入の可能性があるため、外科介入の際に留意すべき点を考慮する必要がある。

問題点

　最大の問題は歯根が短いため外科的介入後の歯冠歯根比の悪化への対応である。脱落の可能性や脱落しなくとも動揺が進行した場合の対応など、事前に考えられる可能性は説明しておくべきである。

治療方法

　通法どおり無菌的環境下にて根管治療を行う。初回はアクセス、ストレートラインアクセスを行い、根管系へ無理のない到達ができるよう形成する。本症例では頬側に見逃しの根管がある可能性が強く疑われたので、頬側根を注意深く見つけるようアクセス、ストレートラインアクセスを形成した（図2〜4）。

術中写真

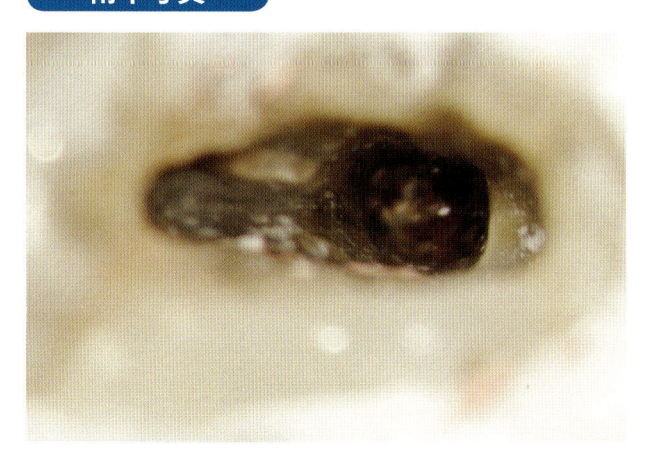

図2　アクセス、ストレートラインアクセス形成が終わり口蓋側のガッタパーチャを除去したところ。口蓋根の根尖部に穿孔が認められ、根尖の破壊を認めた。

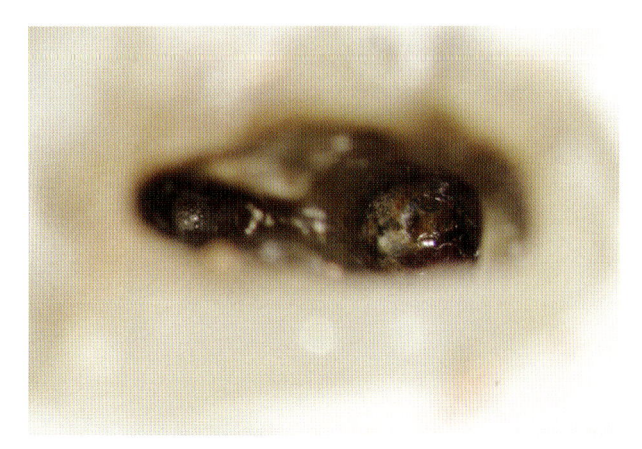

図3　頬側の根管拡大形成が終了したところ。頬側根は#40まで拡大しているが、いかに口蓋根が拡大されているか分かるであろう。

穿孔

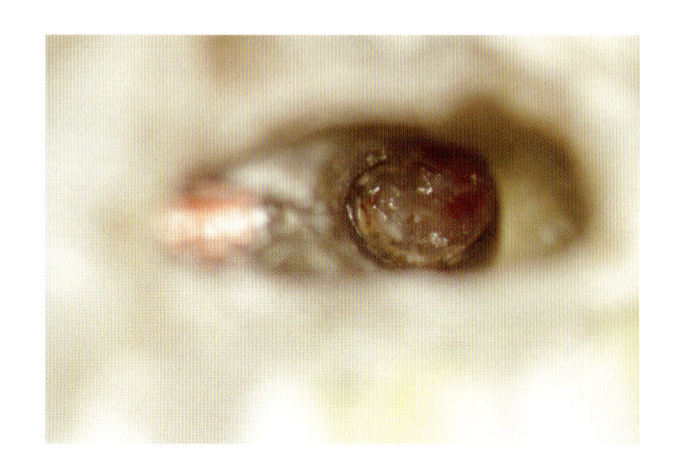

図 4 頬側根をガッタパーチャ+シーラーにて根管充塡をしたところ。これから口蓋根をMTAにて根管充塡を行う。

治療経過

　着手時に根尖部の破壊がみられ大きく拡大されていたので、注意しながら化学的洗浄を行い、水酸化カルシウムで貼薬をした。次回来院時には当初訴えていた症状（腫脹と疼痛）はほとんど消失しており、根管充塡を頬側をガッタパーチャ＋シーラーで行い口蓋根を MTA セメントにて充塡した。3回目の来院時には症状は全くなくなり、MTA セメントの硬化確認を行い、ファイバーポストを併用した CR にて支台築造を行った。

術後写真

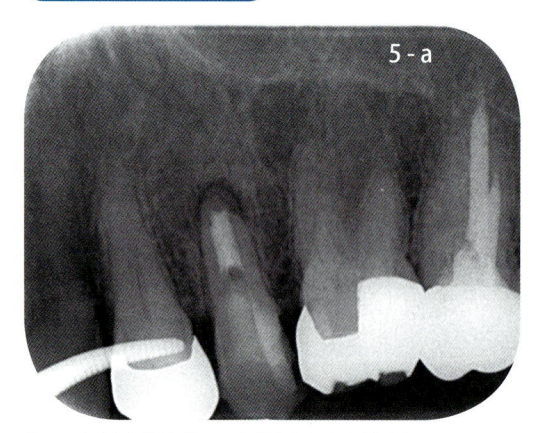
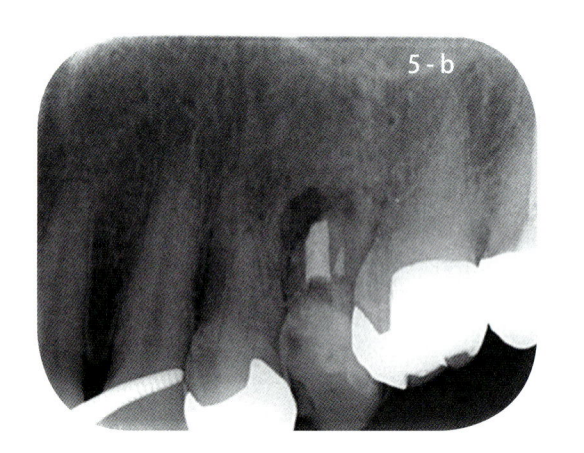

図5 根管充塡直後。正方線(a)と偏心線(b)。

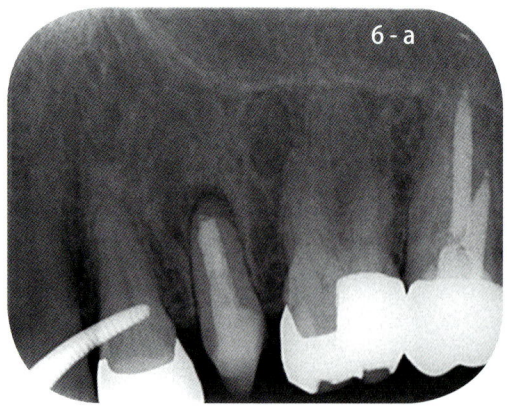
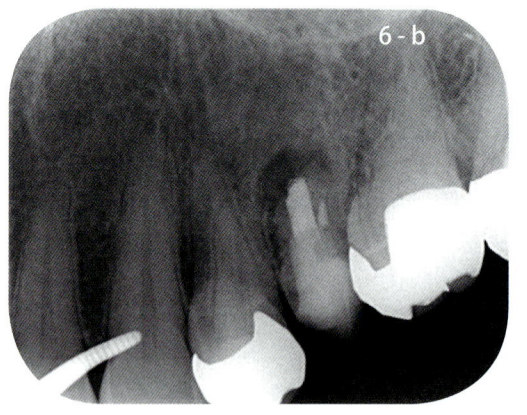

図6 MTA硬化確認後、コア築造直後。点で違和感等症状は全くなく、腫脹も落ち着いている。正方線(a)と偏心線(b)。

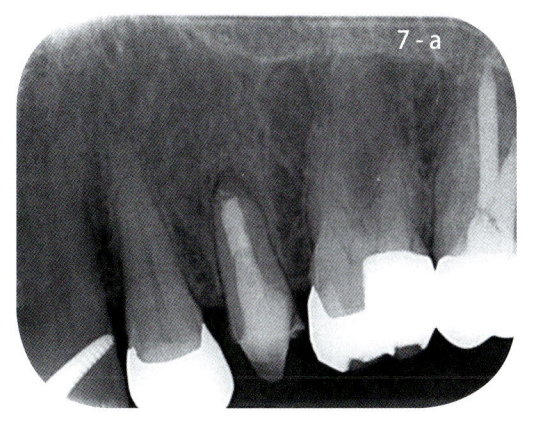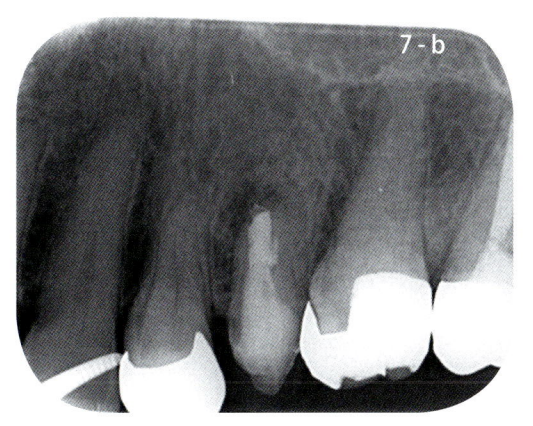

図 7 術後3ヵ月後。この時点で以前の腫脹や痛みはなくなっており、最終補綴の予定となっている。患者も紹介元歯科医院の院長も治療結果に非常に満足してくれている。正方線(a)と偏心線(b)。

穿孔

成功のポイント

　根尖部が大きく開いており、肉芽も入り込んでいるような状態であったが、MTAによる封鎖が行われ、治癒に結びついたものと思われる。しかしながら今後再発するようなことがあれば外科的な対応が必要となるため、注意して経過を観察する必要がある。

考察

　本症例では、たまたまコンベンショナルな根管治療のみで治癒へ向かっているが、将来、外科治療介入の可能性は今後も否定できない。外科治療介入時には歯根端切除の量をどの程度行うのか、また術後の歯冠歯根比悪化への対応をどのように行うべきか、熟慮すべきであると考えている。

　治療法として抜歯を提示することも十分正当性があるとは考えられるが、治療の余地があり、また患者の理解のうえでの希望であれば、叶えたいと思うのは当然である。自分が対応できないと診断することもまた、名医の条件であるとも言える。真の患者利益のために何を行い、何を行わないべきか、俯瞰して治療計画を立てられる主治医ほど素晴らしいものはないと思う。

CASE 08

歯根破折あるいは穿孔を疑う 歯質過少を伴った前歯部ケース

田中　浩祐　石井歯科医院（東京都港区）

— 症例概要 —

年齢・性別：50歳・女性

来院経緯：かかりつけ医より根管治療の依頼により来院された。来院時の患者の主訴は歯肉の腫れであった。

既往歴：約40年前に |1 に根管治療を受け、全部被覆冠装着。

現症：40年前に治療を受けて以来、自覚症状はほとんどなかったが、来院1ヵ月前から当該歯根尖相当部の頬側歯肉が腫脹。かかりつけ医を通して、当院へ歯牙の評価および治療の依頼があり来院された。初診時における診査では |1 に打診痛を認め、また根尖付近の圧痛とサイナストラクトを認め、その他の診査項目と合わせ、根尖性歯周炎の診断名を得た。

術前写真

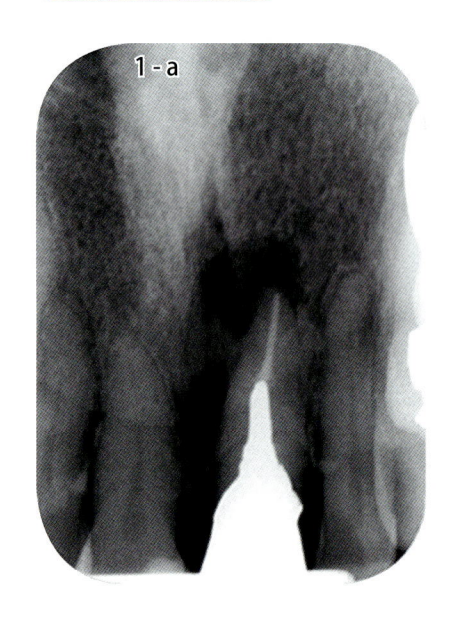 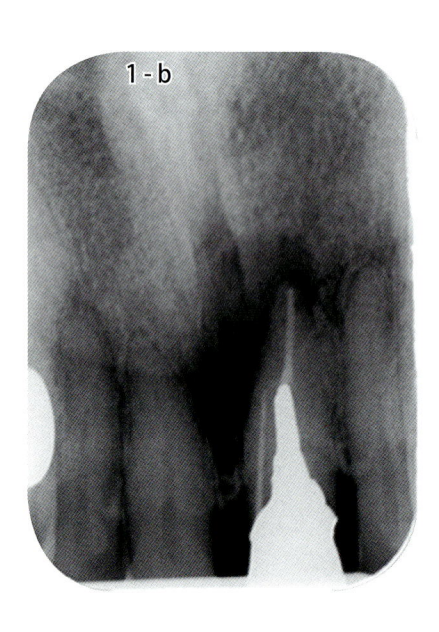

図1　術前の当該歯デンタルエックス線写真（a）。右の写真はサイナストラクトからガッタパーチャポイントで造影を行ったもの（b）。ガッタパーチャポイントはポスト付近まで入っていることがわかる。

■ 読者への問いかけ

　一歯単位で治療介入の可否を決める際に専門医が見るポイントとして、防湿が行えるか、付着の喪失がないか、は非常に大きい。本ケースではそれ以外の項目、特に補綴学的な要因によりチャレンジングケースではあるが、根尖における病変を治癒させることができるかどうかにおいては、歯内療法専門医にとっては難症例ではないと判断した。したがって、エンド以外の項目において、保存のために何とかできるのであれば、本症例のようなケースであれば患者にとって抜歯が第一選択となることはないであろう。

難易度評価表

		条件悪い	妥当	条件良い
補綴学的要因	フェルルの確保 (5点/10点/15点)	●		
	歯冠歯根比 (5点/10点/15点)		●	
歯周病学的要因	動揺度 (1点/2点/3点)		●	
	プロービングデプス (1点/2点/3点)		●	
	支持骨の量 (1点/2点/3点)	●		
	分岐部病変の有無 (1点/2点/3点)			●
	プラークコントロールレベル (1点/2点/3点)		●	
歯内療法学的要因	外科的介入の難易度 (1点/3点/5点)		●	

28/50 点

診断のポイント

　歯内療法学的な診断は根尖性歯周炎であり、根管治療の介入にあたっては、第一段階として付着の喪失の有無をプロービングデプスにおいて確認した。術前診査においてこの点がクリアされ、次に補綴物の除去後に残存歯質の評価を行った。本症例ではラバーダム防湿を行うために必要な健常歯質が歯肉縁上に十分確保できなかったため、かかりつけ医と補綴学的な観点からも評価のうえ、歯牙の挺出を行うこととなった（**図2**）。

問題点

　防湿を行うための歯質確保、およびフェルルの確保のために歯牙の挺出を行うこととなったが、その結果歯冠歯根長比の悪化は避けられない。仮に根管治療後に病変の治癒が得られなかった際に、歯根端切除術を行うことになれば、さらなる歯冠歯根長比の悪化が予想される。その他、エンド領域ではないためここで詳しくは論じないが、挺出により補綴的な歯冠形態の回復は困難なものとなる。

治療方法

　根管治療は通法どおり行った。ラバーダムにて防湿、ガッタパーチャの除去、根管の機械的拡大はニッケルチタンロータリーファイルを用いて60/02まで行った。その後、化学的根管洗浄を2％次亜塩素酸ナトリウム溶液と17％EDTAの交互洗浄にて行い、ガッタパーチャとシーラーを用いて垂直加圧根管充填を行った。患者はその後かかりつけ医にて築造処置を受け、暫間冠にて経過観察となった。

術中写真①

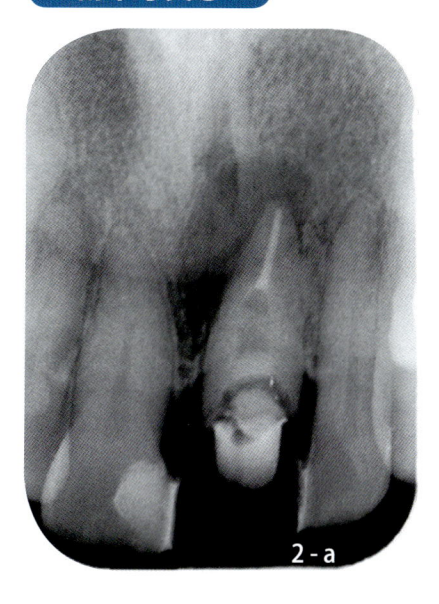
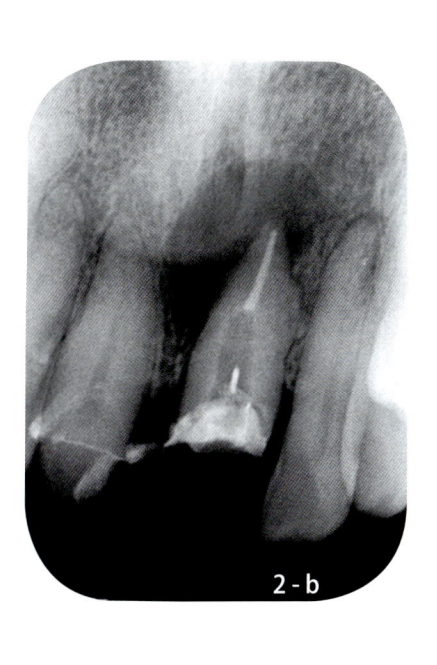

2-a　　2-b

図2 補綴物ならびに築造体の除去を行った後のデンタルエックス線写真（a）。その後かかりつけ医にて挺出後、3ヵ月後に再度来院された（b）。

穿孔

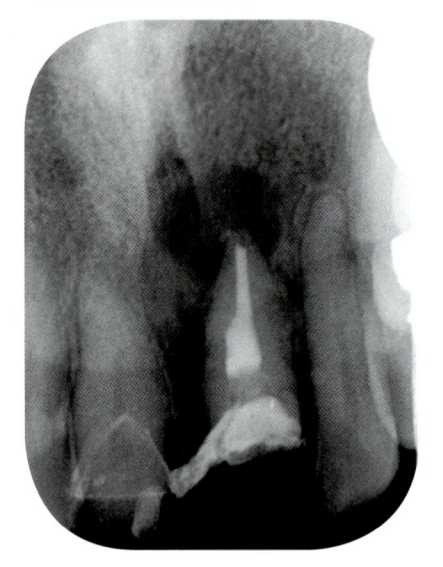

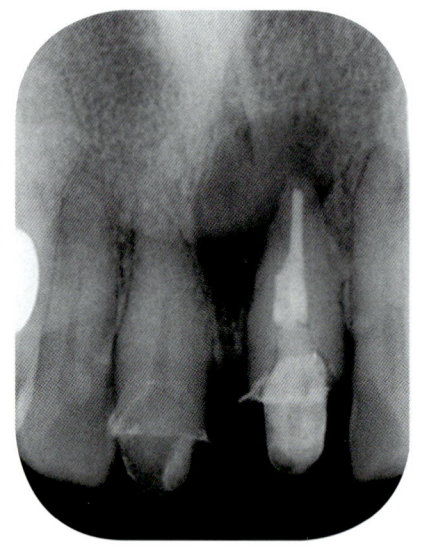

図3 根管充塡直後。

図4 根管充塡後3ヵ月において、病変サイズの拡大が認められた。

治療経過

　根管充塡後3ヵ月経過するも、術前に認められたサイナストラクトの消失が確認されず、デンタルエックス線写真上でリージョンサイズの増大が確認されたことから、歯根端切除術を行うこととなった。歯根端を根尖より3mm切断すると、近心側にクラックラインが確認された（**図5-a**）。可及的に歯質の保存を図るべく、破折部分を含む歯質を近心に傾斜させて切除（**図5-b**）、超音波にて逆根管形成を行い、MTAにて逆根管充塡を行った（**図5-c**）。

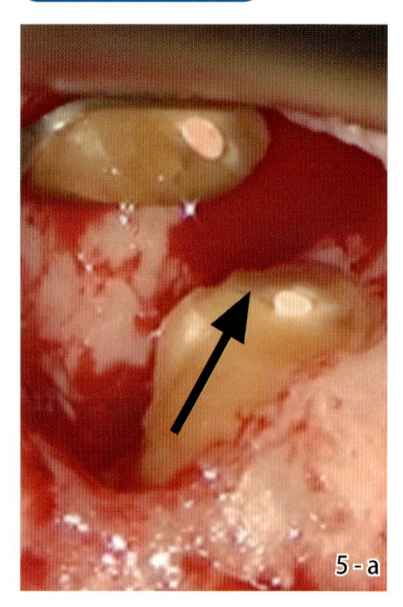

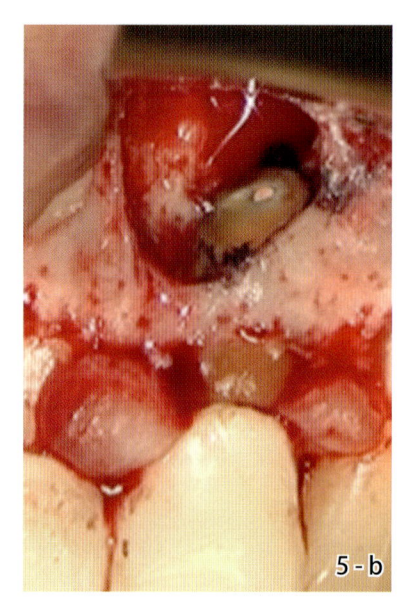

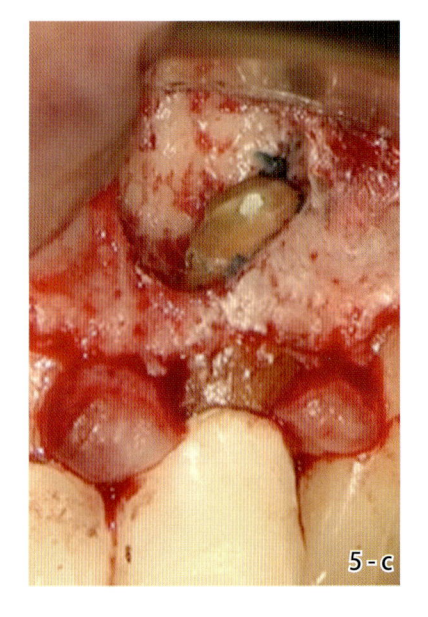

5-a

5-b

5-c

図5 根管充塡後に行った歯根端切除術中の当該歯根尖部（a～c）。

術後写真②

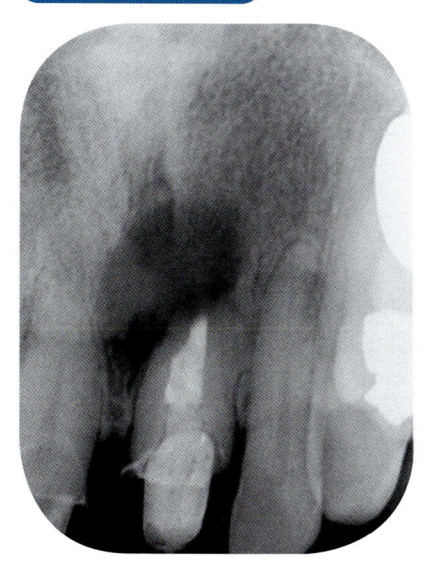

図6 歯根端切除術直後。

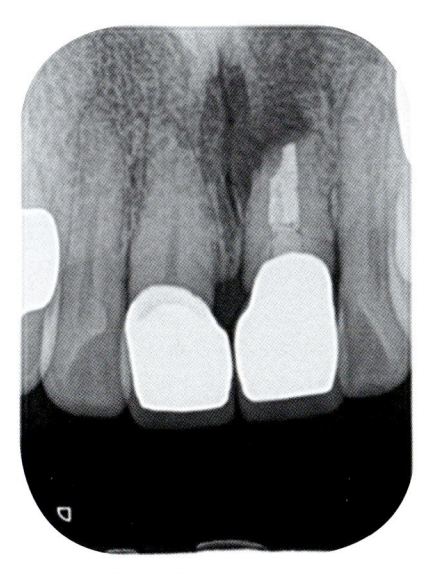

図7 術後1年が経過し、硬組織の治癒経過も良好である。

穿孔

成功のポイント

　築造体の除去を行った際に根管内からの精査をマイクロスコープにて行い、歯根破折および穿孔がないことを確認した。歯質は過少であったが付着の喪失がなかったことで、病変のマネージメントが行われた後に治癒が図れたことの要因であろう。また、根管治療中には確認できなかった根尖付近のクラックを外科処置にて明示し、取り除くことで、外科後の硬組織治癒が得られた。

考察

　外科処置中にクラックが歯根外周に波及し、さらに歯冠側へ伸延していることが確認されたら、予後不良であったであろう。また、歯肉弁剥離後に唇側の皮質骨の喪失が確認されていたなら、相当量の歯肉退縮が起こっていたであろう。本症例は症状の原因が歯内療法に起因するものであり、その除去にあたっては残存歯質の量などクリアしなくてはならない問題があった。それらが解決されたことにより、原因の適切な除去が可能になり、病変の治癒が起こることを示したケースである。歯牙の保存を考えるときには、これらの問題をいかに取り除けるかが重要であり、病変の大きさなどにとらわれて、安易に抜歯をするという選択肢は、必ずしも優先されるべきではない。その後の審美性を含む補綴学的要素も大きく関与するケースであるゆえ、すべてのケースが本症例のように保存という選択肢にはならないであろうが、少なくとも患者には提示されるべき選択肢であろう。

CASE 09　歯頸部に穿孔を認める 下顎前歯部の再根管治療症例

渡邉　征男　マイクロエンド歯科（東京都墨田区）

症例概要

年齢・性別： 30代・男性

来院経緯： 他院にて下顎の根管治療を開始したが「何度か通っても治らない」ということで当院に転院してきた。

既往歴： 初診の診査時には唇側に発赤・腫脹および根尖部歯肉に圧痛を認めた。根尖部には2歯にわたる病変を認め、 $\overline{1|}$ には近心歯頸部に明らかに穿孔を疑う切削によるエックス線透過像を認めた（**図2**）。特に $\overline{1|}$ の歯質の喪失の程度が大きく、補綴的な問題が大きいため抜歯の選択肢も説明したが、リスクを認めたうえで歯の保存を希望したので、治療することとなった。

術前写真

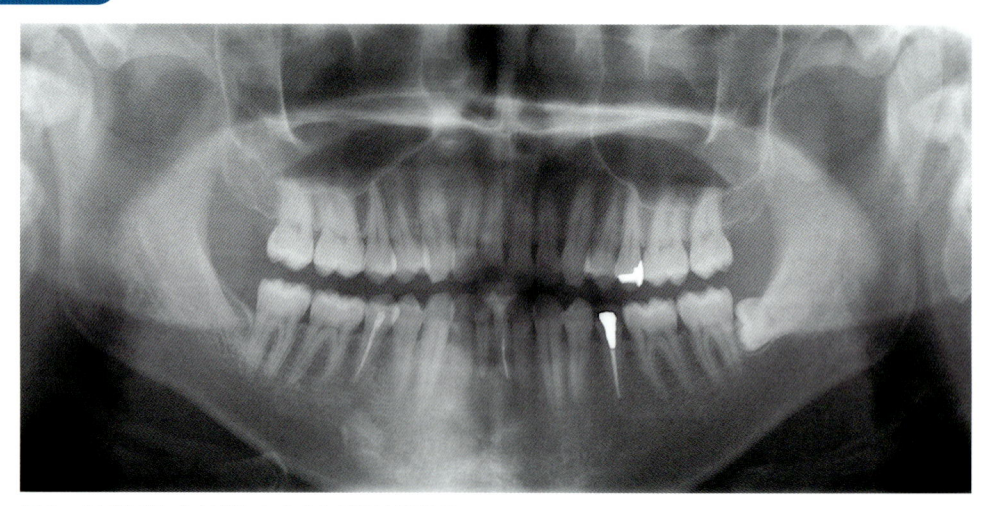

図1　今回治療した以外にも2本失活歯を認める
（写真提供：神奈川県横浜市 医療法人社団 木津歯科 木津康博先生）。

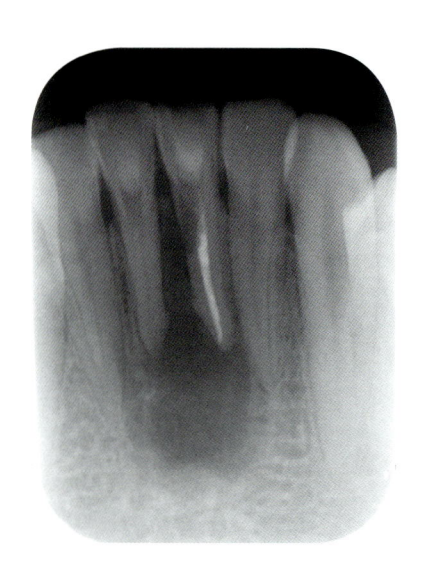
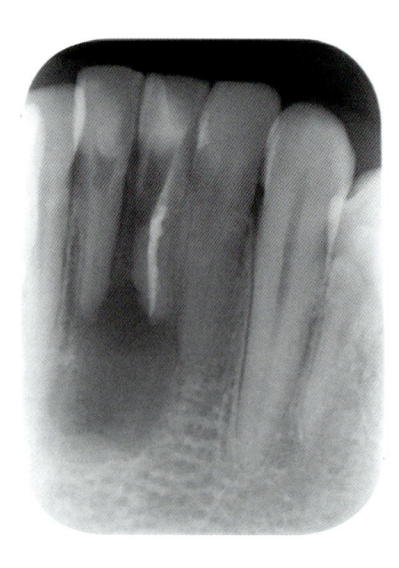

図2　根尖部に2歯にわたる大きい（縦 10mm×横6mm）エックス線透過像を認める。 $\overline{1|}$ には過剰切削により穿孔していると思われるエックス線透過像を認める。 $\overline{1|}$ にも根管口部の過剰切削を認める。

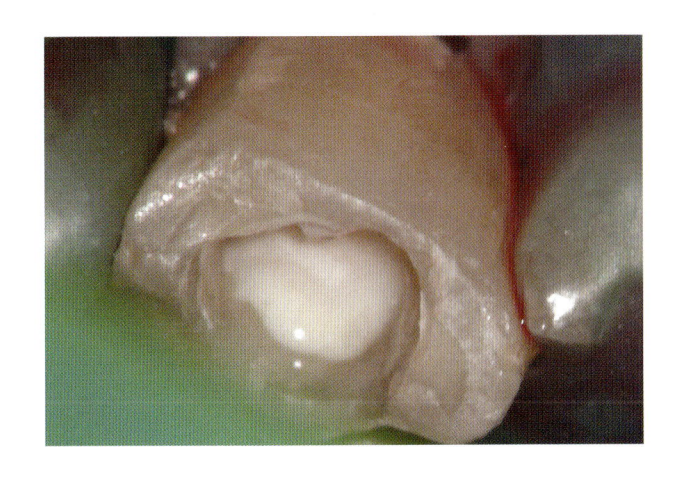

図3 アクセスが大きく、歯質が過剰切削されている。
（ミラー像）

読者への問いかけ

　穿孔は発生している部位により予後が異なる。本症例での穿孔は歯頸部に位置し、歯肉溝と近接しているため、ペリオとの関係が重要になってくる。また、歯質の過剰切削の問題（**図3**）も併せて存在するため、たとえ根管治療の結果が良好で病変が治癒したとしても、長期にわたる予知性は乏しいことも予想しておく必要がある。万が一予後不良となった際には、隣接歯の状態と合わせて治療計画上複雑な治療となる可能性があるため、紹介元の担当医とは予後や歯冠修復についてもいくつかの状況を予測しておく必要があると思われる。

難易度評価表

		条件悪い	妥当	条件良い
補綴学的要因	フェルルの確保 (5点 / 10点 / 15点)	●		
	歯冠歯根比 (5点 / 10点 / 15点)		●	
歯周病学的要因	動揺度 (1点 / 2点 / 3点)		●	
	プロービングデプス (1点 / 2点 / 3点)		●	
	支持骨の量 (1点 / 2点 / 3点)		●	
	分岐部病変の有無 (1点 / 2点 / 3点)			●
	プラークコントロールレベル (1点 / 2点 / 3点)		●	
歯内療法学的要因	外科的介入の難易度 (1点 / 3点 / 5点)			●

31/50 点

 診断のポイント

　左右の下顎中切歯2本にまたがる病変であるが、今回は左側の唇側歯肉に発赤腫脹を認めたためデンタルエックス線写真の読影結果と合わせて、今回の患者の主訴である発赤・腫脹および圧痛の主な原因は、左側の可能性が高いと判断し、左側から治療を開始することとした。

　ただし、右側にも問題を認めるため、段階的な診断的治療となることを意識する必要があった。

 問題点

　穿孔部が歯頸部歯冠側であり、根管内の削除量も大きいため、修復する際の著しい歯質過少が予測された。クラウンによる最終修復が困難になる可能性が高い。

　また、病変が 1|1 にまたがるほど大きいため、原因歯を明確にする必要があり、場合によっては2本とも外科的な対応が必要になる可能性がある。

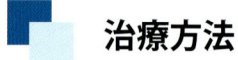

治療方法

　左右ともに通法どおり再根管治療を行い、徹底して細菌数の減少をはかる。根管充填後は、可及的に精度の高い歯冠修復を行うことでコロナルリーケージの予防を行う。なお、左側は穿孔を認めるため、穿孔部の封鎖が必要になるのは言うまでもない。また、根尖部の透過像も大きく、予後不良の際に外科的歯内療法へ移行する可能性は高いので事前に予後の予測を行い、どのような状況でも起こりうることを想定しておく必要がある。

術中写真

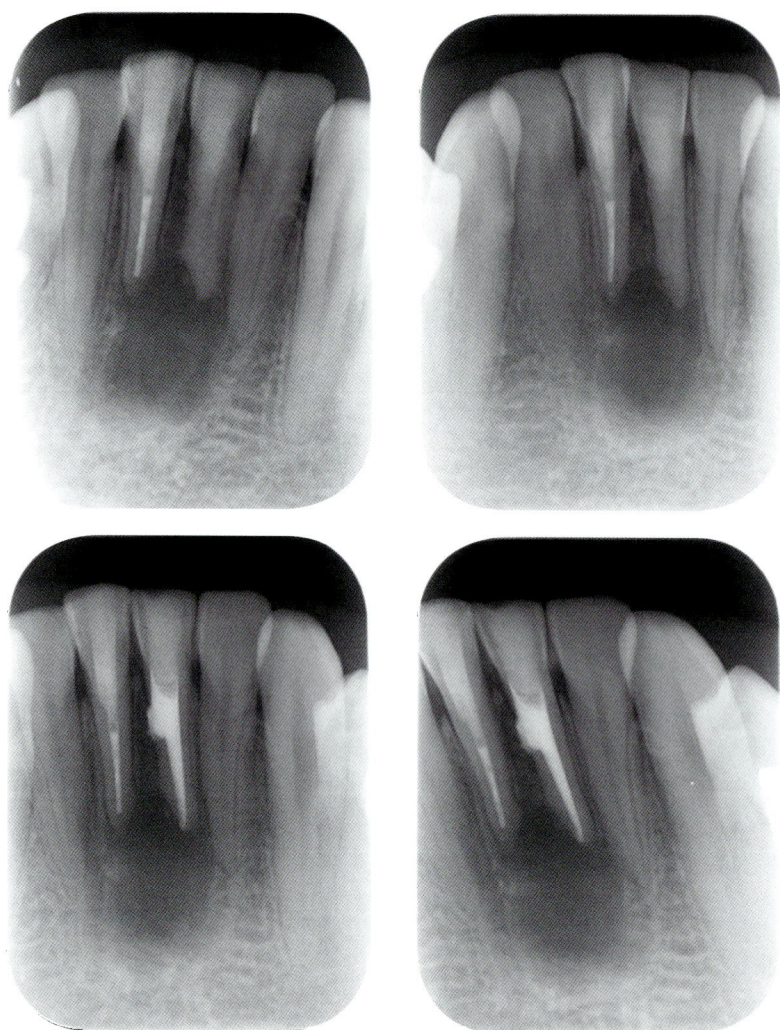

図4 ⌐1 から治療を開始したが、⌐1の根管治療が先に終了した

図5 続いて⌐1 を穿孔修理も含めて MTA で根管充填を行った。

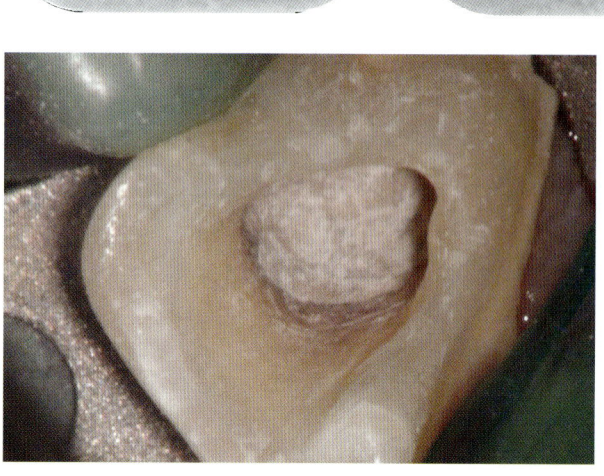

図6 ⌐1根管充填終了後の支台築造前。穿孔部より上部まで MTA を充填し、穿孔部が適切に封鎖されているか、硬化確認を行った（ミラー像）。

治療経過

1| から根管治療を開始したが、根管内には水酸化カルシウムと思われるペースト状の充塡物を認め、近心舌側に穿孔部を確認した。その日は貼薬を行い終了。続いて 1| の治療を開始し、2回で再根管治療が終了した。その後、遅れて 1| の機械的拡大、貼薬を行い、MTAで根管充塡、支台築造で終了した。1| は結果的に4回の来院が必要になってしまった。

術後写真

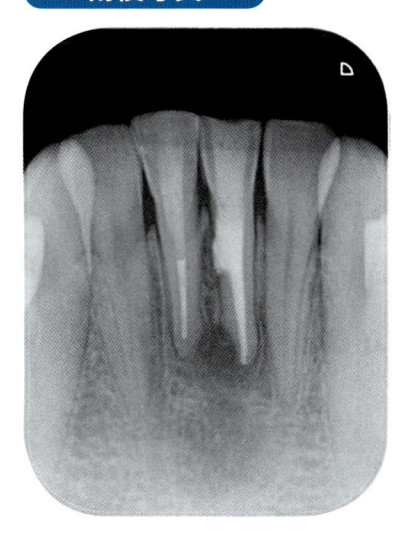 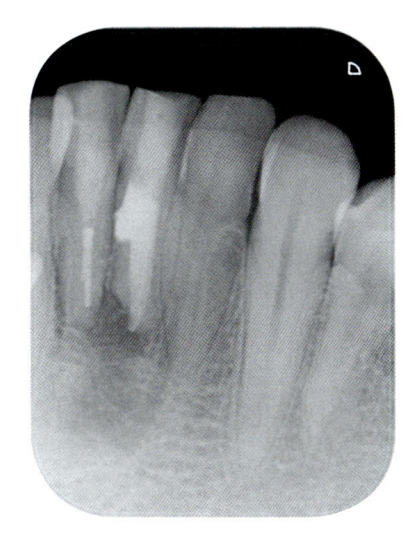

図4 転居のため根管治療を行った医院に経過観察のための受診ができず、その医院での3ヵ月後の経過観察ができなかった。その後、転居先近くの紹介先の医院を約9ヵ月後に受診し、経過観察を行ったとのこと。そのときにデンタルエックス線写真を送ってもらい、治癒傾向を示していることを確認した（写真提供：宮城県仙台市 クリニックF&T 高見澤哲矢先生）。

成功のポイント

術前から術後まで無菌的環境を徹底し、穿孔部からの出血をコントロールしたことで、止血を適切に行うことができた。その結果、穿孔部をきちんと明示し、確実なMTAの充塡による穿孔封鎖を行ったこと。

考察

今回、明確な症状があり、穿孔を認める 1| から治療を開始したが、初回の治療時に穿孔部からの出血が多く、想定していた適切な処置（十分な機械的拡大形成）ができなかったため、水酸化カルシウムを貼薬して次の診療の際にリエントリーするという意思決定を行った。その間先に 1| の治療を行うこととなり 1| はスムーズに進んだため、2回の来院で素早く終了した。1| に関しては水酸化カルシウムを貼薬したことで穿孔部の状況が改善し、十分な止血もできたため、次の根管形成が適切に行うことができた。さらに根尖部が破壊されて穿孔も併発していたため、穿孔部と根管充塡を一括して行うようにした。途中、穿孔と根管充塡を分けて行い、ポストを設置することも検討したが、その後にクラウンを装着するにも、歯頸部の歯質量など問題も多い。今回の症例では歯質の過少性は改善しようもなく、診療回数の関係もあり、穿孔部のMTAの封鎖が確実に行えるよう一括で充塡するようにした。修復の問題は残ってしまうが、下顎前歯部ということで充塡で経過を診ていくべきだとかかりつけ歯科医院と意見が一致している状況である。

歯根中央部唇側面に穿孔を認める 上顎右側中切歯の再根管治療症例

渡邉　征男　マイクロエンド歯科（東京都墨田区）

症例概要

年齢・性別：52歳・女性

来院経緯：以前、他の臼歯部の治療依頼で当院に来院されて治療が終了した。今回は、追加でかかりつけ歯科医院の担当医より前歯の問題を指摘され、自覚症状はないが、今後の方針を相談するために当院へ来院。

既往歴：歯根長は短く歯質過少が明らかであるため、長期的な予知性や費用対効果が悪くなる点などを説明したが、患者より歯牙保存の強い希望があり治療を行うこととなった。

術前写真

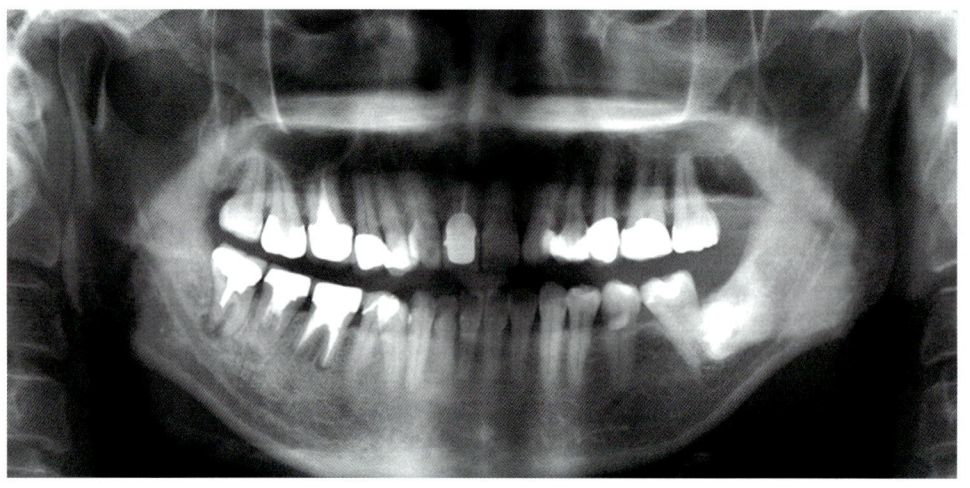

図1　数本の失活歯を認める（写真提供：千葉県佐倉市 勝田台フルヤ歯科 古谷彰伸先生）。

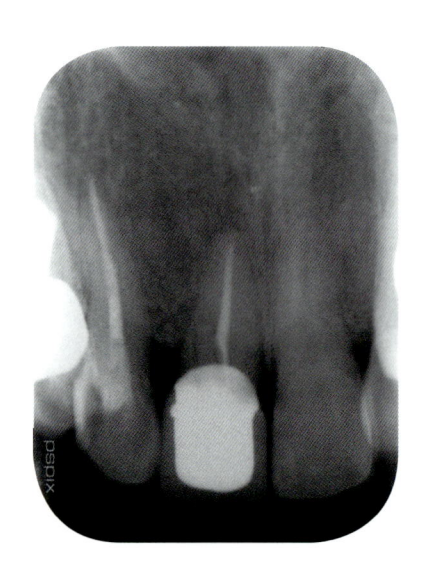
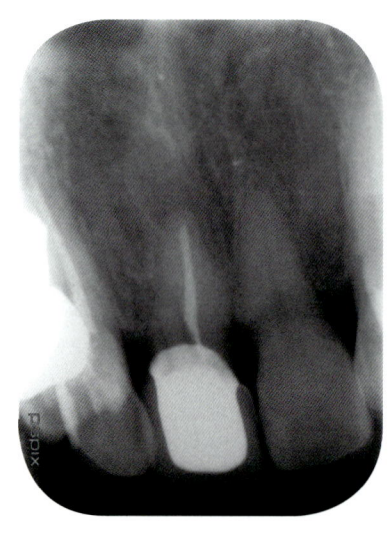

図2　1｜の遠心にポストと思われる薄い不透過像が存在し、根面への穿孔を疑う側面のエックス線透過像を認める。また、根尖部にも直径約 5 mm のエックス線透過像を認める。

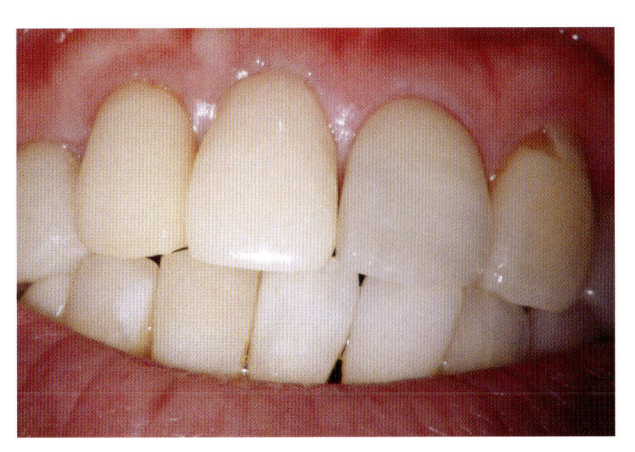

図3　術前の状態（かかりつけ医による暫間被覆冠装着済み）。

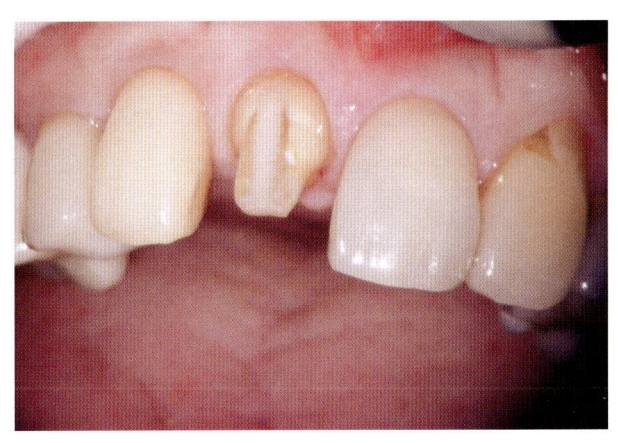

図4　暫間被覆冠除去時（唇側面）。

穿孔

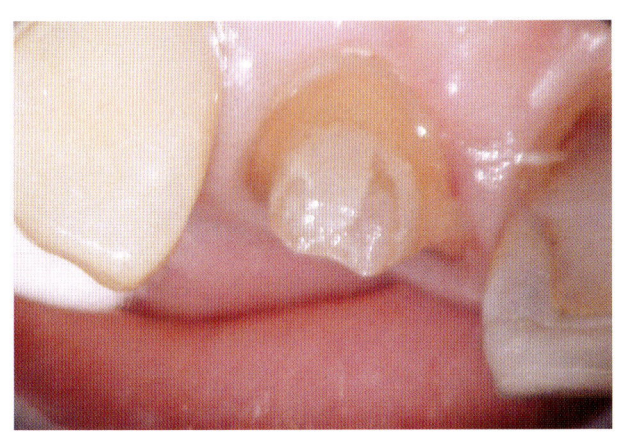

図5　暫間被覆冠除去時（口蓋側面・ミラー像）。

読者への問いかけ

　穿孔は部位によって予後が異なる。今回は比較的歯肉溝に近い歯頸部であったため、ペリオとの関連を意識する必要がある。そして相当な歯質の過剰切削を認めるため、どんなに根尖性歯周炎と穿孔がマネージメントできたとしても、ペリオと歯根破折のリスクをどのように管理していくかで歯の生存そのものが問われてくる。今回は専門医への紹介症例であるが、患者の過剰な期待や、かかりつけ歯科医院の担当医と歯内療法専門医との意識の共有化など配慮が必要である。

難易度評価表

		条件悪い	妥当	条件良い
補綴学的要因	フェルルの確保（5点/10点/15点）	●		
	歯冠歯根比（5点/10点/15点）	●		
歯周病学的要因	動揺度（1点/2点/3点）		●	
	プロービングデプス（1点/2点/3点）		●	
	支持骨の量（1点/2点/3点）		●	
	分岐部病変の有無（1点/2点/3点）			●
	プラークコントロールレベル（1点/2点/3点）			●
歯内療法学的要因	外科的介入の難易度（1点/3点/5点）			●

27/50 点

診断のポイント

　プロービングを慎重に行い、歯肉溝と穿孔部が交通していないことを確認した。そして、穿孔部の上部にある程度修復可能な歯質が残存していることを予知性の基準とした。

穿孔部が歯冠側にあるため、歯根破折のリスクや歯肉溝からの感染に配慮する必要がある。長期的な予知性は乏しいと思われる。また、レジンを用いた築造体であったため歯質との識別に注意し、歯質を過剰切削しないよう配慮するべきである。

治療方法

根管治療を行うことが決まったら、かかりつけ歯科医院に暫間被覆冠の作成を依頼した。ラバーダム下にてレジンコアを除去していくと、ファイバー状のポストを確認し（**図6**）、築造体を除去後に根管拡大（**図7、8**）、化学的洗浄（**図9**）、貼薬（**図10**）、消毒を行った。翌診療日にMTAを用いて穿孔封鎖および根管充填を行った（**図12**）。3回目の診療日にMTAの硬化確認を行い（**図11**）ポストを立てて支台築造まで終了した。

術中写真

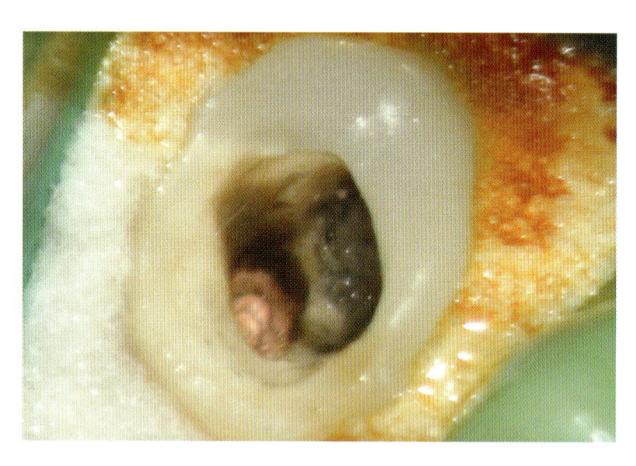

図6 ガッタパーチャで充填された本来の根管と唇側にレジンで埋まっている穿孔部を認める（ミラー像）。

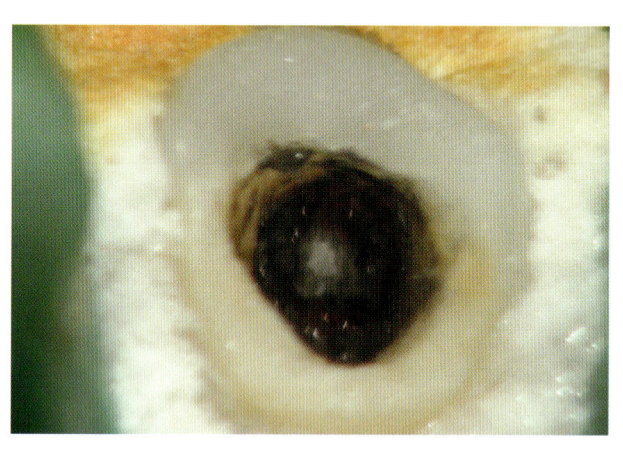

図7 穿孔部のレジンの歯の境界部を全周にわたり超音波チップを用いて剝がしている（ミラー像）。

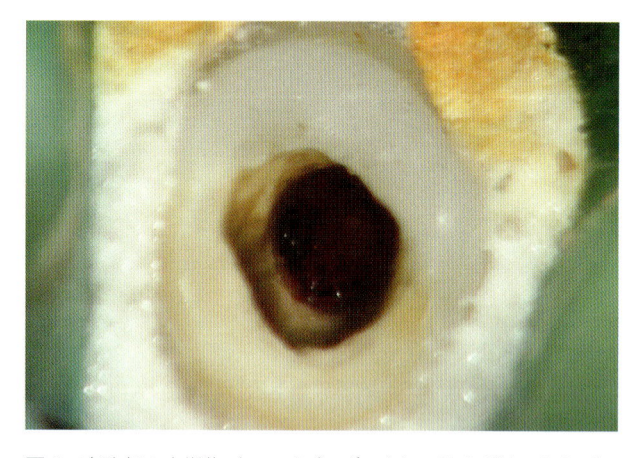

図8 穿孔部の充填物（ファイバーポスト）の除去が終了した（ミラー像）。

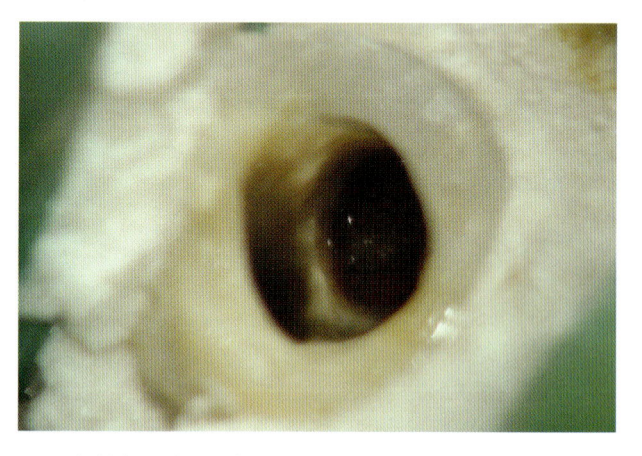

図9 根管内のガッタパーチャを除去し最終的な拡大、洗浄が終了し根管充填直前（ミラー像）。

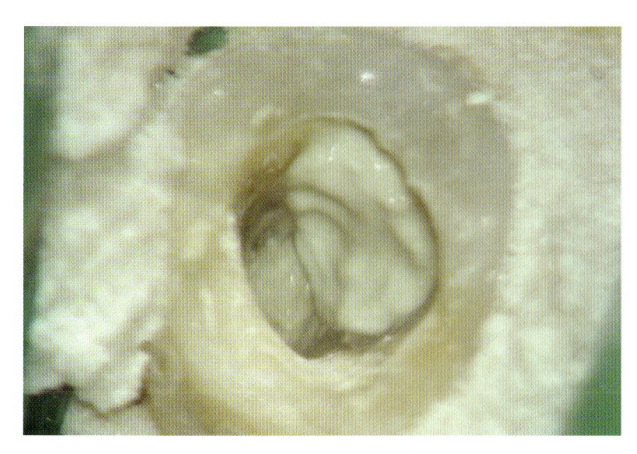

図10 MTAを用いて根管充塡と穿孔修理を同時に行った（ミラー像）。

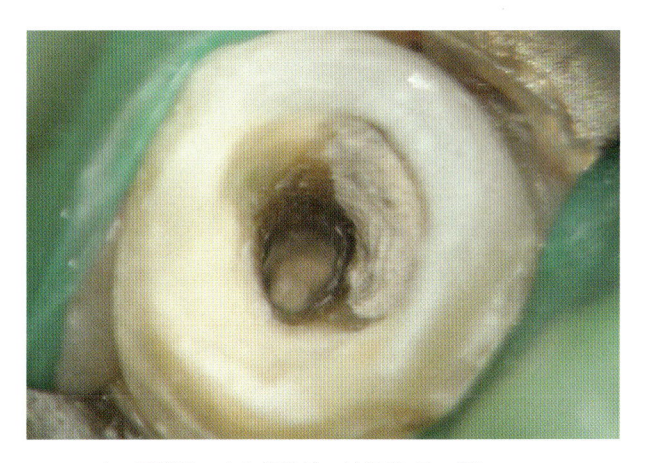

図11 次の受診時の支台築造前の状態（ミラー像）。

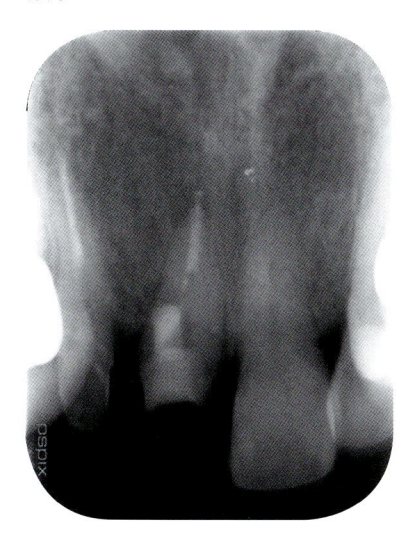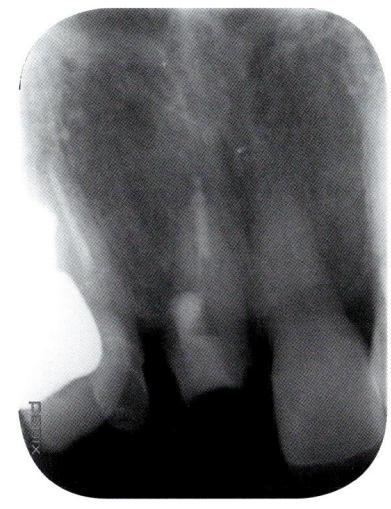

図12 MTAで根管充塡および穿孔修理を同時に行い、デンタルエックス線写真を撮影。

治療経過

　もともと無症状であり、経過が激変するようなことはなかった。治療後は症状なくデンタルエックス線写真上では歯頸部の透過像ははっきりしないが、根尖部の透過像は治癒傾向を示していることを確認した。

　根尖部は開放状態であり、MTAを充塡した後は経過良好である。

術後写真

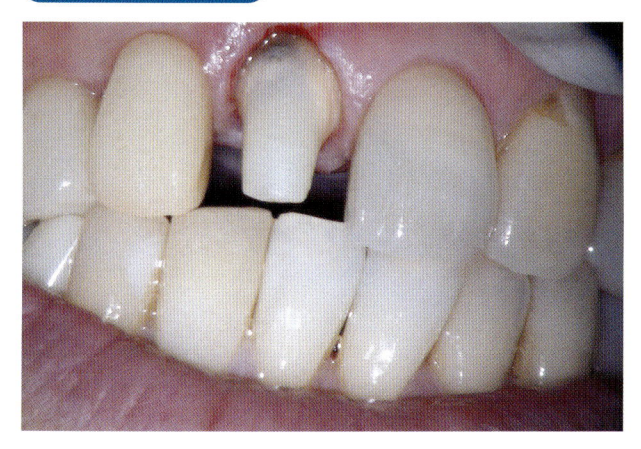

図13 支台築造終了後（唇側面）。

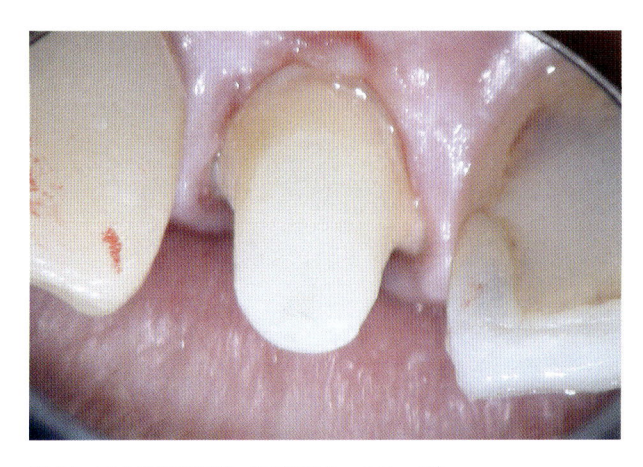

図14 支台築造終了後（口蓋側面・ミラー像）。

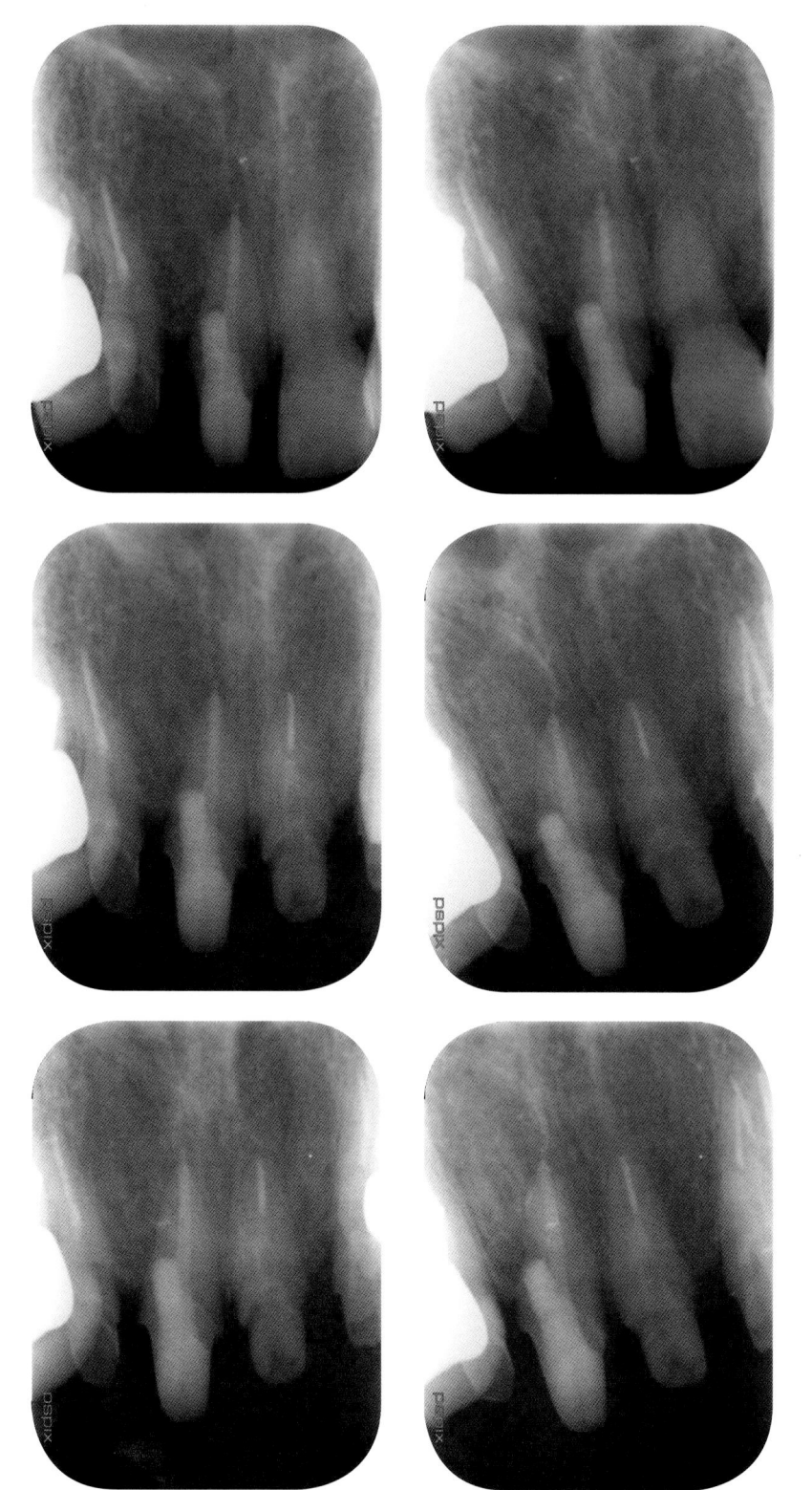

図15 支台築造終了後。

図16 術後3ヵ月経過。明確な治癒傾向は認めなかった。

図17 術後6ヵ月経過。歯頸部は不明確であるが、根尖部は治癒傾向を認める。

成功のポイント

今回の最大の問題は残存歯質量である。穿孔しているポストを慎重に除去し、残存歯質にできるかぎりダメージを与えないようにすることに配慮した。そして穿孔部を確実に封鎖し、ある程度のポストスペースを確保したうえで、ポストを含めた支台築造を行い、歯冠修復の質が向上するよう意識した。

考察

今回は他の歯を当院にて治療したことがある患者だったので、診療に対する理解があり、比較的やりやすい状況であった。ペリオの問題はなかったが、根尖部と歯頸部に透過像を認め、穿孔部と根尖の封鎖が最大の問題である。根尖部にはMTAを用いて根管充填を行ったが、ポストスペースを確保するために充填時に根管長とポスト深度を考慮してMTAの充填量を決定した。

また、同時に側面の穿孔封鎖もMTAを用いたが、十分な厚みを確保する必要がある。また、仮封時の圧力や暫間被覆冠などの取り扱いも慎重に行う必要があり、水で濡らした綿球をうまく置くことで翌診療日に封鎖がうまくできているよう配慮した。これらは根管充填と支台築造の術者が別だとうまくいかない可能性がある。今回のような症例では、根管充填を行った者が築造まで一貫して治療したほうが良いと思われる。

穿孔

髄床底分岐部付近の穿孔

尾上　正治　おのえ歯科医院（東京都渋谷区）

― 症例概要 ―

年齢・性別：44歳・女性

来院経緯：6 頬側歯肉の腫脹を主訴に紹介元の歯科医院を受診。

既往歴：初診時から2年ほど前に治療が行われ、その後、歯肉の腫脹を繰り返していた。術前のデンタルエックス線写真では、近心根管口部に太いポストと分岐部に透過像が存在するが、プロービング値は正常。根管には充填材を思わせる不透過像は存在していない（**図1**）。歯冠部分には修復物直下に築造体を思わせる不透過性の高い部分が広範囲に認められ、残存歯質が少ないことを予測させる。紹介元の医院で治療が開始されたが、遠心頬側根管と舌側根管の間の髄床底分岐部付近に約1×3mm穿孔が確認された（**図2**）。患者は穿孔が比較的大きいということを理由に紹介元の医院で専門的な治療を勧められ当医院に来院した。

術前写真

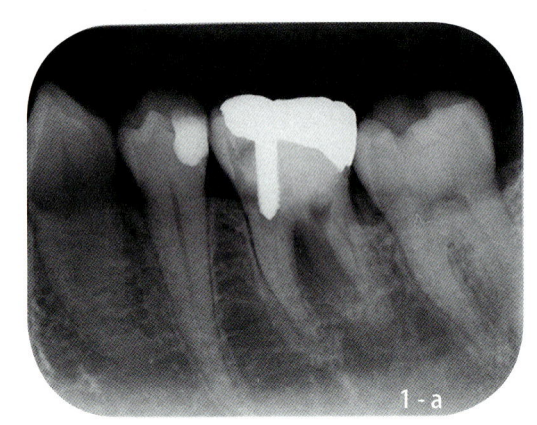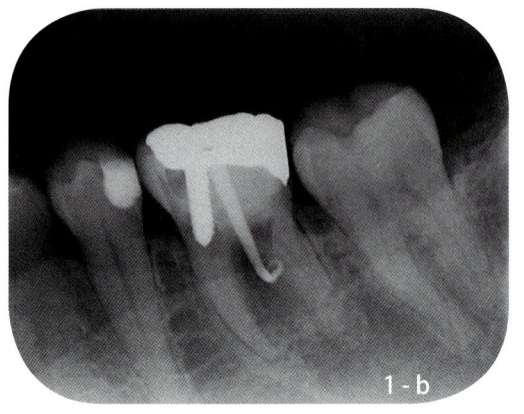

図1　術前デンタルエックス線写真（a）と、瘻孔部分にガッタパーチャを挿入したデンタルエックス線写真（b）。分岐部に透過像が存在し、遠心根管口分岐部よりみられる透過像との交通が疑われる。挿入したガッタパーチャは透過像部分に到達する。また根管には充填材を思わせる不透過像は存在せず、根管は未処置の可能性が高い。

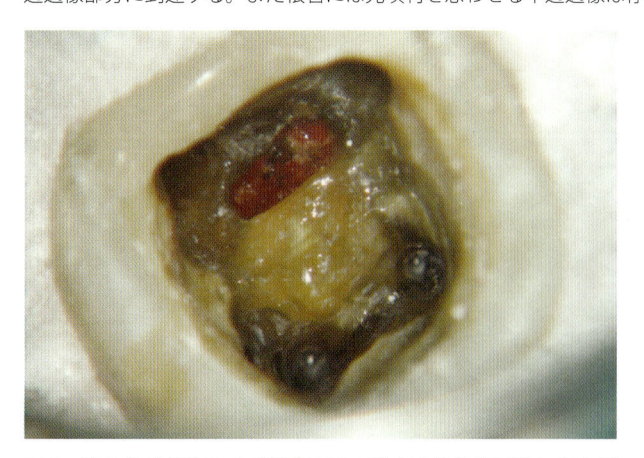

図2　遠心頬側根管と舌側根管の間の髄床底分岐部付近に穿孔が認められる。

読者への問いかけ

　臨床でも比較的多くみられる髄床底穿孔症例である。術前のデンタルエックス線写真から、分岐部に透過像が確認できるが、患者の口腔内にペリオの問題がないこと、分岐部に病的なポケットは存在しないことから、穿孔由来のものだということが推察できる。この歯の抱えている問題は、穿孔由来の組織破壊であり、穿孔部分のマネージメントができれば、治療は成功するであろう。しかし、どのような症例においても、術者は術前に患者に治療成果（予知性）がどれくらいあるかを伝えなければならない。では、穿孔の予知性は何をもって評価すればよいであろうか。

難易度評価表

		条件悪い	妥当	条件良い
補綴学的要因	フェルルの確保 (5点/10点/15点)		●	
	歯冠歯根比 (5点/10点/15点)		●	
歯周病学的要因	動揺度 (1点/2点/3点)			●
	プロービングデプス (1点/2点/3点)			●
	支持骨の量 (1点/2点/3点)	●		
	分岐部病変の有無 (1点/2点/3点)	●		
	プラークコントロールレベル (1点/2点/3点)			●
歯内療法学的要因	外科的介入の難易度 (1点/3点/5点)		●	

36/50 点

診断のポイント

　穿孔の問題点はその部分が細菌の交通路になってしまうことである。よって、その部分を封鎖し、細菌の漏洩を防げれば問題は解決できるはずである。現在、封鎖材においては、出血や組織液が存在する部位においても硬化に影響を受けず、生体親和性の良い材料が存在するのでほぼ問題はない。ポイントは、穿孔の部位と口腔との位置関係にある。穿孔部分が封鎖できても、その部分が口腔と近い、もしくは交通していれば常に漏洩の危険にさらされるからである。

問題点

　先に述べたように穿孔部分の封鎖は大きさも含めて問題ない。しかし、現在、分岐部とポケットとの交通はないものの、この部分に歯周病の問題が起これば、漏洩や付着の喪失が起きることが予想される。また、以前の治療で歯冠部から歯頸部付近の歯質の削除量も多いため、破折等のリスクも含んでいる。

穿孔

治療方法

　修復物、築造体を除去し、穿孔部以外は通法どおり根管治療を行うが、穿孔部分からの洗浄剤の溢出を考慮しながら行う。次に、穿孔部分の封鎖を確実にするため、穿孔部の肉芽組織を可及的に除去する。感染が疑われる歯質も超音波チップで削除しておく(**図3**)。術中に穿孔部位からは出血がみられたため、止血と残存肉芽組織を壊死させる目的で、根管とともに水酸化カルシウムを貼薬(**図4**)。2回目の治療時に穿孔部をMTAで封鎖(**図5**)。3回目の治療時、MTAの硬化を確認後、根管洗浄、根管充塡を行い治療を終了した(**図6**)。

術中写真

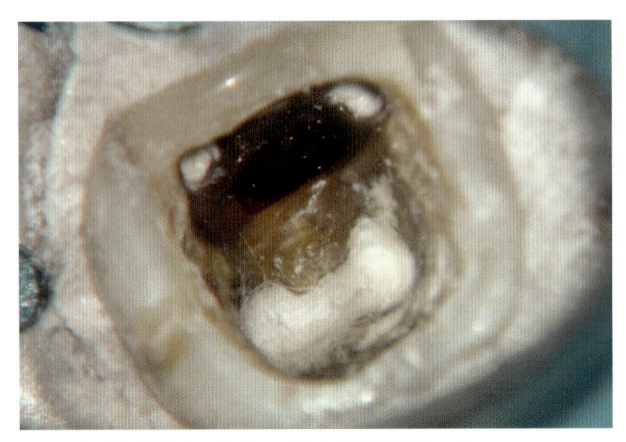

図3　肉芽組織と穿孔部分の感染歯質を除去終了時。

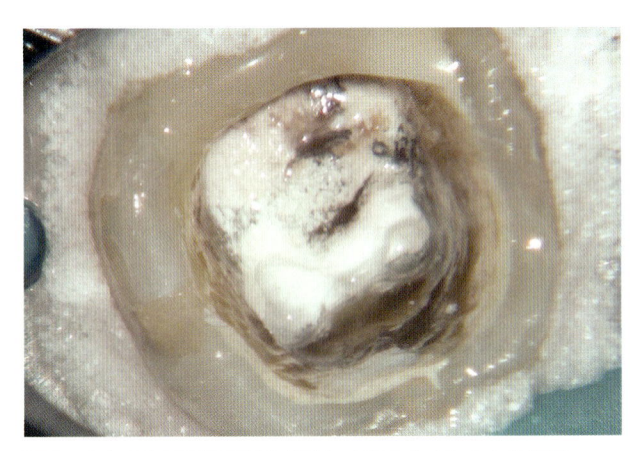

図4　止血のため穿孔部分と根管に水酸化カルシウムを貼薬。

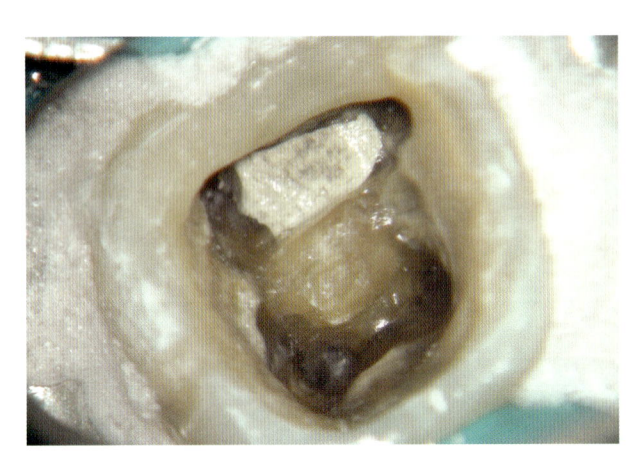

図5　MTAで穿孔部分を封鎖。

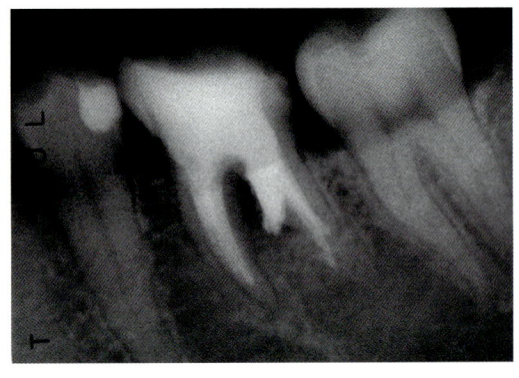

図6　治療終了時のデンタルエックス線写真。

治療経過

1回目の治療終了時より症状は改善し、その後、瘻孔の再発などはしていない。術後は通常の口腔全般のメインテナンスに移行し、分岐部の歯周組織の状態も安定している。術後6ヵ月のデンタルエックス線写真では、MTA周囲に透過像が存在しているが(**図7**)、2年後のデンタルエックス線写真ではほぼ消失している(**図8**)。最終補綴物も装着され、機能時にも問題は起きていない。

術後写真

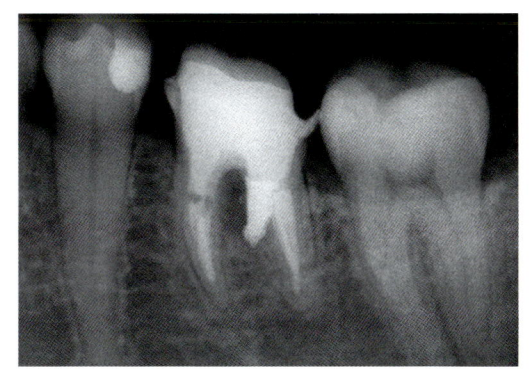

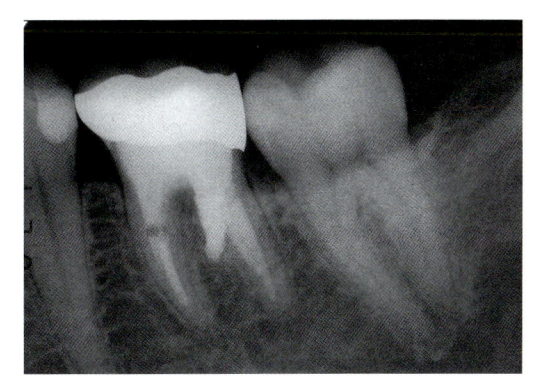

図7 術後6ヵ月後のデンタルエックス線写真。瘻孔の再発、プロービング値、BOP（－）であるが、MTA周囲にはまだ透過像が存在している。

図8 術後2年。MTA周囲の透過像はほぼ消失している。

成功のポイント

本症例の分岐部病変は歯周ポケットからの感染ではなく、穿孔部分からの感染により生じたものである。穿孔部分と歯周ポケットが近いにもかかわらず、最初の治療から当医院で治療開始までの2年の経過の間、幸いポケットと穿孔部分の交通はなかった。そのため、穿孔部分を封鎖し、起炎物質の侵入を防ぐことにより、閉鎖創となった骨吸収部分は、デンタルエックス線写真上では縮小したのではないかと思われる。

考察

穿孔に限らず、偶発症を抱えている症例では、その偶発症に対して、根管治療と同時、もしくはどちらかを先行してアプローチをしなければならない。そのため、術前の治療計画の立案は、治療回数の節約はもちろん、スムーズに問題を解決する鍵となる。今回は1回目には術野の郭清、2回目偶発症の解決、3回目根管治療の終了、と計3回を要した（1回目に郭清、止血、根管の拡大洗浄、穿孔部の封鎖が行えれば、2回で治療を終わらせられたかもしれない）。

また、ルートトランクが短い歯にもかかわらず、穿孔部が口腔と交通していないことが幸いであった。もし、この部分にペリオの問題が起こっていれば、ヘミセクション等の処置が必要となり、歯冠部歯質の残存量から、治療の複雑さはさらに増していただろう。

穿孔

CASE 12 | 複数のガッタパーチャポイントが穿孔部を突き出して充填されていた症例

林　佳士登　銀座しらゆり歯科（東京都中央区）

― 症例概要 ―

年齢・性別：56歳・男性

来院経緯：6̅ で、遠心根の分岐部側に穿孔を認め、以前の治療によりガッタパーチャが穿孔部を貫いて加圧充填されていた。

既往歴：打診痛や根尖部圧痛はなく、歯周ポケットは全周3mm以内であり、補綴のやり変えのためにメタルコアが外され、隔壁築盛されて仮歯が入っていた。かかりつけ医より、補綴をやり直すにあたってのエンド的な対応と保存の可否について対診の依頼があった。

術前写真

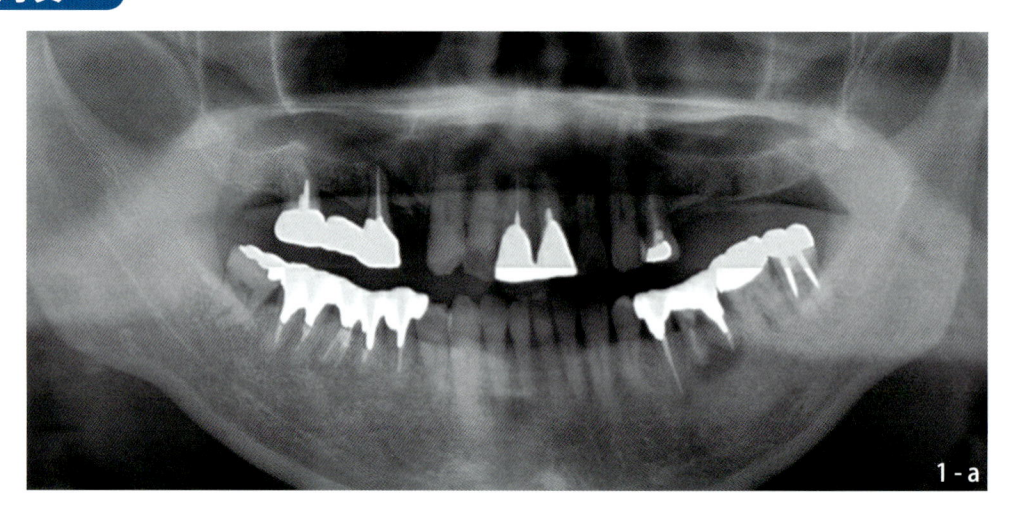

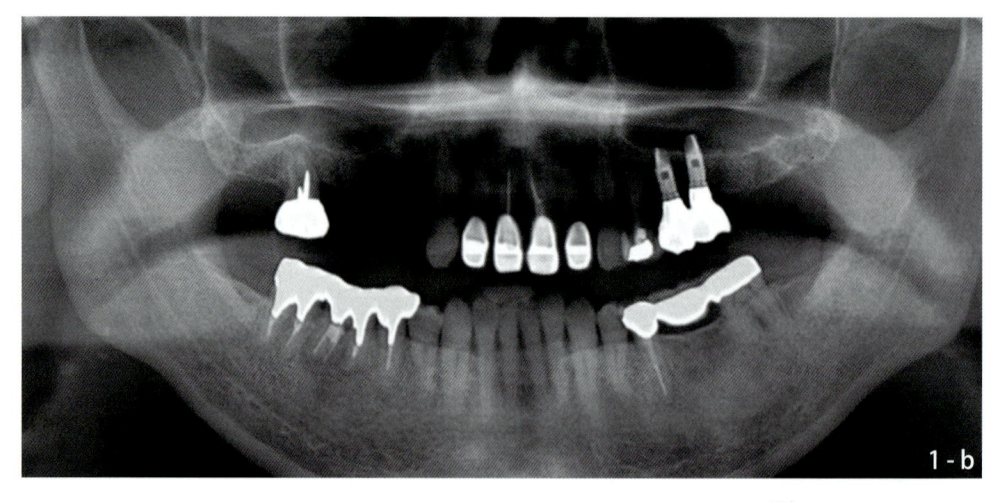

図1　かかりつけ医での初診時（a）と、約2年後のパノラマエックス線写真（b）。6̅ の根尖部透過像は変わらず存在している。

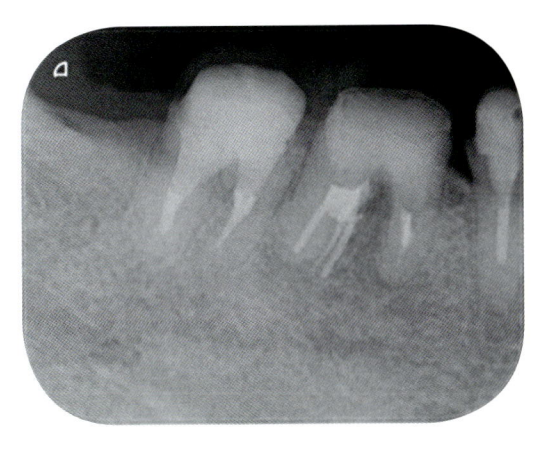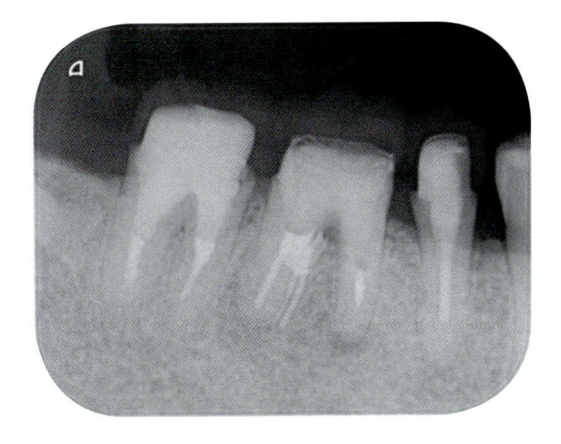

図2 かかりつけ医によってコア除去と隔壁築盛されていた。6⏌は遠心根に穿孔があり、そこを突き抜けて複数のガッタパーチャポイントが充塡されていた。また、近・遠心根ともに根尖部透過像が見られる。

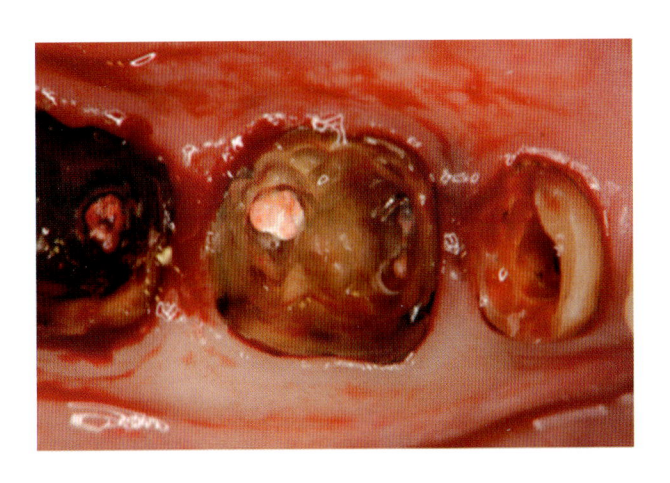

図3 かかりつけ医によるメタルコア除去時の写真（写真提供：神奈川県横浜市 横浜桜木町歯科 大元洋佑先生）。

穿孔

読者への問いかけ

　残存歯質の量は多いとは言えず、穿孔が存在し、ガッタパーチャポイントが根管内から歯周組織へと複数貫通して充塡されている状態である。補綴治療を行う歯科医師と治療を受ける患者の双方にとって、根尖性歯周炎の発症や悪化が原因の再介入や補綴後の破折による抜歯は避けたいところであろう。このケースでは直ちに保存不可能とまでは言えないが、予知性に乏しいことは間違いなく、その点では治療すべきではないかもしれない。再根管治療において、治療をするかどうかの意思決定には、まず術者が状態を改善させられる見込みがあるかどうかを検討しなければならないが、本症例のようなケースでは予知性・患者の希望・治療による歯質の喪失・費用対効果など複数の因子が絡んでくるため、抜歯・何もしない・治療をするという3択のすべてにそれなりの理由が存在するのではないだろうか。

難易度評価表

		条件悪い	妥当	条件良い
補綴学的要因	フェルルの確保 （5点／10点／15点）	●		
	歯冠歯根比 （5点／10点／15点）	●		
歯周病学的要因	動揺度 （1点／2点／3点）		●	
	プロービングデプス （1点／2点／3点）		●	
	支持骨の量 （1点／2点／3点）		●	
	分岐部病変の有無 （1点／2点／3点）	●		
	プラークコントロールレベル （1点／2点／3点）	●		
歯内療法学的要因	外科的介入の難易度 （1点／3点／5点）	●		

19/50 点

根管処置歯の補綴をやりかえる場合、患者にとっては再根管治療を受ける機会にもなりうる。しかし、本症例の場合は穿孔部の状況や、残存歯質のことも考慮すると再根管治療を行うかどうかは慎重に意思決定すべきである。もし根尖性歯周炎がないのであれば、何もしないという選択肢が適しているかもしれない。今回のケースでは、根尖部透過像は少なくとも2年の間、大きさを変えることなく存在し続けていた。すなわち根管には感染が疑われ、その点では補綴前に治療しておくべきである。

 問題点

　歯周ポケットは全周 3mm 以内であるが、残存歯質は少なく、フェルルは全周失われている。穿孔とガッタパーチャポイントの突き出しに対して、外科的な搔爬とリペアを行う方法は、頬側歯槽骨の相当な削除を必要とするため、選択肢には入れづらい。根管内から除去するには穿孔部からアプローチする必要があるが、歯質の削除は最小限にしなければならない。

 治療方法

　治療後の破折のリスクなどについて説明し、同意を得た後、治療を行った。

　初回治療時、かかりつけ医にて隔壁設置と仮歯の装着が行われていた。浸潤麻酔、ラバーダム防湿、術野の消毒後に仮封を除去し、穿孔部とガッタパーチャの確認を行った。ファイル付きの超音波チップや H ファイル、ピンセットなどの器具を用いてガッタパーチャがちぎれないようにしつつルーズにしておき、根管内から確認できる範囲で穿孔部からガッタパーチャを引き抜いた。その後、デンタルエックス線写真の撮影、仮封、CT 撮影を行い、穿孔部から逸出している残りのガッタパーチャの位置を確認した。2回目の治療時にガッタパーチャを穿孔部から完全に除去し、3回目の治療時に根管形成・洗浄を終了させた。術中の洗浄は 1％に希釈した次亜塩素酸ナトリウム溶液と 17％ EDTA を用い、貼薬には水酸化カルシウムを用いた。4回目にて MTA による穿孔部のリペアと CWCT による根管充填を行った。

術中写真　※4-e を除き、すべてミラー像

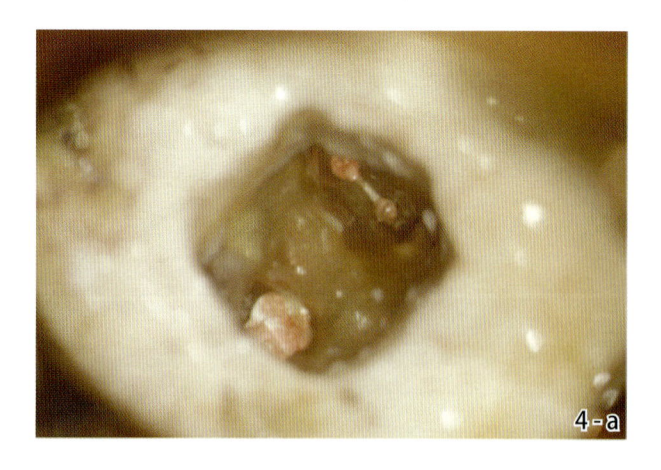
4-a

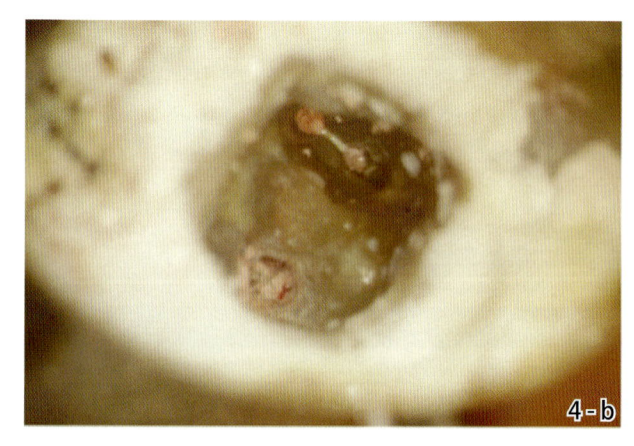
4-b

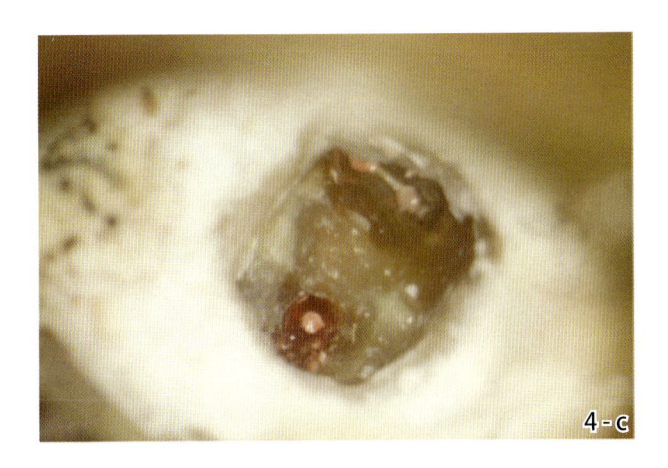

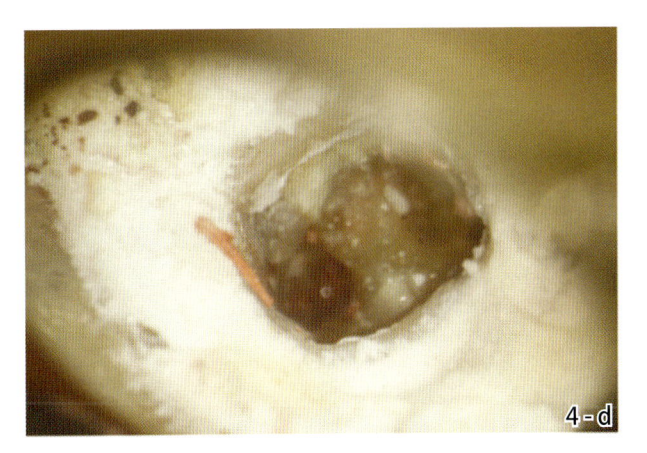

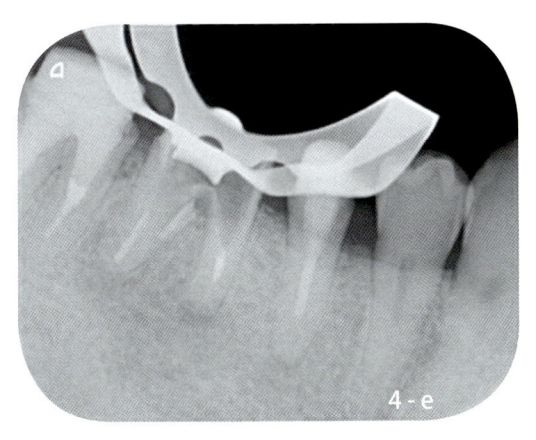

穿孔

図4 初回治療時。穿孔部と突き出したガッタパーチャの確認。引き抜けるかどうか確認し、可及的に引き抜きをして（a～d）デンタルエックス線写真にて残りのガッタパーチャを確認した（e）。

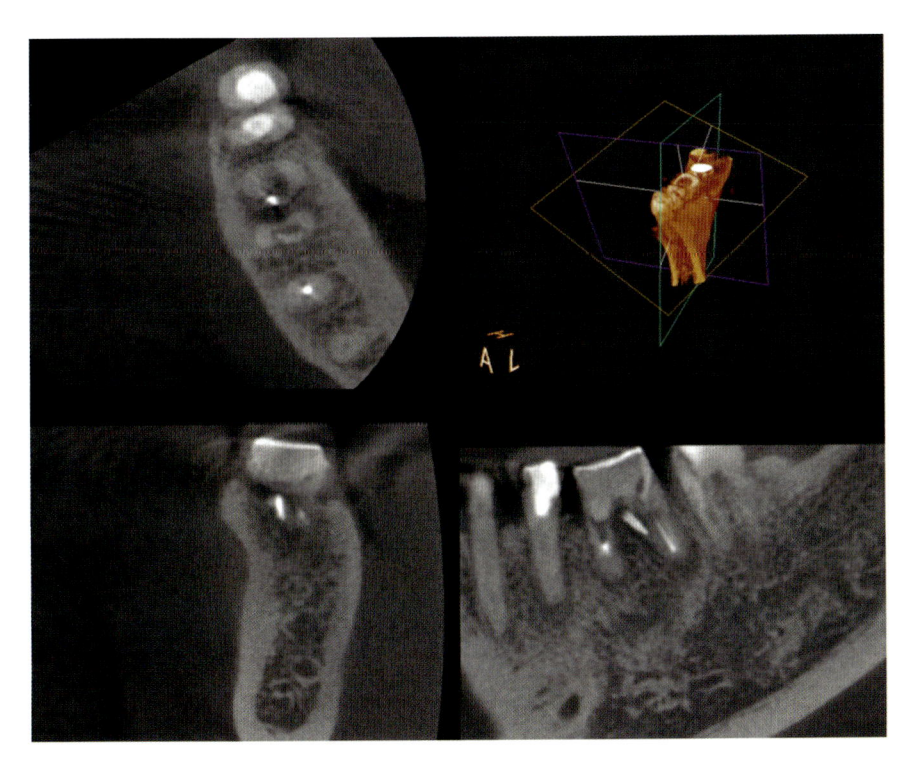

図5 貼薬・仮封後、CTにて残りのガッタパーチャの位置を確認。

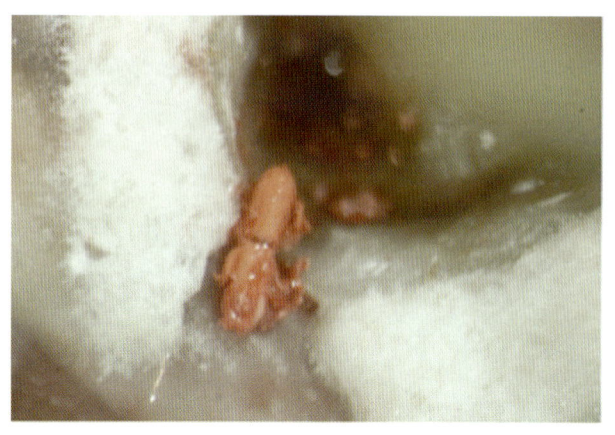
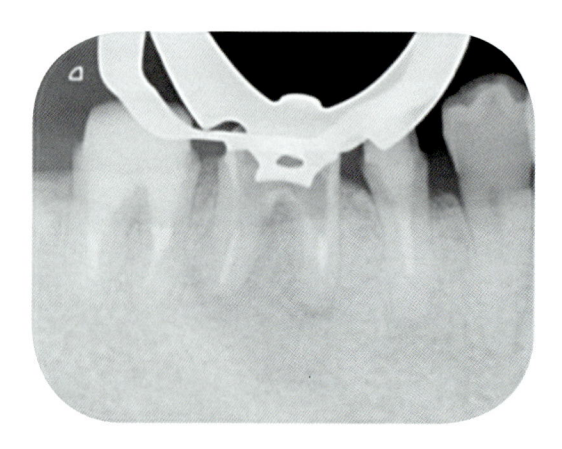

図6 治療2回目。穿孔部より完全にガッタパーチャを除去し、デンタルエックス線写真にて確認。

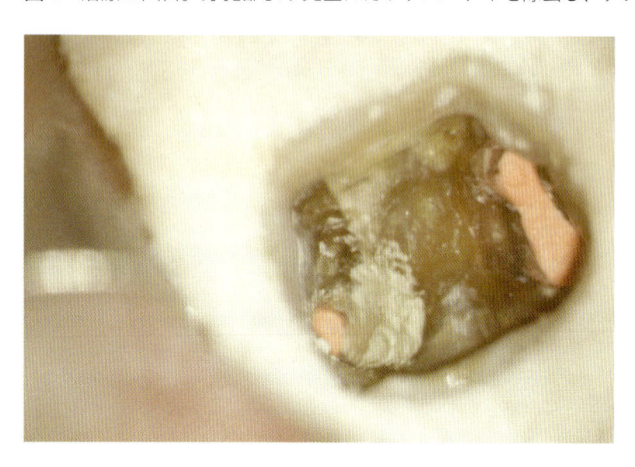

図7 治療4回目。MTAにて穿孔部の封鎖。根管充填はCWCTにて行った。

治療経過

　初回治療時にガッタパーチャは根管内から見える部分については引き抜きが可能であったが、術中のデンタルエックス線写真ではまだ残存していた。貼薬には水酸化カルシウムと精製水を用いているが、これにより穿孔部に盛り上がってきている肉芽組織の溶解も期待している。2回目の治療時にはCT像も参考にして残りのガッタパーチャを除去し、3回目で根管の機械化学的清掃を終え、4回目でようやく根管治療を完了させることができた。

　術中・術後から経過観察時に至るまで、術後疼痛を含む症状は出現しなかった。

　経過観察時には根尖部透過像は消失しており、補綴も完了して無症状にて機能していた。

術後写真

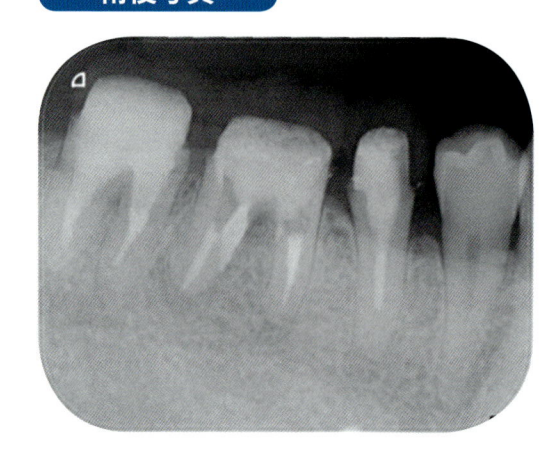
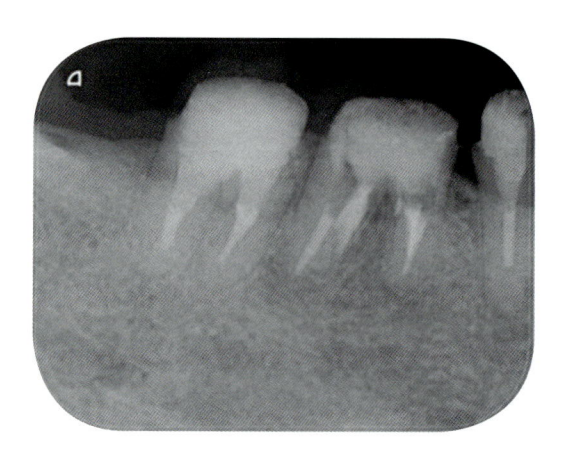

図7 MTAによる穿孔部の封鎖とCWCTによる根管充填後。近心根管の分岐部付近にも小さな穿孔があったため、遠心と近心両方にMTAの硬化に必要な水分を維持するための湿綿球を入れて仮封している。

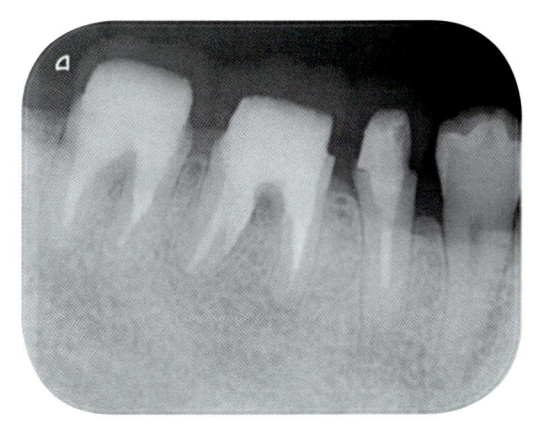
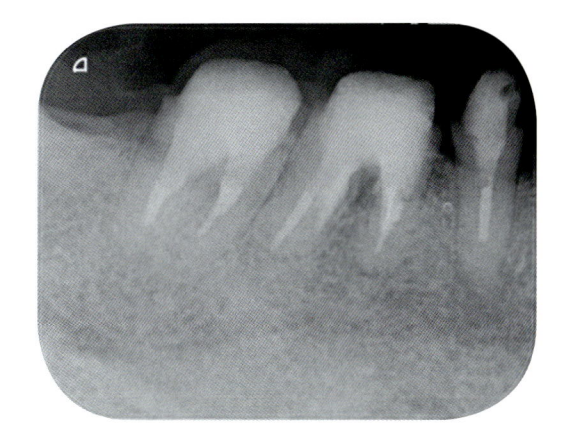

図8 術後6ヵ月経過。根尖部透過像は消失していた。

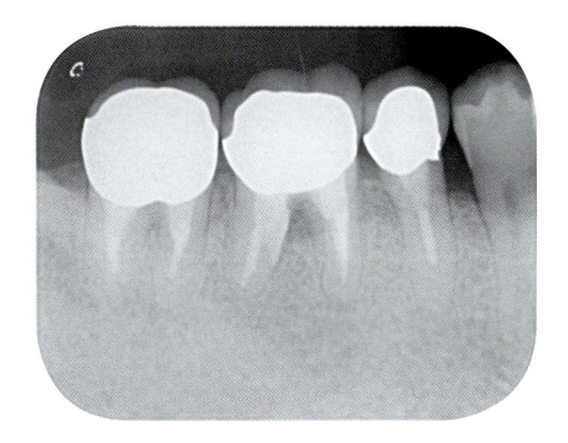
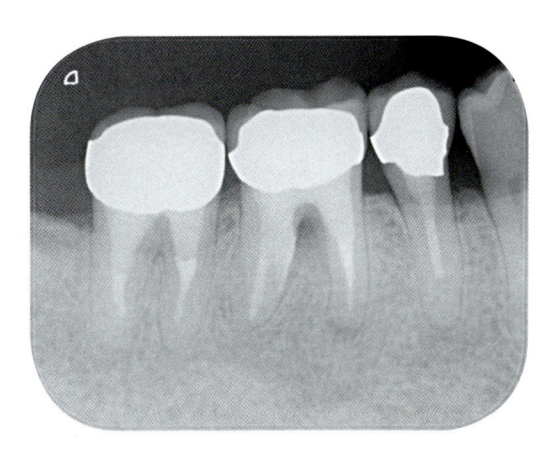

図9 左から術後11ヵ月経過、術後1年7ヵ月経過。分岐部に若干の透過像が見られるものの、根尖部透過像は消失しており無症状で機能している。

成功のポイント

　ガッタパーチャポイントの除去に関して、今回はポイントの形を維持したまま引き抜くことに特に留意した。これは根管内から見えている部分が中途半端な位置でちぎれてしまい、根管内からは届かない位置に隠れてしまうことも想定できたからである。以前の治療による充填の形式がおそらく側方加圧充填法だったために、ガッタパーチャの間のシーラーを優先して除去することなどにより、ガッタパーチャは比較的ルーズにすることができたものの、穿孔部の刺激にならないようにすることやガッタパーチャがちぎれないようにすることなど、慎重な作業が必要であった。洗浄に関しては、次亜塩素酸ナトリウム溶液の濃度は1%にし、穿孔部の組織の刺激にならないように配慮した。穿孔部の封鎖に関しては、生体親和性と封鎖性などを考慮してMTAを選択した。

考察

　ガッタパーチャポイントの突き出しについては、開放根尖に多く見られるが、再治療による引き抜きが奏功することがある。理由としては、そもそもガッタパーチャが突き出すほど根尖孔が大きく拡大・破壊されているために、ガッタパーチャ自体はルーズな状態で止まっていることもあるためだと思われる。今回は穿孔部への突き出しであるが、筆者は開放根尖の場合と同様に、根管内からガッタパーチャポイントをある程度ルーズにすることができれば引き抜きは可能と考えた。

　本症例では経過観察において根尖部透過像の消失が見られるため、補綴前の根管治療による介入により、根尖性歯周炎は治癒へ向かったものと思われる。穿孔部に関連する分岐部には若干の透過像が存在するため引き続き注意深い経過観察が必要であるが、患者自身にとっては無症状で機能しており、その点での経過は良好である。

根管から根尖孔外に到達する破折ファイル症例

牛窪　敏博　U'z デンタルクリニック（大阪府大阪市）

症例概要

年齢・性別：50歳・男性

来院経緯：5|の破折器具の除去を主訴に紹介にて来院。

既往歴：もともとこの歯には疼痛もなく機能していたが、インレーが脱離したことで再根管治療が開始されたとのことである。紹介元で初回治療は行われておらず、10数年前に他医院でう蝕により抜髄され、根管充填後にインレー修復されていた（**図1**）。そのとき、特に術後の説明はなかった。紹介元で現状の説明がされ、再根管治療の同意を得て治療を開始。スクリューポスト除去後、マゼランキットで破折器具の除去を試みるも不可能であったために（**図2**）、当院の紹介を受けた。患者自身は抜歯はしたくないとのことで、何とかして保存的に治療を受けたいとの強い希望であった。来院時には軽度の自発痛がみられた。

術前写真

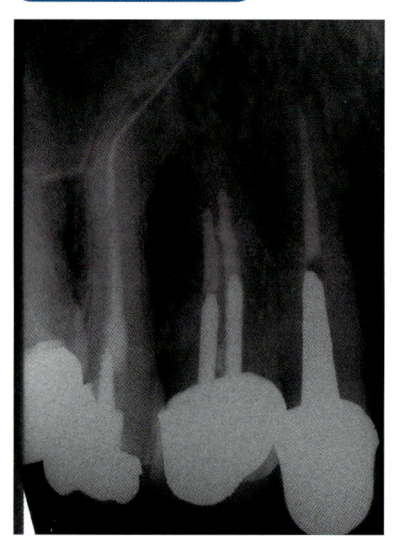

図1　紹介元からの術前のデンタルエックス線写真。インレーが装着され、根尖部から根尖孔外に破折した治療用器具が見られる。

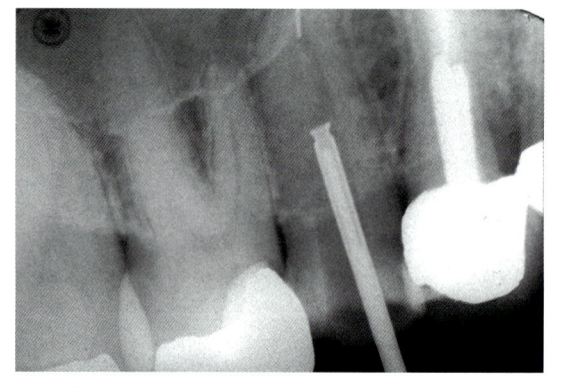

図2　紹介元からの術中のデンタルエックス線写真。マゼランキットを挿入してデンタルエックス線写真を撮影したが、破折器具には届かない。

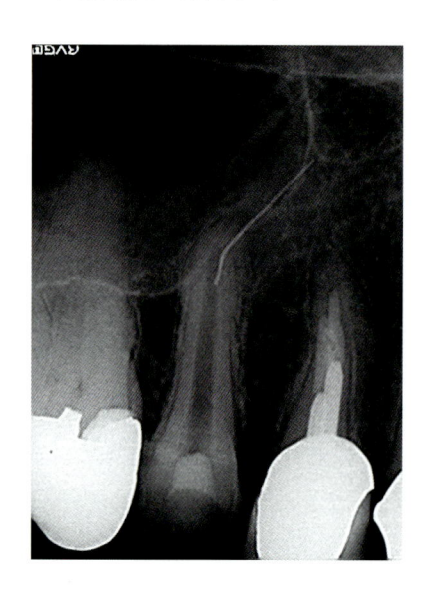

図3　当院での初診時のデンタルエックス線写真。仮封はされており、根尖部から根尖孔外に破折した治療用器具が見られる。根尖病変も確認できる。

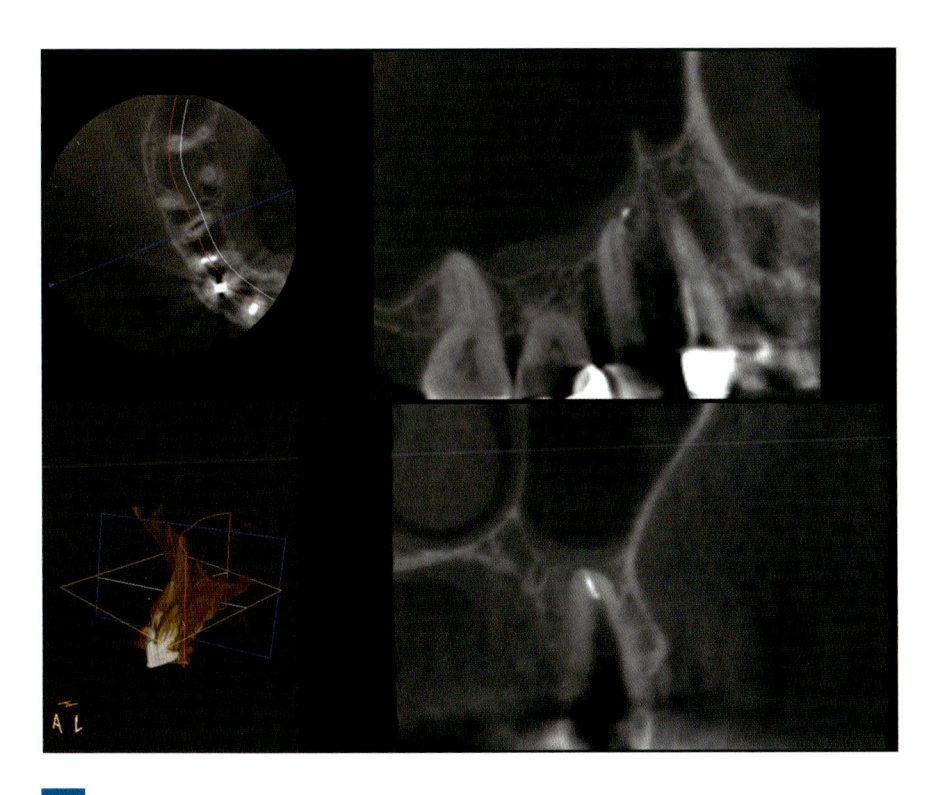

図4 術前のCBCT画像。破折器具は上顎洞には入り込んではいないが、上顎洞粘膜の肥厚が見られる。

 読者への問いかけ

　紹介元からのデンタルエックス線写真では、マゼランキットの外筒が入る程度まで根管内が拡大されているので（**図2**）、これ以上の歯質を削除せずに除去を考える必要がある。根管内から除去すべきか、外科的に除去すべきかの意思決定が重要で、仮に根管内からの除去が不可能であれば、すみやかに外科処置に移行する点を患者さんに説明する。また除去方法も超音波装置による除去を考えるべきか、それ以外の除去方法を考えるべきかを術前にシミュレーションする必要がある。そして、このように長い器具破折片は除去しにくい点も考慮しアプローチしなければならない。決して抜歯を第一選択にはしない。

難易度評価表

		条件悪い	妥当	条件良い
補綴学的要因	フェルルの確保 (5点/10点/15点)		●	
	歯冠歯根比 (5点/10点/15点)		●	
歯周病学的要因	動揺度 (1点/2点/3点)		●	
	プロービングデプス (1点/2点/3点)		●	
	支持骨の量 (1点/2点/3点)		●	
	分岐部病変の有無 (1点/2点/3点)		●	
	プラークコントロールレベル (1点/2点/3点)		●	
歯内療法学的要因	外科的介入の難易度 (1点/3点/5点)	●		

31/50 点

 診断のポイント

　術前に症状があるので、この破折片は除去すべきである。以前のように症状がなければ除去の必要はないかもしれないが、その場合には経過観察が必ず必要で、問題が出てくれば除去を計画する。術前の歯髄腔の診断では、EPTはなく、温痛・冷痛もともになし。そして術前デンタルエックス線写真（**図3**）により既根管充填歯、根尖部周囲組織診断では自発痛あり、打診痛あり、圧痛ありと、症状のある根尖性歯周炎となる。

破折器具

73

問題点

　根管内から破折片が除去できれば良いが、除去できなければ外科的に除去すべきである。除去中にこの破折片が粉砕したり、または破折片が上顎洞に入り込んだり、迷入したりすることを避けなければならない。また、そのようなリスクも術前に説明しておく必要がある。仮にそのような偶発症が起これば、口腔外科での加療になる点も付け加えて説明すべきである。

治療方法

　一般的に、器具破折では短い場合が多く、超音波装置と超音波チップによるステージングプラットホームテクニックが適応であるが、このように長い破折片では適応外となる。破折片が粉砕されたり、根尖孔から押し出されたりする危険性があるからである。そのため、このような症例では、ループテクニックを第一に考える。それでも処置が不可能であれば、外科的に（歯根端切除術）除去を考える。その場合には上顎洞への穿孔に注意し、もしも穿孔を起こした場合には、滅菌された綿球に縫合糸を通して穿孔部に蓋をし、汚染物質が上顎洞内に入らないように配慮する。また穿孔部の位置と大きさは動画または静止画で記録すべきである。

 術中写真

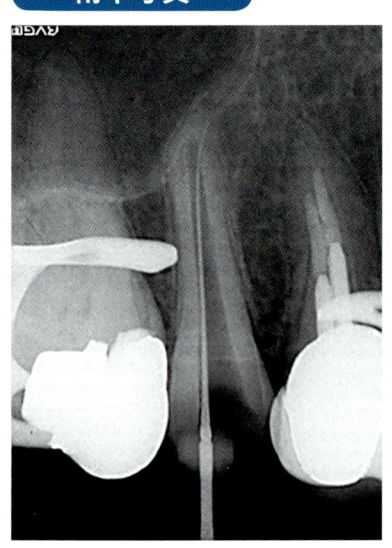

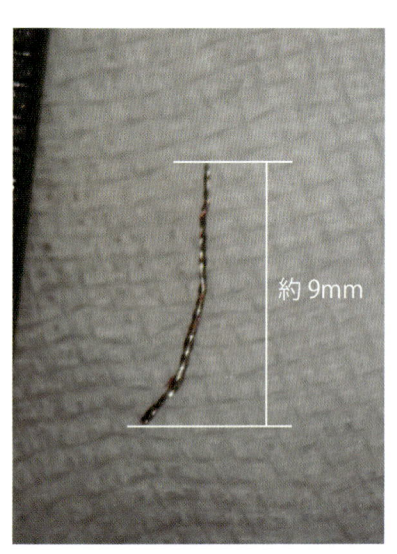

約 9mm

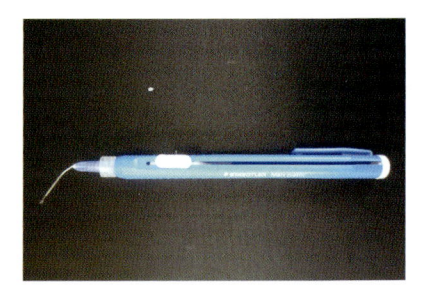

図7　除去用の自作ループ器具

図5　術中のデンタルエックス線写真。破折片器具が根管内から取り除かれ根管長を測定している。

図6　除去された破折片

 ## 治療経過

　自発痛があるため、麻酔量を多くし、ループ器具が破折片断端に到達しやすいようにダブルクランプで開口量を増加させた。ループが破折片断端に触れる様相がマイクロスコープを通して観察できたので、そのまま除去を行った。その後根管長を測定し作業長を決定した（**図5**）。根尖部は長期間にわたって破折器具が残存し、おそらく以前の治療でかなり根尖破壊が起こっていたと見られ、根尖部拡大号数が #100 号となったために、通常のガッタパーチャとシーラーでの根管充填ではなく MTA セメントにて根管充填を行った（**図8**）。充填後には紹介元の医院で支台歯築造を行い、3ヵ月後には歯冠修復処置を装着。

術後写真

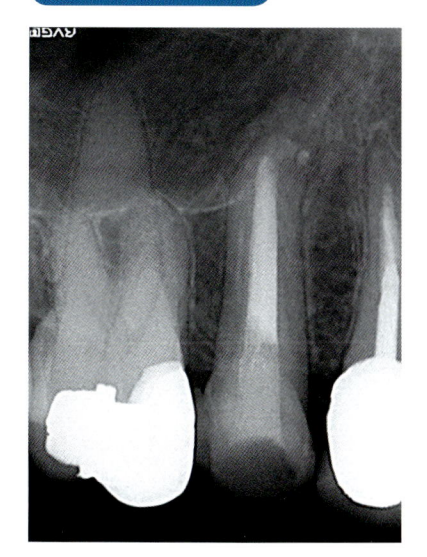

図8 術後のデンタルエックス線写真。MTAセメントにて根管充塡。

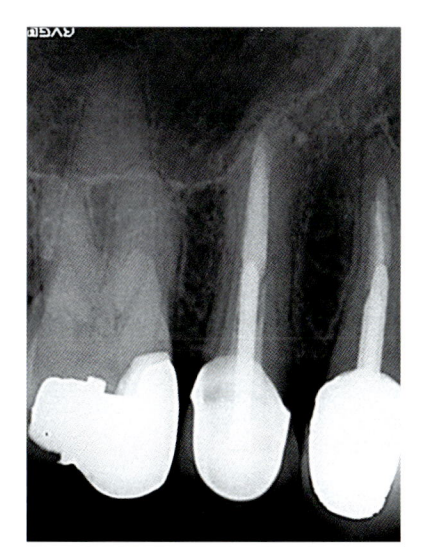

図9 術後1年経過。PFMが装着されており、根尖病変も消失している。

成功のポイント

　自作ループの外筒を25Gの洗浄用ニードルを用いステンレスワイヤーをこの中に入れた。そのワイヤーの大きさは直径0.13mmのステンレスワイヤーとした。その理由は、破折片を把持して引っ張り上げたときにワイヤーが切れないような強度が必要とされるからである。また、根管充塡も根尖拡大の大きさからガッタパーチャとシーラーを使用せずにMTAセメントを使用した。封鎖性の点や加圧によるさらなる根尖破壊を惹起させないためにもこのような処置を行った。これは根完成歯のワンビジットアペキシフィケーションと同じである。

考察

　破折器具または破折ファイルは除去すべきか否かを術前に考えなければならない。そのような器具破折のすべての症例で除去する必要はなく、意思決定が重要である。しかし、以前に受けた治療が無菌的な治療ではなく、現状として臨床症状を有している場合には除去したほうが良いと考えられる。もちろん、この点に関して、患者の記憶によるが、術前に詳しく聞き出す必要がある。除去するテクニックも一つの方法だけではなく、根管充塡のように複数の方法を習得すべきである。また根管内から非外科的に除去できるのか、外科的に除去すべきなのか、または両方の併用なのかも患者に術前のカウンセリングで十分説明を行っておく。

破折器具

CASE 14 | 根尖孔外に残存する破折ファイル症例

牛窪　敏博　U'z デンタルクリニック（大阪府大阪市）

― 症例概要 ―

年齢・性別：43歳・女性

来院経緯：主訴は⌐6 の根管治療。近医でこの歯の再根管治療を約3ヵ月前から開始したが、根管治療中にファイルを根尖部付近で破折させてしまった。

既往歴：同歯科医院の院長によると、ファイルが破折している位置では、自院での除去が不可能と判断されたため、大学病院を紹介したとのこと。そして大学病院の担当医によると、破折器具を除去するためには抜歯しなければ取り除くことはできないとのことであった。しかし、患者はどうしても抜歯をしたくないということで、同歯科医院から紹介を受けて来院。初回来院時には自発痛を有しており、軽度の開口障害もみられた。

術前写真

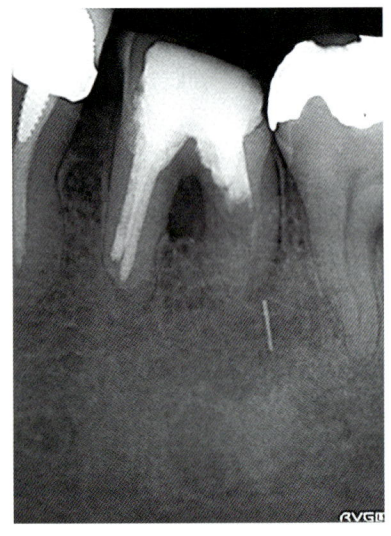

図1　⌐6 遠心根の根尖から少し離れたところに破折器具がみられる。また分岐部に透過像があり、穿孔を疑える所見でもある。歯頸部の残存歯質もあまり多くない。おそらくこの位置での破折は、根管内からの除去は不可能である。

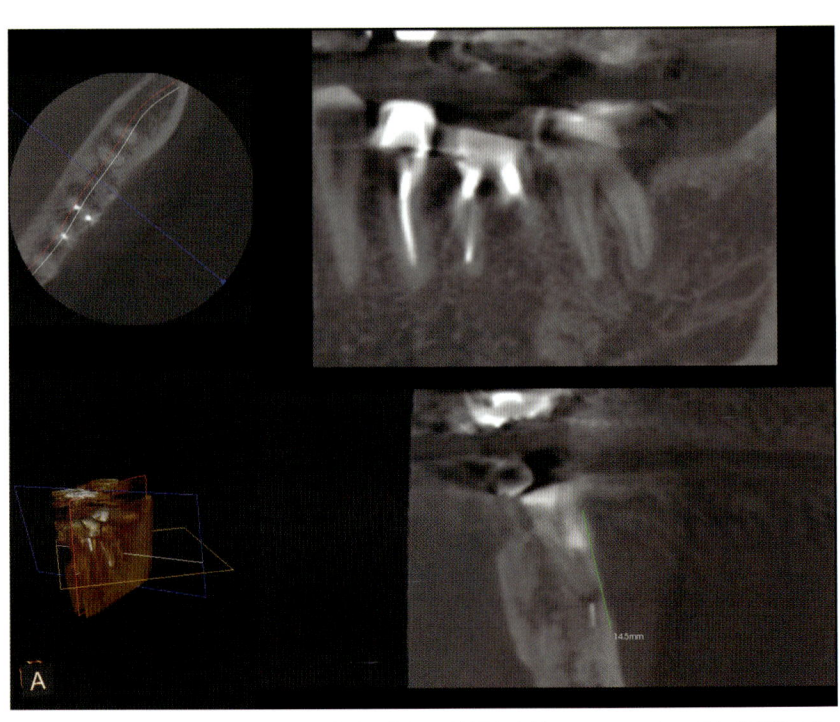

図2　術前の CBCT から破折器具の先端は頬側骨片縁から約 14.5mm のところに位置している。

読者への問いかけ

このような症例で破折器具を除去する場合に、抜歯して取り除くのか、もしくは歯肉を切開し頬側からアプローチし除去するかは一目瞭然であろう。口腔外科専門医であれば私と同じように考えるのではないかと思われる。ただし、臨床経験が少ないと、根尖部付近まで歯肉を剥離することが不慣れで躊躇するかもしれない。やはり歯内療法外科は習得しておくと色々な面で問題解決能力が養われる。もちろん、術前にCBCTを撮影することにより破折片の頬舌的位置関係と下顎管およびオトガイ孔の位置、そして破折片の長さも計測できる。このような症例ではCBCTを撮影すべきである。

難易度評価表

		条件悪い	妥当	条件良い
補綴学的要因	フェルルの確保 (5点/10点/15点)		●	
	歯冠歯根比 (5点/10点/15点)		●	
歯周病学的要因	動揺度 (1点/2点/3点)		●	
	プロービングデプス (1点/2点/3点)	●		
	支持骨の量 (1点/2点/3点)		●	
	分岐部病変の有無 (1点/2点/3点)	●		
	プラークコントロールレベル (1点/2点/3点)		●	
歯内療法学的要因	外科的介入の難易度 (1点/3点/5点)	●		

29/50点

診断のポイント

6の歯髄診査では、EPTはなく、温痛・冷痛もなし。そして遠心根は水酸化カルシウムが貼薬されていたが、術前のデンタルエックス線写真（図1）より近心根は根管充塡されており未治療状態であったため、既根管充塡歯である。根尖部周囲組織の診査では打診痛あり、根尖部圧痛あり、遠心根尖部透過像あり、そして自発痛もあるため、症状のある根尖性歯周炎と診断。

問題点

遠心根では器具破折があり、根尖がすでに破壊されている可能性が高いので、MTAセメントによるアピカルプラグが妥当かもしれない。根管充塡後に破折器具を除去するが、遠心根をMTAセメントでアピカルプラグを行った場合、除去時に歯根端切除、その後、逆根管窩洞形成を行い、再度逆根管充塡をするのか否かが問題となる。

治療方法

近心根は通常の再治療と同じようにガッタパーチャを除去する。そのとき、根尖孔外にガッタパーチャを押し出さないように注意した。遠心根では分岐部にやはり穿孔があり、まずその部分を修復してから根管形成を行った（図3）。穿孔修復にはMTAセメントを使用し、硬化後に根管形成を行った。根尖部は予想どおり、大きく拡大されていたが、なんとかガッタパーチャとシーラーで根管充塡できる大きさであった（図4）。根管充塡後、支台歯築造をレジンにて行い、外科的に破折器具を除去し、同時に歯根端切除も行った（図5）。逆根管充塡材にはMTAセメントを使用した。

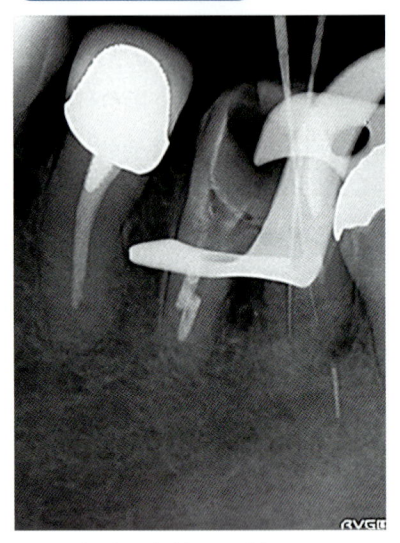

図3 遠心根の根管長を測定

治療経過

　通常の根管治療では、術後疼痛はなくスムーズに経過したが、穿孔修復処置のときに歯周ポケットと穿孔部の交通があり、IMC（Internal Matrix Concept）によるバリアーも検討した。しかし、術後感染の可能性が高いので採用せず、通常どおりに修復を行った。しかし歯周ポケットとの関連から、術後予後不良の可能性を患者さんに伝えた。また、外科処置翌日には疼痛と腫脹が起こった。その後数ヵ月間は違和感があったものの、それ以降は特に問題はなかった。しかし、それ以降来院が途絶え、心配していたが、術後2年に来院された。交通事故で顔貌に骨折が生じ、入院手術を受けていたとのことであった。久しぶりの来院では特に疼痛等の日常生活に支障はなく快適とのことであった。

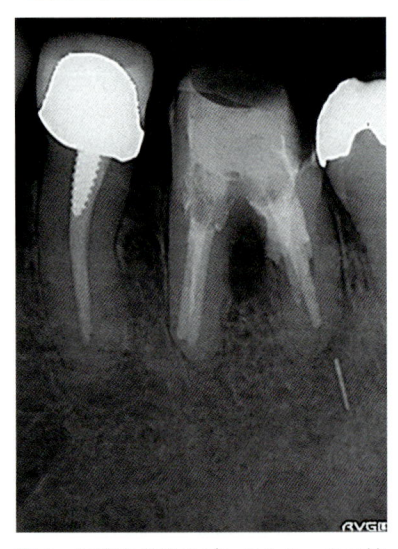

図4 根管充塡後のデンタルエックス線写真。

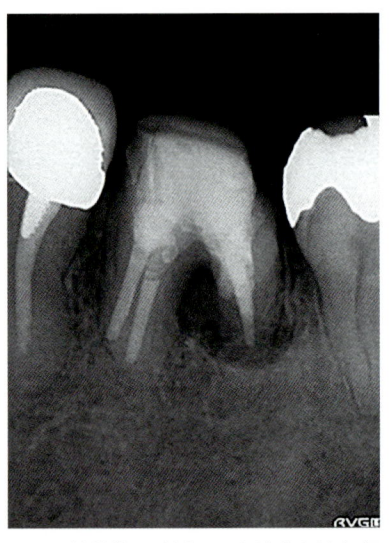

図5 外科的に破折器具を除去し遠心根は歯根端切除術を行った。

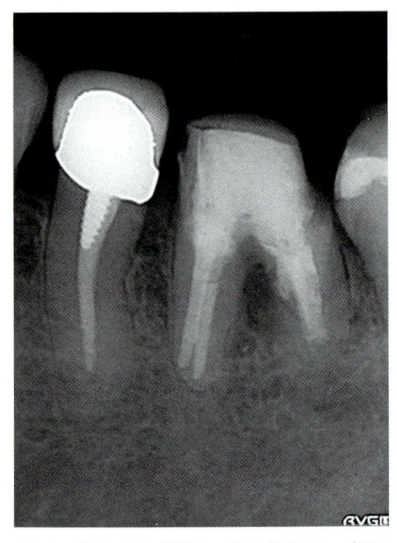

図6 術後2年経過。分岐部まで一部の骨再生が起こっているように見える。

成功のポイント

　穿孔部の修復でMTAセメントを使用したが、歯周ポケットとの交通が存在している症例では予後が悪く、歯周ポケットの進行が危惧される。特に過剰充填した場合にその傾向が強いようである。今回の症例では過剰充填することなく、歯質のレベルで充填が完了できた点が良い結果を生んだと考えた。通常の穿孔では過剰充填しても予後に影響はないが、このような症例では注意すべきである。また、破折器具も根管内から除去できないため、術前にCBCTを撮影し破折器具と下顎管等との解剖学的位置関係を把握する必要がある。そして手術のシュミレーションも欠かさず行う。

考察

　多くの臨床医は、いまだに再根管治療のほうが楽であると考えていると思われる。抜髄は麻酔や疼痛の関係で手間がかかり面倒であるが、特に術前疼痛のない再根管治療は気が楽と感じている傾向がある。成功率が低いのは承知しており、もし治癒しなければすぐに抜歯し、ブリッジやデンチャーまたはインプラントもできるし2度治療ができるので経営的に助かると思いがちである。しかし、これでは患者さんからの信用を失い、歯科治療を肯定的に受け入れてもらえなくなる。多くの考え方があるかもしれないが、このように保存的に歯科治療を再度考えていただきたい。そして、回転切削器具や根管治療用の安易な器具操作は慎むべきである。また、この症例のように根尖孔外に器具を破折した場合、その周囲組織への障害による疼痛も危惧しなければならない。

破折器具

CASE 15 — 根尖孔外にて破折した器具の除去

梅田　貴志　ソフィアデンタルクリニック分院（東京都立川市）

症例概要

年齢・性別：41歳・女性

来院経緯：他院にて根管治療中に⑥遠心舌側根にて破折した器具を除去する目的で紹介を受け、来院。

既往歴：歯根彎曲部にて穿孔をきたし、穿孔部から歯根外へ突出した破折ファイル片が歯槽骨内で留置している（図2）。初診時の症状は無症状であり、器具破折が生じてから約2週間が経過していた。紹介元では治療中に器具破折が生じたことを説明したうえで、根管経由での除去以外の治療選択肢として、意図的再植術または遠心舌側根の分割抜去の説明をしたとのことであった。

術前写真

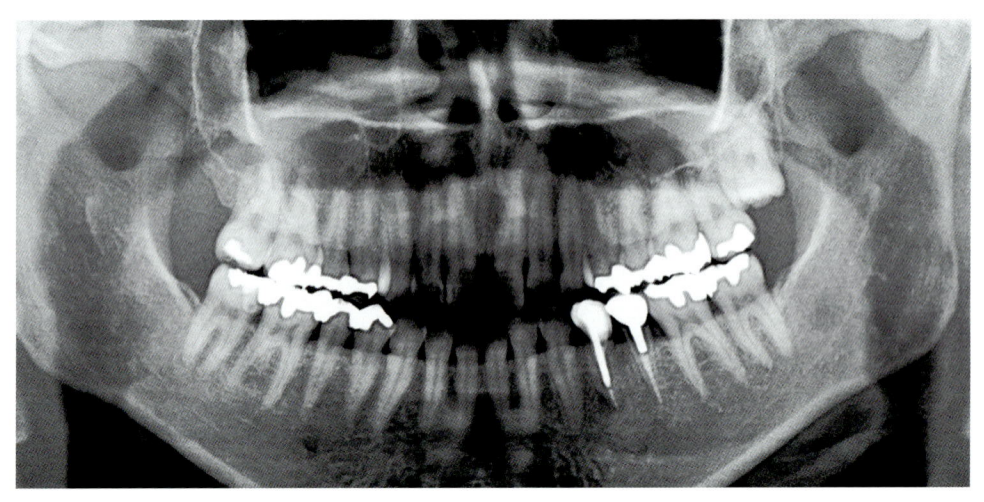

図1　紹介元初診時のパノラマエックス線写真。

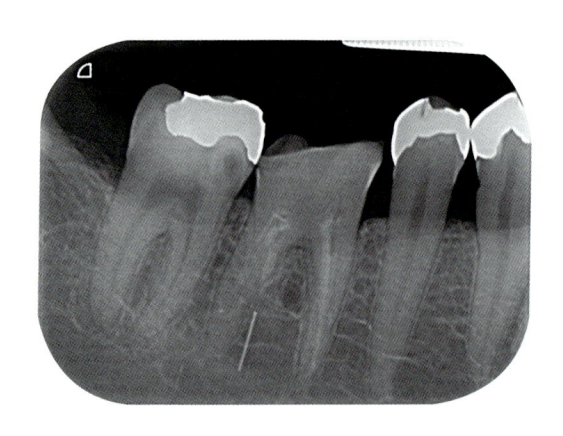

図2　遠心舌側根根尖側の穿孔部から突出した歯槽骨内に位置するファイル破折片が認められる。根管内不透過像は貼薬剤である。

読者への問いかけ

　依頼者の先生と患者双方の、「破折ファイルを除去してほしい」との希望が前提となる症例である。破折ファイルの位置やサイズを考慮すると非常に難易度が高いことが予想される。再根管治療の成功率を鑑みると、根管経由で破折ファイルを除去できたとしても根管治療が必ずしも成功するとはかぎらず、外科的アプローチが必要となる可能性があることを事前に説明しなければならない。器具破折が生じた場合には術者がそれに対応することが困難であると推察したならば、無理に除去を試行せず、説明後速やかに専門医へ受診させることが重要である。

難易度評価表

		条件悪い	妥当	条件良い	
補綴学的要因	フェルルの確保 (5点/10点/15点)		●		
	歯冠歯根比 (5点/10点/15点)			●	
歯周病学的要因	動揺度 (1点/2点/3点)			●	
	プロービングデプス (1点/2点/3点)			●	
	支持骨の量 (1点/2点/3点)			●	
	分岐部病変の有無 (1点/2点/3点)			●	
	プラークコントロールレベル (1点/2点/3点)			●	
歯内療法学的要因	外科的介入の難易度 (1点/3点/5点)	●			41/50 点

診断のポイント

　根管内破折器具は、除去しないと根管治療が失敗するということにはつながらない。それを踏まえたうえでなお、本症例では根尖孔外歯槽骨内に位置していることより外科的アプローチの必要性についても考えなければならない。根管経由で除去できる見込みが低い場合には外科的摘出の手段も用意し、患者に事前に説明して同意を得ておく必要がある。

問題点

　本症例では、①必要最小限の歯質切削にて破折ファイルが除去できるか、②除去できた場合には本来の根管を処置できるか、③根尖側の穿孔修理ができるか、④舌側からの外科的アプローチが可能か、が予測できる問題点であろう。考えられるすべての事項とリスクを患者に事前に説明しておく必要がある。

治療方法

　根管治療に着手する前に十分な仮封材の厚みを確保できるようにコンポジットレジンにて隔壁を製作した。無菌的環境下ですべての根管のストレートラインアクセスを形成した後、遠心舌側根管以外の穿通性の確認および根管長測定を行った。遠心舌側根管については、必要最小限の切削量で視野と器具操作ができるスペースを確保できたために破折器具除去を超音波チップで行い（**図3**）、除去後に穿孔部以降の未処置根管領域を手用ステンレスファイルで穿通し（**図4**）、根管長測定後に根管形成した。貼薬の後、穿孔部の炎症がないことを確認し、MTAセメントにて穿孔修理を行った。再度の貼薬後、MTAの硬化を確認しガッタパーチャを用いたCWCTにて根管充填を行った（**図5**）。

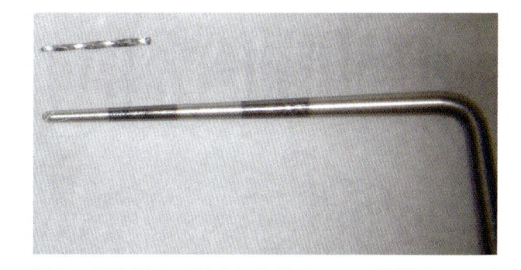

図3 根管経由で摘出した約5mmの破折Kファイル。超音波チップの使用のみで摘出が可能であった。

破折器具

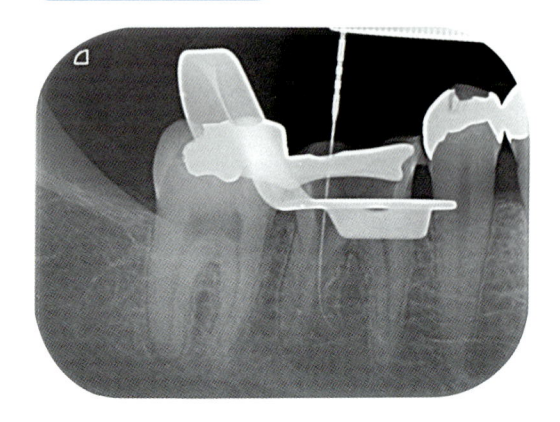

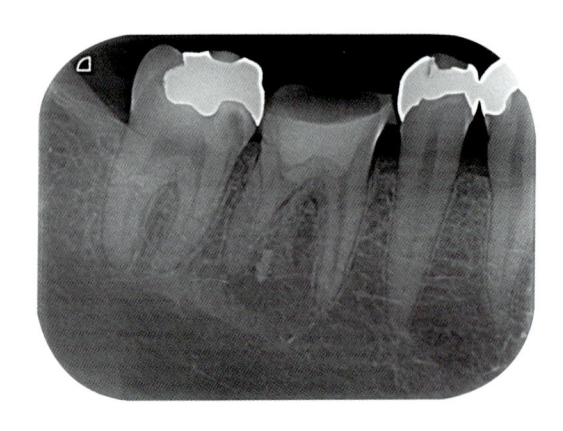

図4 破折ファイルを除去した後に本来の根管を穿通させ、作業長を測定した。

図5 本症例では根管充塡の前に穿孔修理を行った。修復材料には MTA を用いた。後日 MTA の硬化を確認したうえでガッタパーチャによる CWCT にて根管充塡を行った。

治療経過

　初診時の臨床的無症状は治療期間中も保っていた。診査診断、カウンセリングの後に隔壁を製作し、根管治療を2回行い、穿孔修理および最終貼薬5日後に根管充塡を完了した（**図6、図7**）。紹介元のクリニックに戻っていただき、支台築造および歯冠修復を完了した。3ヵ月の経過観察では臨床所見は正常であった（**図8**）。その後、遠方に転居され、来院困難となったため、電話での症状確認をしたところ、術後4年9ヵ月で機能的に問題がないとのことであった。

術後写真

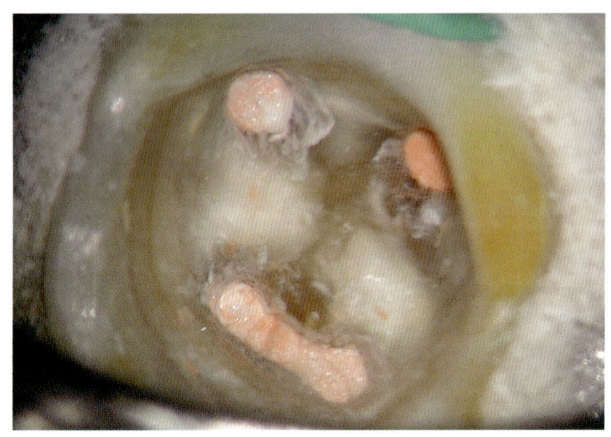

図6 根管充塡直後の髄腔内（ミラー像）。

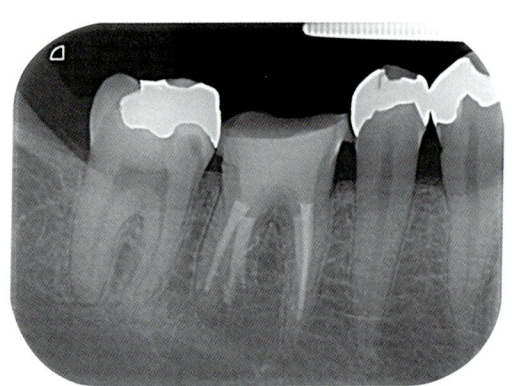

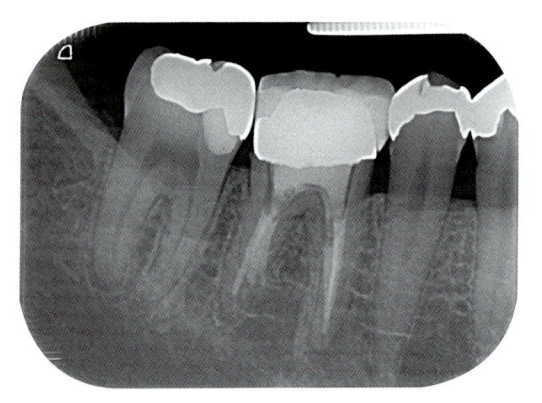

図7 穿孔修理材料の完全硬化を確認した後にガッタパーチャによる根管充塡を行い水硬性の仮封材を充塡した術直後である。

図8 術後3ヵ月経過時では、紹介医での築造および歯冠修復も完了し、臨床所見として異常は見られず経過良好と判定した。

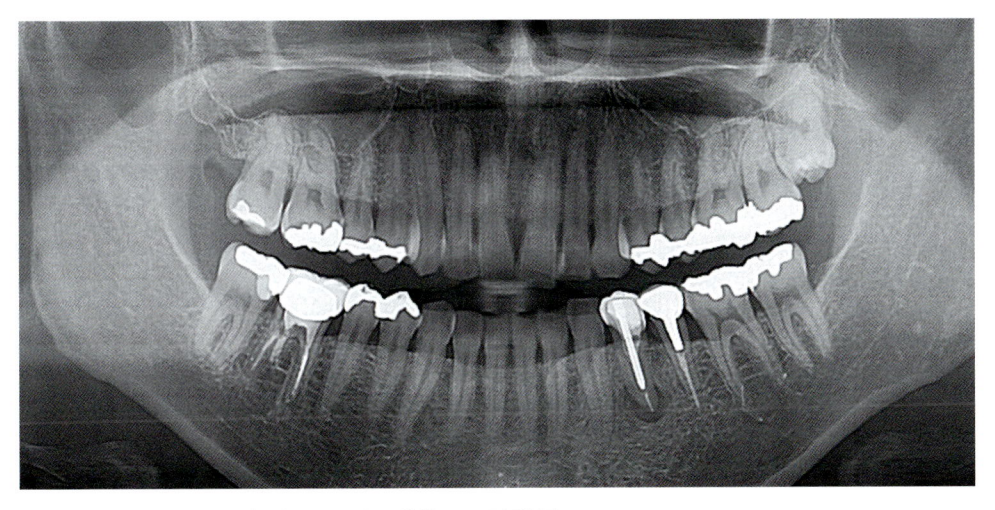

図9 他部位の治療初診時に撮影された。術後5ヵ月経過時。

成功のポイント

　根管内破折器具除去の方法には多くの専用器具とテクニックがあるが、筆者は第一選択として超音波器具を用いている。必要最小限の適切な根管の直線化を行った後に、ファイル形状の超音波チップを破折器具の内彎側に当てて振動させることにより多くの症例で除去が可能である。破折器具の位置やサイズによってはループテクニックを併用する場合もある。本症例では根管彎曲手前で穿孔が生じていることより、穿孔部以降の本来の彎曲根管もマネージメントが必要であり、手用ステンレスファイルをプレカーブさせることで根管穿通を試みた。また、穿孔修理をどの時点で行うかも根管充塡の難易度にかかわってくる。本症例では穿孔部以降の彎曲根管を充塡するためには穿孔修理を先に行う必要があった。

考察

　紹介元でまず提案されたのは、意図的再植術または遠心舌側根の分割抜去による外科的な破折ファイル除去であるが、歯根の形態を観察すると遠心舌側根の根尖部に強い彎曲が認められる。したがって歯牙抜去時には相当のリスクが生じるであろう。もし、歯冠形態を保存し外科的に除去するのであれば、舌側からの歯根端切除術が必要であるが、その場合には術式的に非常に難易度が高い。根管治療中にファイル等が根管内で破折留置する偶発事故を多くの歯科医師が経験していることと思われるが、それが起こった事実はできるだけ早く患者に伝えることが重要である。とにかく意図的に生じさせたことではない旨を患者に説明したうえで、除去の必要性または可能性があるか、除去できた場合またはできない場合の術式選択などを考慮しなければならない。破折器具を留置したままでの根管治療成功率と除去した場合の成功率の間には差はあるものの、破折器具除去を行ううえで特に念頭に置かなければならないことは、破折器具を除去するためには歯質を過剰に切削する必要があり、それに伴い歯根の脆弱化が生じる。そのため、過剰切削が必要最小限でとどまるかの判断と、破折器具を除去できたからといって根管治療が必ずしも成功するわけではないことを十分に理解しておかなければならない。

高度石灰化症例

清水　花織　清水歯科藤沢院（神奈川県藤沢市）

症例概要

年齢・性別：60歳・女性

来院経緯：「半年以上前から右下の歯茎にできものができており、なかなか治らない」ことを主訴に来院。

既往歴：30年ほど前に抜髄し、補綴物を装着。1年ほど前に他院にてエックス線検査から根尖部透過像を指摘され再治療を勧められたが、症状がなかったため放置。半年ほど前に歯茎にできものができ、再度同じ歯科にかかったところ、歯が割れている可能性があるため、抜歯およびインプラント治療を勧められたとのこと。

現症：$\overline{6}$ 頬側遠心歯肉部のサイナストラクトから排膿を認め、同部よりガッタパーチャポイントを挿入しデンタルエックス線写真の撮影を行った。$\overline{6}$ の近心根、遠心根のそれぞれに独立した根尖部透過像を認め、挿入したガッタパーチャポイントの不透過像尖端は$\overline{6}$ 遠心根の透過像付近に認められた。$\overline{6}$ 遠心根の透過像は$\overline{7}$ の近心根の根尖部まで広がっていた（図1）。患者は、常に若干の違和感はあるとのことだが、咬合痛、根尖部圧痛、打診痛は認めなかった。頬側遠心に限局的に5mmのポケットを認めた。

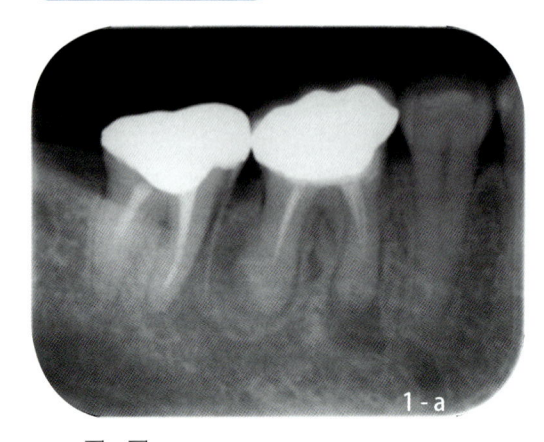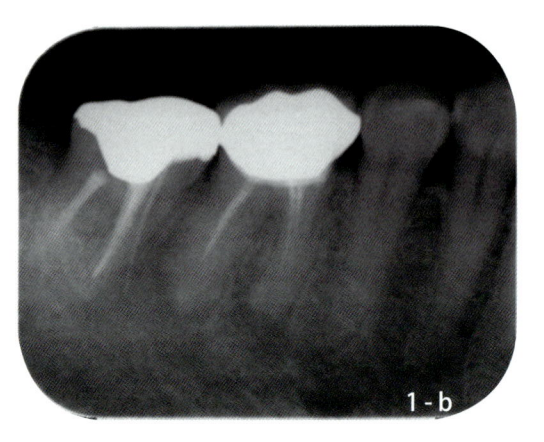

図1　$\overline{6}$、$\overline{7}$ 間の歯肉に認めるサイナストラクトよりガッタパーチャポイントを挿入し撮影。ガッタパーチャポイントの尖端は$\overline{6}$ 遠心根の透過像付近に認められる。$\overline{6}$ 遠心根の透過像は$\overline{7}$ の近心根の根尖付近まで広がっている。正方線(a)、偏近心（b）。

■ 読者への問いかけ

　術前のエックス線写真より、歯根の根尖側約1/3は根管の拡大形成の痕跡を認めず、充填材も認められず、根管治療にまだ改善の余地がありそうである。また、根尖部の透過像は大きいものの、形成や充填がアンダーな分、根管内は解剖学的な形態が維持されていることが推察される。ただ、$\overline{6}$ の遠心根の根尖を取り囲むように広がる透過像、消失しないサイナストラクト、遠心に限局的な深いポケットというキーワードで、$\overline{6}$ 遠心根の垂直性歯根破折がどうしても頭に浮かんでしまう。もちろん、術前に考慮すべき重要な項目であり、その可能性を患者に事前に説明する必要がある。しかし、破折片が遊離している、大きく離開している場合を除き、術前診査から破折を正確に診断することは困難であり、あくまで破折の確定診断は破折線の視認をもって行うべきである。

難易度評価表

		条件悪い	妥当	条件良い
補綴学的要因	フェルルの確保 （5点/10点/15点）		●	
	歯冠歯根比 （5点/10点/15点）			●
歯周病学的要因	動揺度 （1点/2点/3点）		●	
	プロービングデプス （1点/2点/3点）		●	
	支持骨の量 （1点/2点/3点）		●	
	分岐部病変の有無 （1点/2点/3点）			●
	プラークコントロールレベル （1点/2点/3点）		●	
歯内療法学的要因	外科的介入の難易度 （1点/3点/5点）	●		

37/50 点

診断のポイント

　6̲ および 7̲ ともに既根管充塡歯であり、サイナストラクトは両歯のほぼ中間の頬側歯肉に位置していた。サイナストラクトは原因歯からやや離れて存在することも多いため、他の臨床診査より原因歯の特定をするとともに、サイナストラクトからエックス線不透過性のガッタパーチャポイントなどを挿入し、エックス線写真を撮影することは大いに診断の助けになる。この症例では、原因歯は6̲ の可能性、7̲ の可能性、その両方の可能性があるため、その旨を事前に患者に説明しておく必要があり、まずは最も可能性が高いと考えられた6̲ の治療を行い、その治療経過を観察した。患者の治療条件などによっても多少異なる場合もあるが、治療による治癒経過を待たずに7̲ の治療を開始、もしくは2本同時に行うと、6̲ を1本だけ治療することで治癒する可能性をなくしてしまうため、特別な理由を除き、このようなケースでは筆者は1歯ずつ治療を行うようにしている。

問題点

　このケースは、病変の大きさはあるものの、破折さえなければ、歯を保存するうえでの全体的な条件は決して悪くない。ただ、問題点としては、コンベンショナルな根管治療で治癒が認められなかった場合、次のステップとして外科的歯内療法が必要になる可能性がある。患者は抜歯以上にこの外科的歯内療法に強い抵抗を示したうえに、頬粘膜の可動性が非常に低く外科的歯内療法の介入が困難となることが予測された。以上の理由から難易度評価表における外科的介入の難易度は「条件悪い」と評価した。

治療方法・治療経過

　補綴物を除去し、浸潤麻酔下で再度全周のプロービングを行い、破折の有無を確認した。破折線は認められなかったため、う蝕を除去し隔壁を製作し、ラバーダムを装着、通法どおり根管治療を行った。根管内の充塡物はかなり汚染されており、異臭もした。充塡物を除去し、根管内を2.5％次亜塩素酸ナトリウム溶液と17％EDTAで常に交互洗浄し、機械的拡大を行った。近心根は2根管とも穿通したが、遠心根は強度の石灰化を認め、穿通しなかった。水酸化カルシウムで貼薬し、5日後の再来院時にサイナストラクトはすでに消失傾向にあった（**図2**）。根管の仕上げ形成および最終洗浄し、根管充塡を行った（**図3**）。貼薬前と根管充塡前にはイリセーフファイルを用いてPassive ultrasonic irrigationを行った。翌来院時にコア築造を行い、その後補綴医により、仮歯が装着され、その後最終補綴物が装着されている。1年後の経過観察時には、臨床症状はなく、エックス線写真上では近心根にまだ若干の透過像は認められるものの、透過像は縮小傾向にある（**図4**）。

石灰化

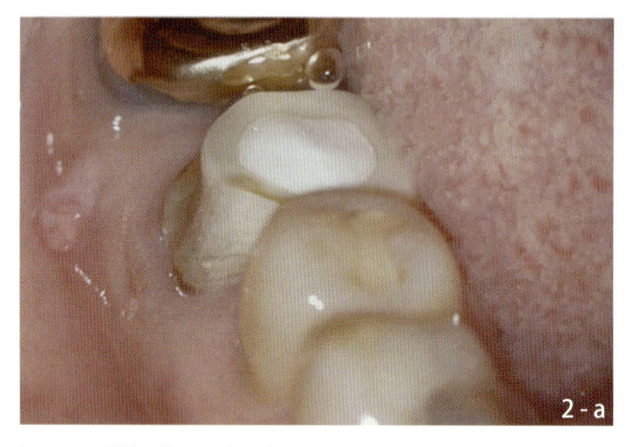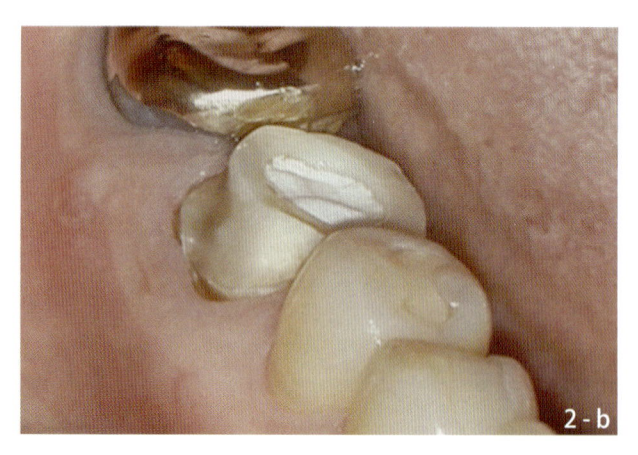

図2 隔壁製作後、根管治療前。頬側歯肉のサイナストラクトより排膿を認める（a）。1回目の根管治療から5日後。サイナストラクトは縮小傾向にあり、排膿は認めなかった（b）。

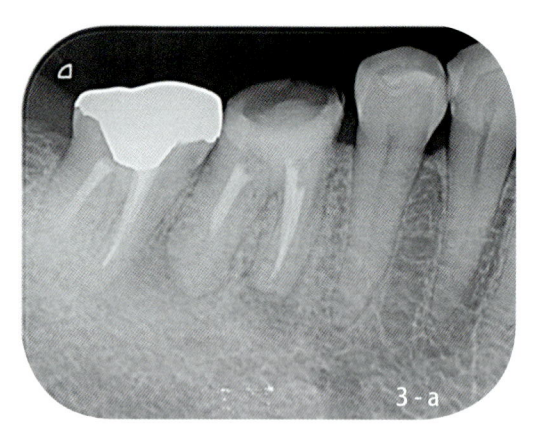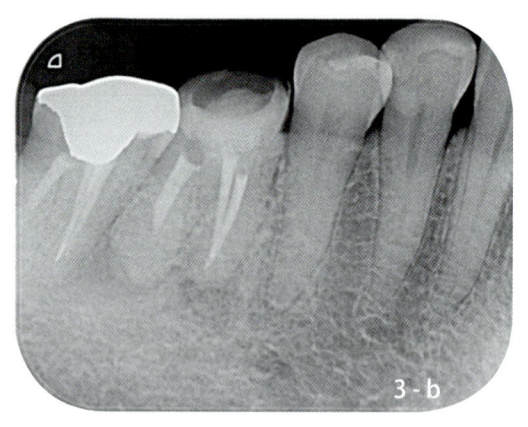

図3 根管充塡後の正方線（a）と偏近心撮影（b）。遠心根は強度の石灰化を認め、拡大可能なところまで根管形成拡大を行い、根管充塡を行った。近心の頬側根管と舌側根管は根尖で合流していた。

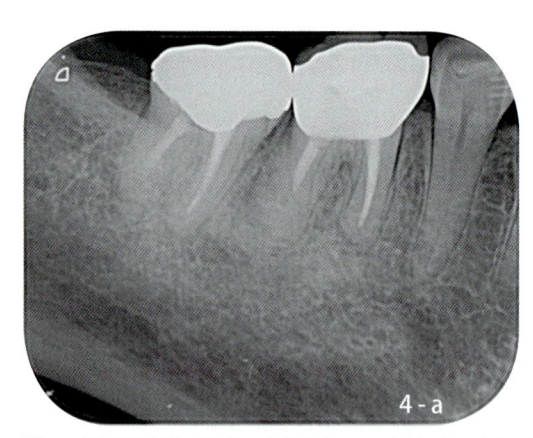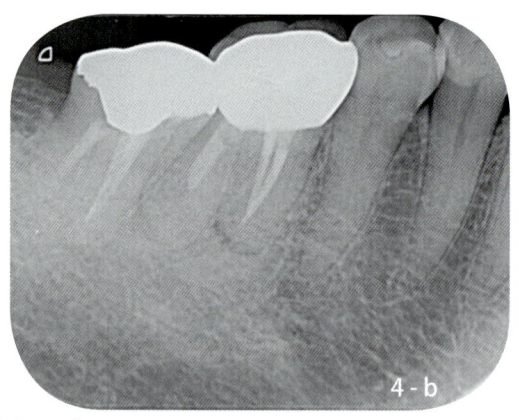

図4 経過観察時（術後1年経過）の正方線（a）と偏近心（b）のデンタルエックス線写真。近心根にはまだ若干の透過像を認めるが、縮小傾向にある。

考察

　私はエンドの勉強をする前、根尖部に大きな病変が存在する歯の根管治療を行う場合、何がなんでも根尖まで穿通しなければ治癒しないと思い込んでいた。しかし、高度の石灰化などで根管が閉塞している症例でも、適切な根管治療が行われれば大いに治癒する可能性がある。Hasselgren によると、根尖が閉塞している症例において、術前のデンタルエックス線写真で根尖部透過像を認める症例でも 62.5％が治癒したと報告されている[1]（**表1**）。もちろん、根管口付近のみの石灰化などで、エックス線写真上で根管と推察される透過像を認める症例などは、拡大明視野下で注意深く観察しながら（場合によっては途中必要に応じてエックス線写真撮影などを併用するなどして）拡大して根管を探索すべきであるが、エックス線写真上でまったく根管が見えないような強度の石灰化が起こっている場合、もともとの根管の位置を切削して拡大していくことはほぼ不可能と言え、その行為自体が歯にとってデメリットを与えてしまう可能性もある。

　今回条件の良かった一つの要因として、根管の無理な拡大がされておらず、もともとの根管の解剖学的形態が変化していなかったことが挙げられる。Gorni らによると、術前のデンタルエックス線写真で根尖部透過像を認める症例では、もともとの解剖学的形態が維持されている場合は、成功率が 83.8％であり、根管の解剖学的形態が変化した場合は成功率が一気に 40％まで低下したと報告されている[2]（**表2**）。根尖の病変を治そうと、必死で閉塞している根管を削り、もともとの根管の解剖学的形態を大きく変化させてしまったら、むしろ成功率を大きく低下させてしまい、最終的に外科的歯内療法が必要になった場合も、不必要な歯牙の削合により歯の強度も低下させてしまう可能性もある。

　われわれ臨床家は、以上のことを十分に考慮して、高度石灰化根管の治療にあたる必要があるのではないだろうか。

表1

	術前根尖部透過像あり	術前根尖部透過像なし	合計
成功率	62.5%	97.9%	89%

表2

	解剖学的形態維持		解剖学的形態変化	
	術前根尖部透過像あり	術前根尖部透過像なし	術前根尖部透過像あり	術前根尖部透過像なし
成功率	83.8%	91.6%	40%	84.4%

石灰化

参考文献

1）Hasselgren G: The prognosis for endodontic treatment of obliterated root canals, J Endod, 14: 565-567, 1988
2）Gorni F. GM, Massimo M. G: The outcome of endodontic retreatment: a 2-yr follow-up, J Endod, 30: 1-4, 2004

複数の穿孔および分岐部病変をもつ
エンドペリオ症例

伊藤　創平　ITO DENTAL OFFICE（千葉県浦安市）

― 症例概要 ―

年齢・性別：69歳・男性

来院経緯：上顎左側臼歯部の違和感を主訴に来院。

既往歴：⌊6 にのみ打診痛が認められ、根尖相当部の圧痛は ⌊5 と ⌊6 のどちらにも認められた。デンタルにて ⌊5 に垂直性歯根破折を疑う像があり、⌊6 は口蓋根中央部に透過像があることから歯根吸収や穿孔が疑われ、また太めのメタルポストが2本装着されており残存歯質量にも不安が残る。また ⌊5 は8mm、⌊6 は6mmのともに頬側に1点だけの深いポケットが認められ、⌊6 も歯根破折の可能性を伝えた。診査の結果 ⌊5 にも決定的な問題があるものの、打診時と触診時に患者は ⌊6 が主訴の痛みの箇所と一致すると訴えた。両方の歯を抜歯して何らかの欠損補綴をしていくことも提案したが、患者は ⌊6 の保存を試みることを選択した。

術前写真

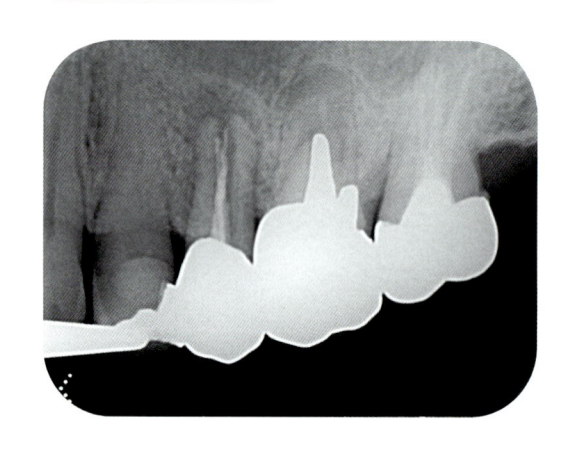

図1 ⌊5 は垂直性歯根破折が疑われ、⌊6 口蓋根の中央部には透過像が認められる。

読者への問いかけ

　今回のケースは、もし破折をしていなかったとしても「穿孔もしくは歯根吸収」が考えられること、残存歯質量（フェルル）の獲得のために臨床的歯冠長延長術を行うことで分岐部近くまで骨を削除する必要があるかもしれないことを含め、考えることが多いケースである。

　そして補綴設計において ⌊5 が垂直性歯根破折の場合は原則抜歯となる。たとえ治療により ⌊6 が保存できたとしても、⌊5 にインプラントによる欠損補綴を行わないかぎり、⌊6 は義歯の鉤歯ないしはブリッジの支台歯になる。

　そのため予知性、欠損補綴を含めた費用対効果を考え、2本とも抜歯することも提案した。1歯単位ではなく補綴設計を見据えた歯内療法の意思決定が必要になることも少なくない。

難易度評価表

		条件悪い	妥当	条件良い
補綴学的要因	フェルルの確保 (5点/10点/15点)	●		
	歯冠歯根比 (5点/10点/15点)			●
歯周病学的要因	動揺度 (1点/2点/3点)			●
	プロービングデプス (1点/2点/3点)	●		
	支持骨の量 (1点/2点/3点)		●	
	分岐部病変の有無 (1点/2点/3点)	●		
	プラークコントロールレベル (1点/2点/3点)		●	
歯内療法学的要因	外科的介入の難易度 (1点/3点/5点)	●		

30/50 点

🔍 診断のポイント

　主訴の違和感に対して特に複数にわたって原因と思われる歯がある場合は、診査の段階で主訴の再現が重要となる。

　今回は |6 の打診時に患者に「この場所のこの感じが今回の来院する理由となった違和感ですか？」と問診をし、再現を得たことで患歯の特定が可能となった。

治療方法

　既存の金属歯冠修復を除去し、残存歯質の保存に努めながら超音波を用いてメタルコアを除去した。隔壁作成前にう蝕除去を行うためセメントを除去したところ、2箇所の穿孔を認めた。隔壁を製作し、ラバーダム装着後に根管へは機械化学的清掃を行った。どの根管も石灰化が進んでおり穿通できなかった。根管と穿孔部には2.5％次亜塩素酸ナトリウム溶液を主に用いて洗浄を行い、水酸化カルシウムによる貼薬を行った。2回目来院時に近心根および口蓋根は穿孔部とともにMTAセメントを用いて充填および穿孔部封鎖を行い、遠心頬側根についてはガッタパーチャを用いたCWCTによる根管充填を行った。3回目にMTAセメントの硬化を確認し、ラバーダム下で直接法にてレジン支台築造を行った。

術中写真　※図2、3、4、5、7はミラー像

エンドペリオ

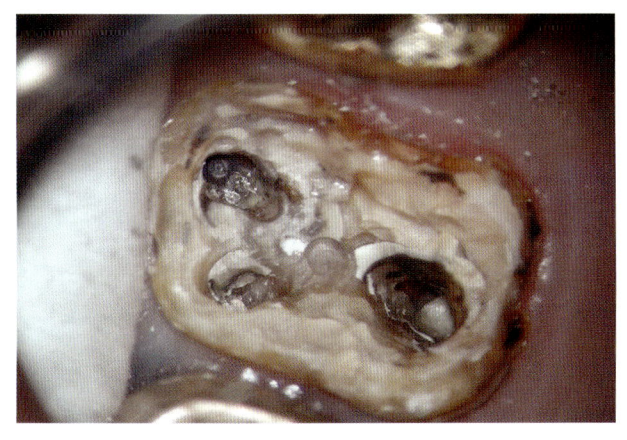

図2　残存歯質の切削を最小限にするために超音波振動によるメタルコアの除去を行った。そのため除去後にはセメント層が一層残っている。

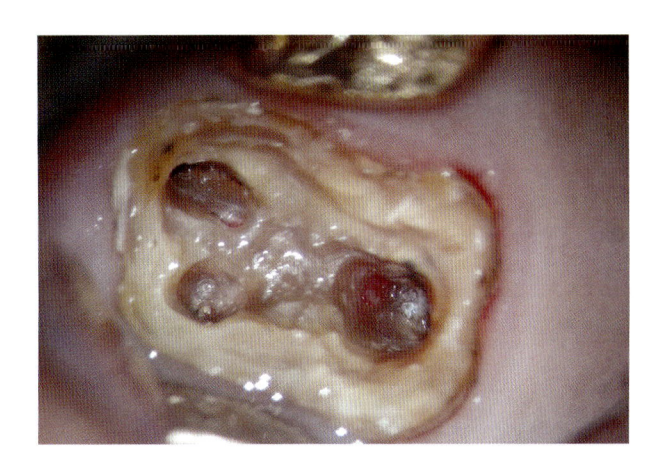

図3　セメントの除去を行うと近心頬側根と口蓋根に穿孔を認めた。

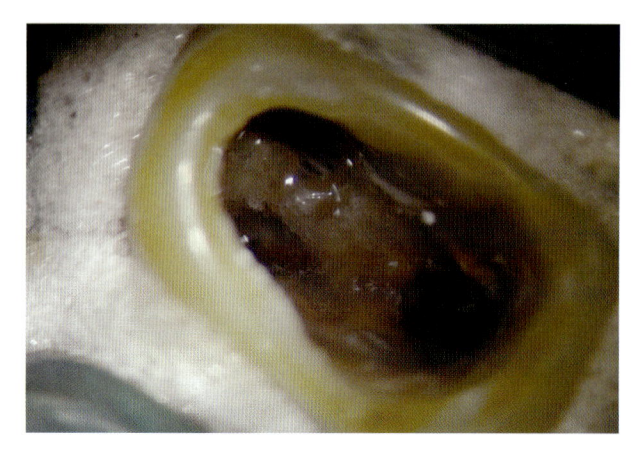

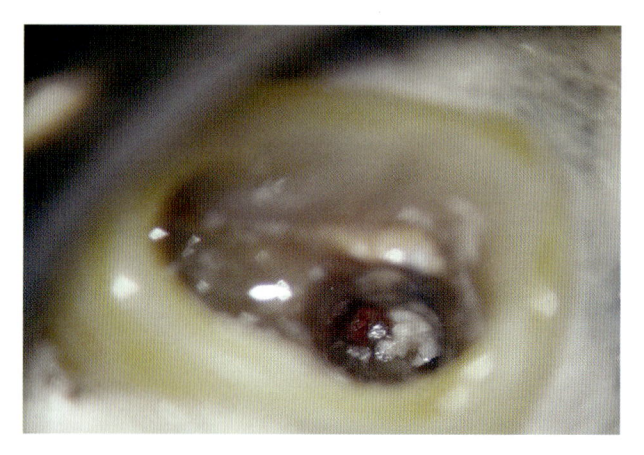

図4　コンポジットレジンにより隔壁製作後ラバーダム防湿を行い根管治療を開始した。

図5　口蓋根の頬側の穿孔部。通常の根管治療を行うとともに穿孔部を2.5%次亜塩素酸ナトリウム溶液にて洗浄。殺菌および肉芽組織の溶解を行った。他の根管とともに穿孔部に水酸化カルシウムを貼薬した。

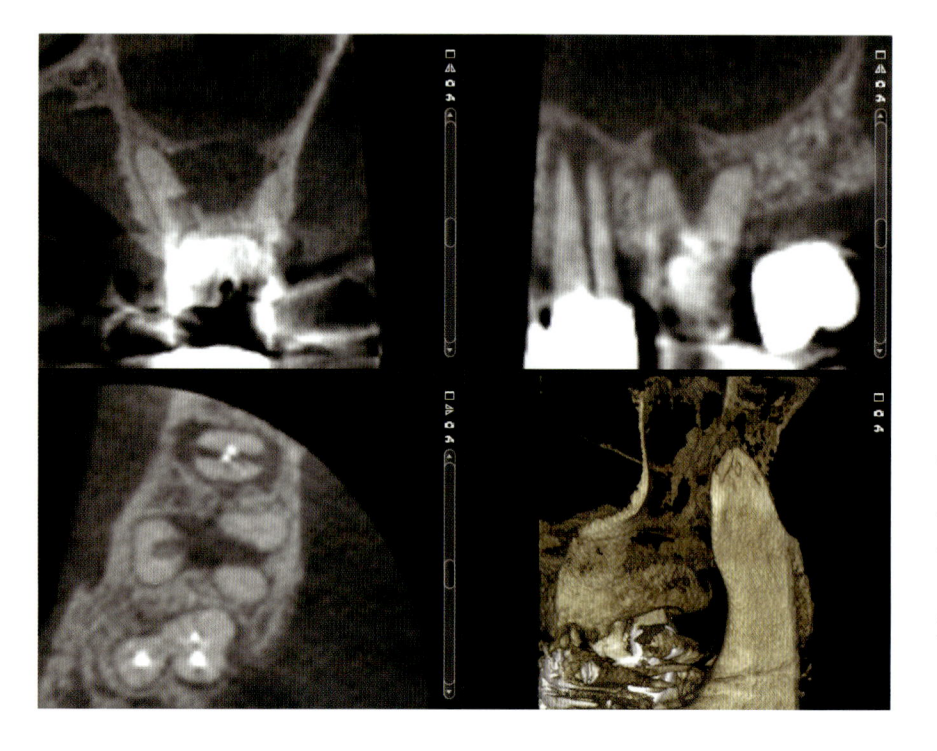

図6　1回目の治療後に撮影したCBCT。今ケースのようにメタルコアが深く装着されている場合や根管充塡材がある場合はそれらを除去した後のほうがアーチファクトが少ない。今ケースでは口蓋根の穿孔と分岐部に及ぶ透過像、上顎洞粘膜の肥厚が確認された。
また|5 は破折を疑わせる像を得た。

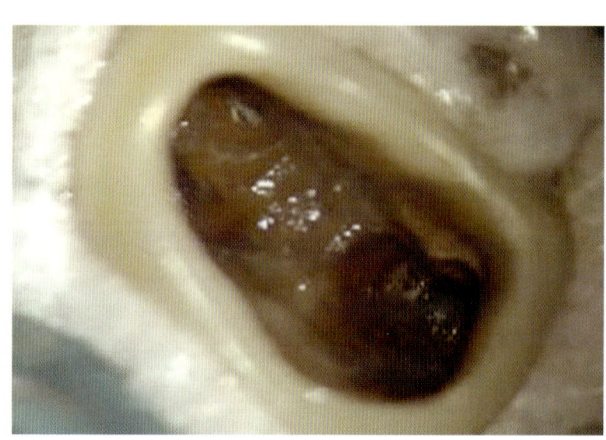

図7　2回目の来院時。穿孔部にあった炎症性の肉芽組織が消失している。このケースでは穿孔のあった近心頬側根と口蓋根の穿孔封鎖と根管充塡を同時にMTAセメントにて行った。

治療経過

　今後の経過をデンタルエックス線写真を用いて評価するのが困難であると考えた。そのため、1回目の治療後にCBCT撮影を行い、炎症の広がりを確認するとともに今後の評価の基準とした。

　3ヵ月後の経過観察時には患者は臨床症状を訴えておらず、CBCTにて透過像および上顎洞粘膜の肥厚が改善されていることを確認した。

　患者は反対側にも欠損があり、|5 は義歯による欠損補綴を希望したため、|6 は全部鋳造冠にて補綴している。現在は術後20ヵ月が経過しており、異常な所見は認められない。

術後写真

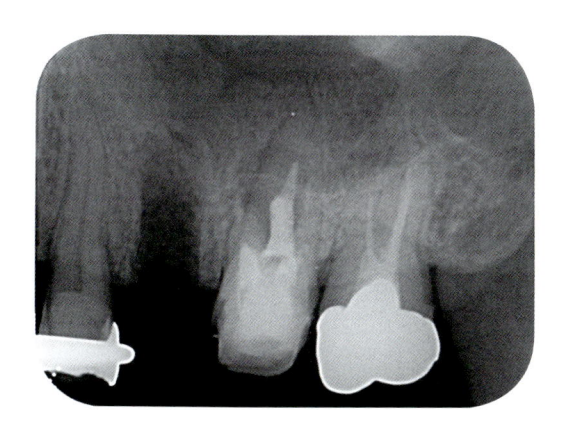

図8 口蓋根に穿孔封鎖がなされていることがわかる。もともと根管口はかなり拡大されていた。また |5 は同意を得て抜歯を行った。

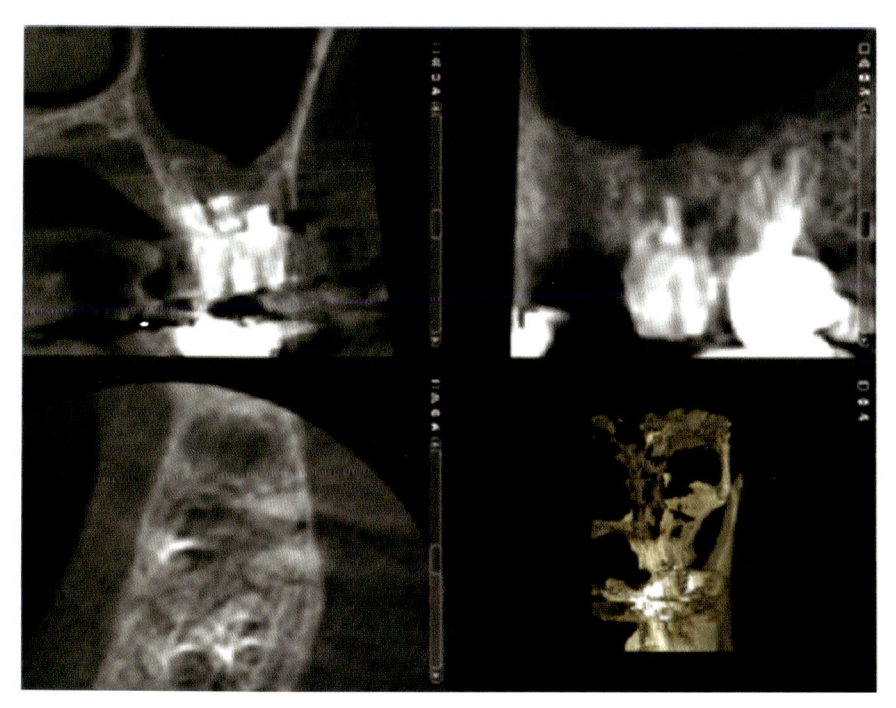

図9 術後3ヵ月のCBCT。分岐部の透過像は消失している。ポケットは全周2mm以内で臨床症状も異常は認められない。

エンドペリオ

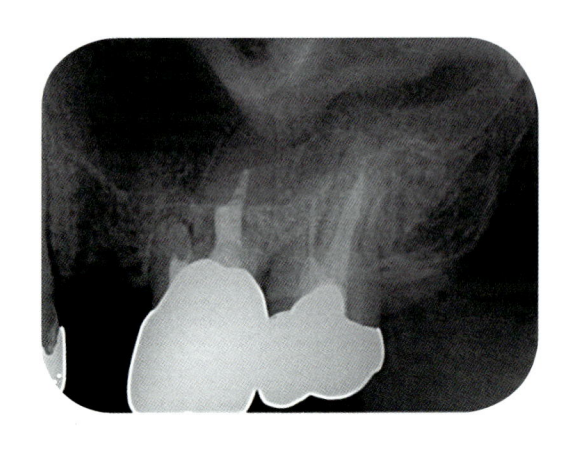

図10 術後 20 ヵ月。口蓋根中央部に認められた透過像は消失している。臨床症状は出現していない。

成功のポイント

　穿孔部への 2.5％次亜塩素酸ナトリウム溶液での洗浄と水酸化カルシウム貼薬にて炎症性の肉芽組織を除去できていたこと、そのため出血がなく穿孔部位の境界が明瞭に確認できる状態を得たうえでマイクロスコープ下で MTA セメントを用いて確実に穿孔封鎖を行えたことが成功の鍵であったと考える。

　また、隔壁作成後のラバーダム防湿を含めた無菌的環境下で処置したことが前提となることは言うまでもない。治療中に新たな細菌を根管に医療側が入れてしまうことに注意を払うことはもちろん、特に今回は大量の次亜塩素酸ナトリウム溶液を用いたため、患者の口腔内へ薬液を漏洩させないことも含めてラバーダム防湿は必須であることを確認しておきたい。

考察

　このケースではエンドペリオ病変、穿孔の可能性、根管口の菲薄した歯質、|5 の欠損補綴の選択肢を考慮したうえで、予知性も含めた内容を患者に説明しなければならない。

　具体的にはエンドペリオ病変や穿孔部封鎖の成功率、将来的な歯根破折の可能性、|5 にインプラントを選択しない場合にブリッジの支台歯や義歯の鉤歯になった場合の負担や、今後|6 が抜歯になった際の補綴を含めた費用対効果などである。予想できることに関しての患者への術前の説明が非常に大事である。また補綴する歯科医師が異なる場合は、そちらともコミュニケーションが深いレベルでできていることが必要となる。

　穿孔封鎖は現在高い成功率が見込まれており、歯牙の保存は以前に比べて予知性を見込める。そのために「本当にその歯を救っていいのか」、「そのことが補綴設計上で将来的な費用対効果も含めて患者利益となるのかどうか」を提示したうえで処置に踏み込むことが求められる。

コラム①
根尖病変サイズについての臨床的考察 1

　日々の臨床でエックス線透過像の大きな根尖病変と出合ったとき、どのように診査を行い、どのような所見をもってして治療を行うかどうかの意思決定を行っているであろうか？

　正直なところ、歯内療法専門医にとって根尖部透過像のサイズは、治療介入の有無や治療方法に関してはとんど影響を与えない。強いてそのことに影響を与える要因をあげるとすれば、サイズというよりも、自律性の病変（腫瘍や骨髄炎等）を疑わせるエックス線を含めた臨床所見に遭遇したときくらいである。

　その場合においても、鑑別診断はエックス線のみの所見ではなく、総合的な診査所見も併せて考察すれば、根尖性歯周炎との鑑別診断はさほど難しくはない。もし、少しでも根尖性歯周炎以外の疾患が疑われるのであれば、口腔外科やその他適切な診療科への対診を行うことで致命的な誤診は避けられるであろう。

　なぜここで「病変サイズ」を題材にしたかというと、いわゆる「口腔外科医」や「口腔外科」で相対的に大きいと判断される根尖病変に対するアプローチと、我々、歯内療法専門医のアプローチには大きな違いがあり、時として患者の不利益になっていることが少なくないからである。

　彼らは日常的に、腫瘍などの比較的重症度が高く、致命的な転機にもなりうる疾患を扱っているせいか、根尖病変に対するアプローチに関してもおおむねオーバートリートメントと言わざるをえない治療計画を立てる傾向がある。某大学病院で私とは異なる治療計画を提案された症例をコラム②（P.133）で紹介する。

（石井　宏）

エンドペリオ

歯根吸収からの穿孔が
エンドペリオ病変を引き起こした
再根管治療

伊藤　創平　ITO DENTAL OFFICE（千葉県浦安市）

― 症例概要 ―

年齢・性別：47歳・女性

来院経緯：約5ヵ月前に上顎右側小臼歯部にサイナストラクトができたため、近医にて 4| の抜髄処置を受けたものの改善せず、1週間前に夜中に目が覚めるほど痛くなり、セカンドオピニオンとして来院。

既往歴：サイナストラクトからガッタパーチャポイントを挿入してデンタルエックス線写真を撮影したところ 5| の根尖方向に向かっていることが確認できた。デンタルエックス線写真にて根管壁に透過像があり、内部吸収や穿孔の可能性を伝え、根管壁が薄く破折抵抗の減弱から将来的な歯根破折のリスクが高いことが考えられることを伝えた。5| のみ打診痛と頬側歯肉に圧痛があり、近心のみ5mmのポケットを認めた。外科的歯内療法が必要な際には通常の歯根端切除術と異なりアプローチが困難なことが予想されると伝えた。そのうえで患者は歯内療法による保存を試みることを選択した。

術前写真

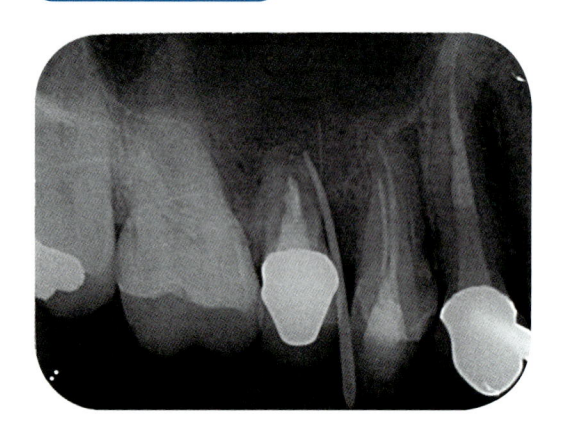
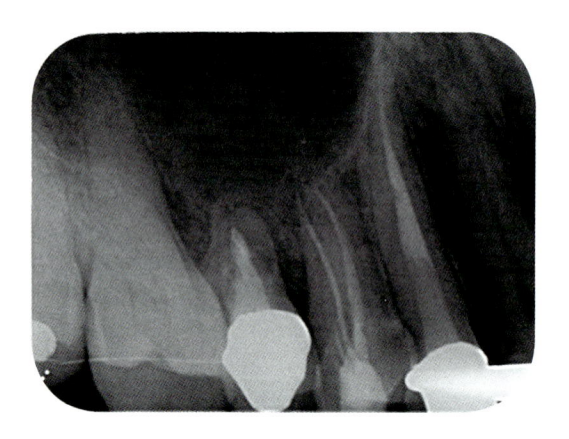

図1　術前の正方線のデンタル。サイナストラクトから挿入されたガッタパーチャは 5| の根尖に向かって挿入された。

図2　術前の偏近心のデンタル。近心の骨に透過像が認められ、また根管壁にも吸収を疑うような透過像が認められる。

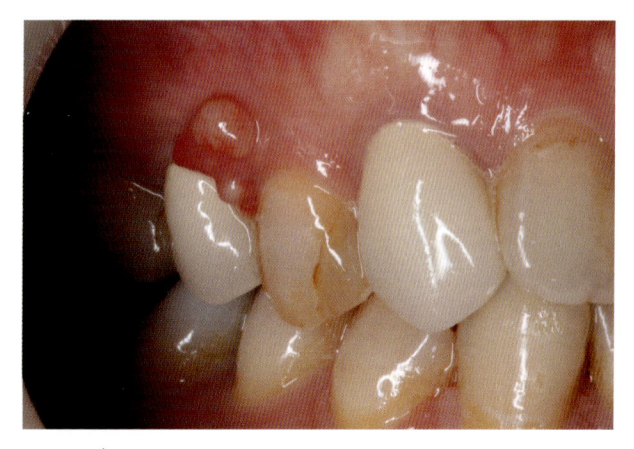

図3　5| の辺縁歯肉に歯肉の腫脹を認める。

読者への問いかけ

　このケースは歯内療法の予知性が乏しいと考えられるため、歯内療法、歯冠修復を含めた治療費を考えると抜歯のうえで何らかの欠損補綴を行ったほうが費用対効果がよいことが予想される。そのうえで、歯内療法が必ずしも不可能ではないことも公平に患者サイドへ伝えることも肝要である。これらの情報を提供されたうえでの患者の意思決定にて治療方法を選択していくことが重要な点と思われる。

難易度評価表

		条件悪い	妥当	条件良い
補綴学的要因	フェルルの確保 (5点/10点/15点)	●		
	歯冠歯根比 (5点/10点/15点)	●		
歯周病学的要因	動揺度 (1点/2点/3点)		●	
	プロービングデプス (1点/2点/3点)	●		
	支持骨の量 (1点/2点/3点)	●		
	分岐部病変の有無 (1点/2点/3点)			●
	プラークコントロールレベル (1点/2点/3点)			●
歯内療法学的要因	外科的介入の難易度 (1点/3点/5点)	●		

21/50 点

診断のポイント

　歯根の近心側に吸収を思わせる透過像があり、また骨の透過像も側方にあることにより、歯根吸収とそれに伴う穿孔が予測される。

問題点

　根管内に存在していると思われる軟組織をいかに除去するか、また除去後の充填を緊密に行うことが通常の根管治療に比べて困難に思われる。また先にも述べたように根管治療が奏功しなかった際の外科的歯内療法のアプローチも穿孔部位が側方にあることが予想され、もしその一部でも口蓋側に面している場合は器具の到達が難しいと思われる。

治療方法

　クラウンをカーバイドバーにて除去し、レジン築造体をダイアモンドバーにて根管壁に触れないようレジンを一層残すイメージで除去した。残ったレジンは超音波チップにて除去した。築造体は根管壁とは接着していない部分もあった。

　根管内には肉芽が侵入しており2.5%次亜塩素酸ナトリウム溶液を使用し、超音波チップにて振動を与え撹拌しながら溶解した。マイクロスコープにて肉芽が除去できていること、それにより穿孔部の境界が明確に確認できることを視認し、水酸化カルシウムを貼薬した。穿孔箇所は複数あった。また、ファイルによる形成は行っていない。

　2回目の来院時に17%EDTAと2.5%次亜塩素酸ナトリウム溶液による最終洗浄後、MTAセメントにて穿孔部封鎖および根管充填を同時に行った。2回目の来院時にMTAセメントの硬化を確認しラバーダム防湿下で直接法によるグラスファイバーポストを用いてレジン支台築造を行った。

エンドペリオ

95

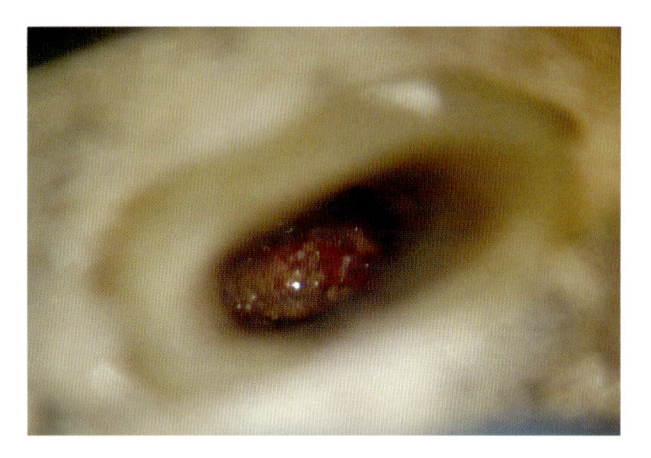

図4 根管内に侵入していた肉芽組織（ミラー像）。

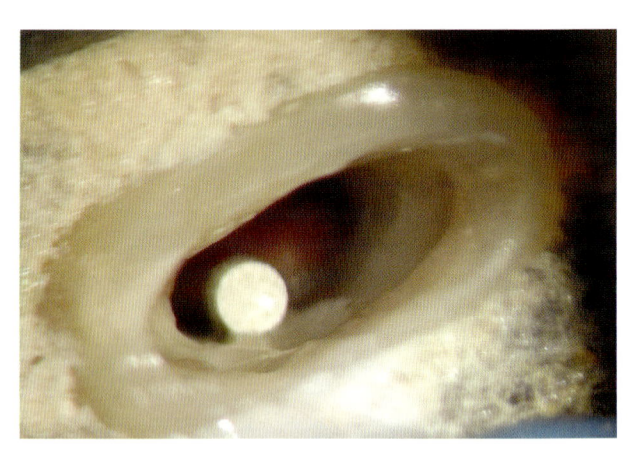

図5 MTAセメントにて穿孔封鎖と根管充塡を開始しているところ（ミラー像）。

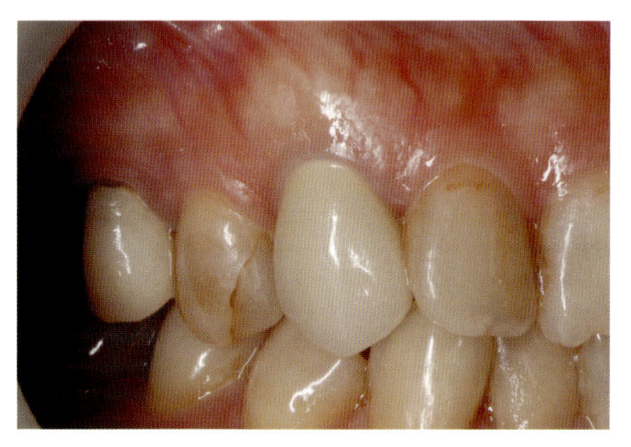

図6 2回目の来院時（初回より13日後）。症状はなく、サイナストラクトも消失している。

治療経過

　サイナストラクトは2回目の来院時には消失しており、根管充塡後20ヵ月も再発は認められない。また術前に5mmあったポケットの値は3mmで経過している。その他の臨床所見に異常は認められない。

術後写真

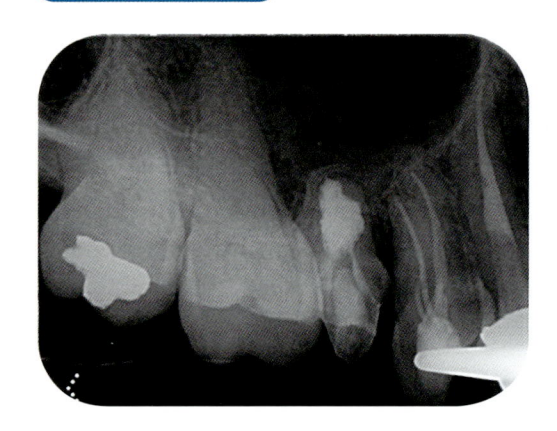

図7 根管充塡直後。

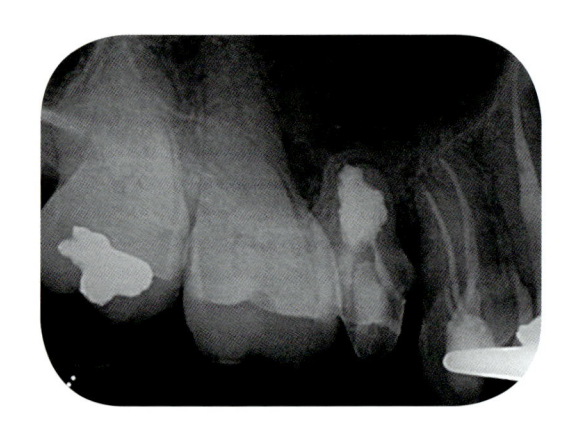

図8 術直後の偏近心像。

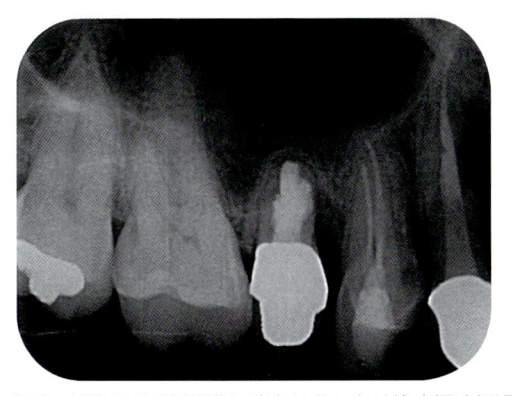

図9 近心の骨の透過像に変化はないため注意深く経過を見ていく必要がある（術後12ヵ月）。

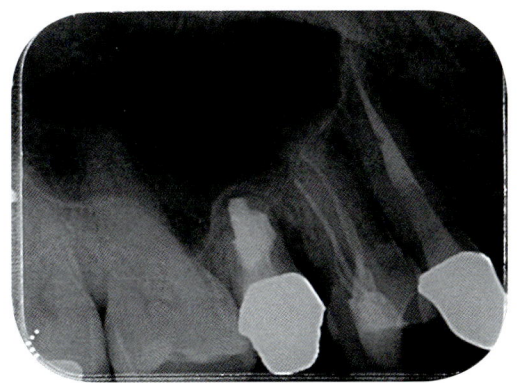

図10 偏近心のデンタルにおいても近心の骨の透過像が認められる（術後12ヵ月）。

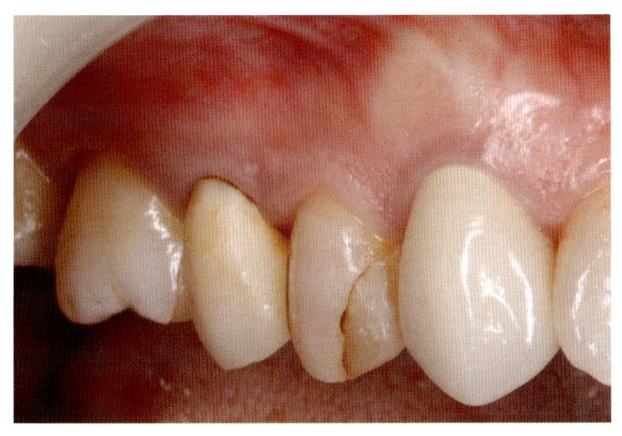

図11 依然としてサイナストラクトを含めた臨床症状に問題は認められない（術後12ヵ月）。

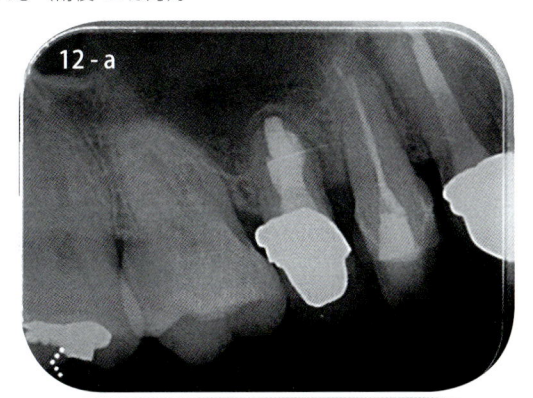

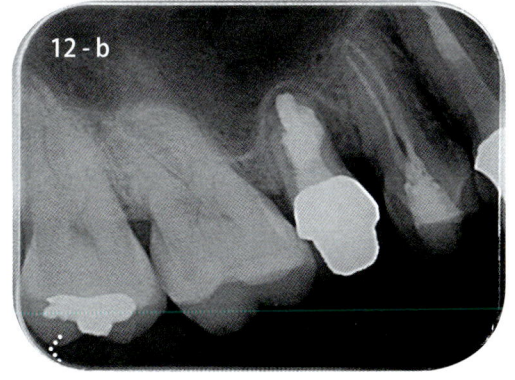

図12 a：近心骨の回復がみられる。b：偏近心のデンタルにおいても近心骨の不透過性が増している（術後20ヵ月）。

エンドペリオ

成功のポイント

　術前に口腔内診査およびデンタルより内部で起きていそうなこと、またその予後の見通しを患者に説明することが大事である。また術中では肉芽の完全な除去をマイクロスコープ下で確認すること、MTAセメントによる封鎖ができていることが重要であると思われる。

考察

　このような複雑なケースでは診査診断とそのうえでの患者説明の重要性を特に強調しておきたい。

　口腔内診査とデンタルにて分かることをリスクや費用対効果を含め提示することはもちろん、「考えられる公平な情報を患者に提供し、治療方法を選択していただく」ということが術者への信頼感を得るだけでなく、ひいては歯科治療というものへの信頼にも影響すると考えている。自分で対処できなくとも、専門医を紹介するという選択肢を提示することも必要であると思われる。

　このケースでは術前から患者との信頼関係をもったまま治療に介入でき、現在も良好な関係にある。今後は近心の骨の変化に注目して経過をみていきたい。

穿孔を伴う歯内歯周病変が非外科的歯内療法のみで治癒した症例

神戸　良　良デンタルクリニック（京都府京都市）

─ 症例概要 ─

年齢・性別：52歳・女性

来院経緯：患者は自発痛と歯肉の腫脹を主訴に近医にて根管治療を介入するも、症状の消失が認められないことと、根管が見当たらず根管治療を行うことが困難であるという理由で当医院を紹介されて来院した。

既往歴：本症例の患歯は 6| である。患者は自発痛と歯肉の腫脹を主訴に近医にて根管治療を介入するも症状の消失が認められないことと根管が見当たらず根管治療を行うことが困難であるという理由で当医院を紹介されて来院した。初診時に自発痛などの不快症状は訴えておらず近医にて水硬性セメントによる仮封がなされていた。患歯の検査において打診痛あり、根尖部圧痛あり、歯周ポケットは頬側中央部に限局した7mmの歯周ポケットを認め同部位から排膿を認めた。動揺度は生理的動揺度以内で正常であった。

術前写真

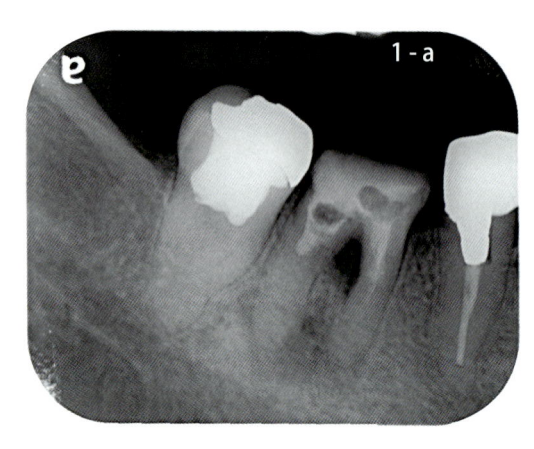
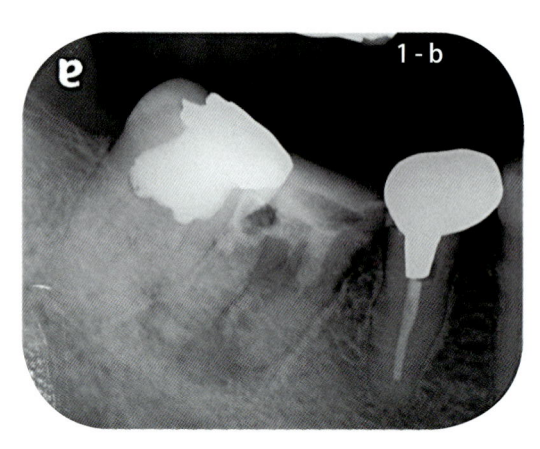

図1　術前の正方線投影（a）と近偏心投影（b）のデンタルエックス線写真。分岐部の骨欠損と根尖透過像を認める。

読者への問いかけ

　本症例は術前に頬側歯肉中央部に限局した深い歯周ポケット、同部位からの排膿、デンタルエックス線写真により分岐部の骨欠損を認める（**図1**）。また、根尖透過像が認められる。限局した深い歯周ポケットの原因として①歯内歯周病変、②穿孔、③歯根破折が考えられる。これらの中で歯周病の関与と歯根破折は歯内療法の介入によって治癒することは考えられない。歯内療法によって解決できる問題は根尖性歯周炎によるものだけである。本症例において、術前に根尖性歯周炎がどのくらい関与しているかの診断が困難であることが、治療介入の意思決定の困難さである。本症例における歯内療法の介入は、原因を探るための診断的治療介入となるのである。

難易度評価表

		条件悪い	妥当	条件良い
補綴学的要因	フェルルの確保 (5点/10点/15点)	●		
	歯冠歯根比 (5点/10点/15点)		●	
歯周病学的要因	動揺度 (1点/2点/3点)		●	
	プロービングデプス (1点/2点/3点)	●		
	支持骨の量 (1点/2点/3点)	●		
	分岐部病変の有無 (1点/2点/3点)	●		
	プラークコントロールレベル (1点/2点/3点)		●	
歯内療法学的要因	外科的介入の難易度 (1点/3点/5点)	●		

23/50 点

診断のポイント

　歯内歯周病変の病態で良好な予後が期待できるものは、Simon の分類で単独で根尖性歯周炎が由来の歯内歯周病変（Primary Endodontic Lesion）のみで他の歯周病との関連が認められるものの予後は歯周病の重症度に左右される。しかし、歯内歯周病変において根尖性歯周炎と辺縁性歯周炎（歯周病）が関与する割合は、歯内療法の介入により高い次元で根尖性歯周炎が排除された後でなければ診断することができない。このことから、診断的治療介入により、高い次元で根尖歯周炎を排除することが重要なのである。

問題点

　根尖性歯周炎を排除するための手段として、非外科的歯内療法と外科的歯内療法がある。本症例において、非外科的歯内療法が奏効せず外科的歯内療法が必要になった場合、分岐部の骨欠損の治癒状況によっては、根尖部骨窩洞と分岐部骨欠損が交通し予後の悪いものとなる可能性がある。

治療方法

　まず、非外科的歯内療法を行った。残存していたう蝕除去を行い隔壁の製作を行った後に、ラバーダム防湿を行い非外科的歯内療法の介入を行った。アクセス窩洞の修正を行い髄腔内の精査を行ったところ、近心根に穿孔を認めた。根尖孔への穿通を試みて近心根の穿通性は得られなかったが、遠心根の穿通を得ることができた（**図2**）。根管拡大形成、根管洗浄、根管貼薬を行った後に穿孔部の修復と根管充填を行った(**図3**)。近心根の根尖部はガッタパーチャとシーラーにて根管充填を行い(**図4**)、穿孔部は MTA にて修復を行った(**図5**)。遠心根はガッタパーチャとシーラーを用いて根管充填を行った。その後、MTA 硬化の確認を行った後にファイバーポストにて支台築造を行った。

エンドペリオ

術中写真

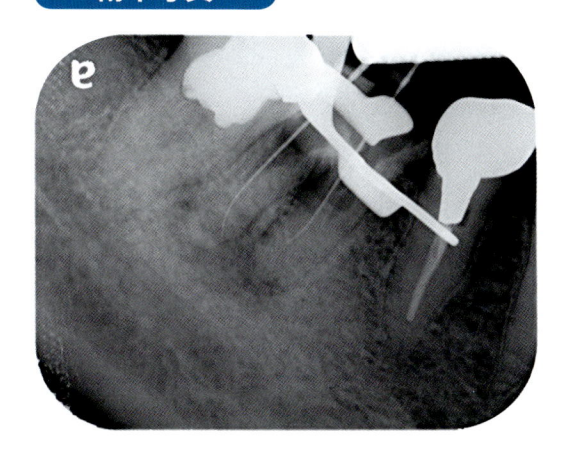

図2　術中のファイル試適。遠心根は穿通性が得られたが近心根の穿通性は得られなかった。

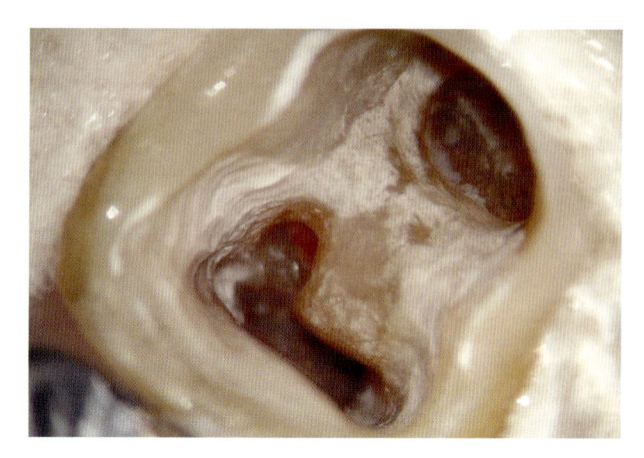

図3 根管充塡直前。近心根頬側に穿孔を認める。

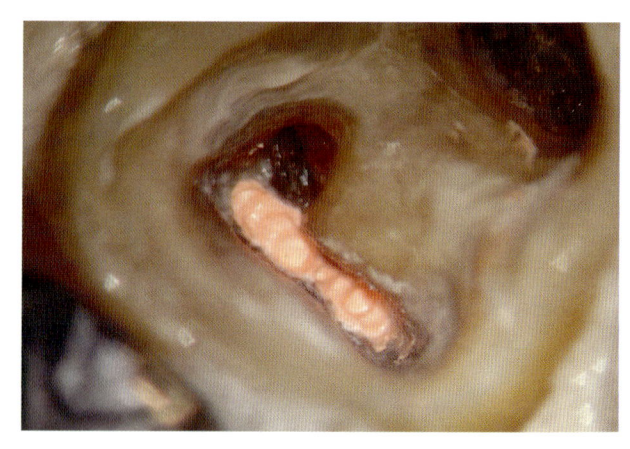

図4 近心根根尖部のガッタパーチャとシーラーによる根管充塡。

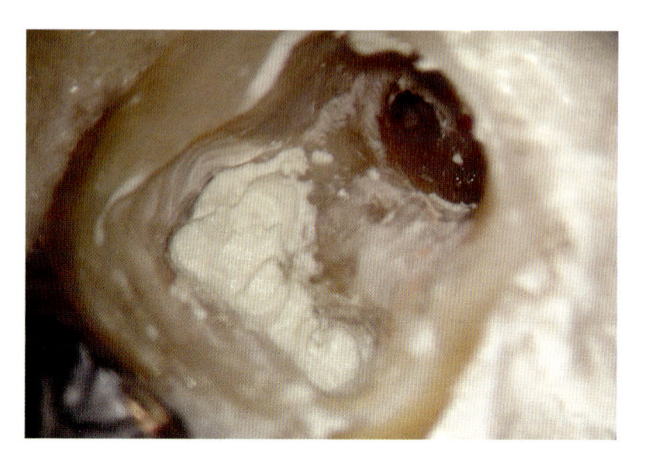

図5 近心根の穿孔部を MTA にて修復を行った。

治療経過

　1回目の来院時に根管拡大形成、根管洗浄、根管貼薬を行い、2回目来院時には打診痛や根尖部圧痛の消失を認めた。2回目の来院時に穿孔修復と根管充塡を行った（**図6**）。術後3ヵ月検診時に初診時の不快症状はすべて消失し、打診痛や根尖部圧痛も認められず頬側歯肉中央部のプロービング値は3mm程度に改善していた（**図7**）。エックス線検査において根尖透過像の改善と分岐部骨欠損のわずかな改善を認める。術後3年検診では、症状は消失したままで打診痛、根尖部圧痛は認められず、根尖透過像の消失と分岐部骨欠損の改善を認めた。頬側歯肉中央部のプロービング値は1mm程度に改善していた（**図8**）。

術後写真

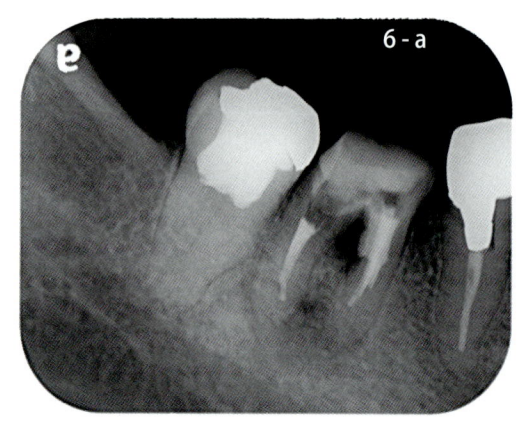

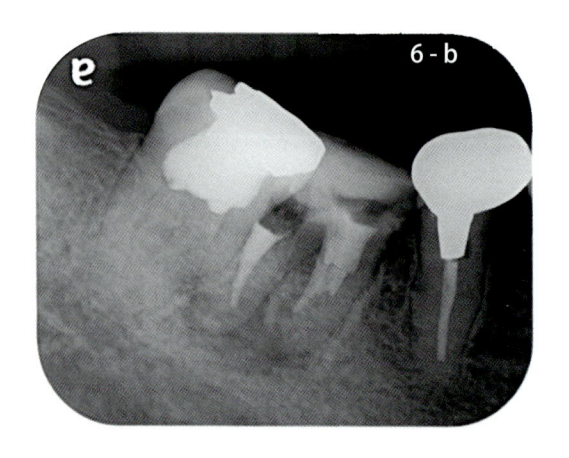

図6 根管充塡直後の正方線投影（a）と近偏心投影（b）。

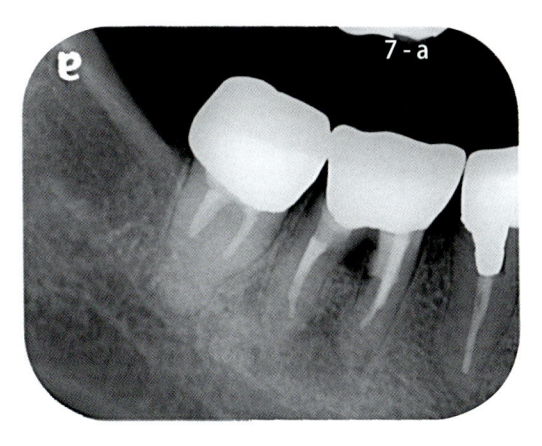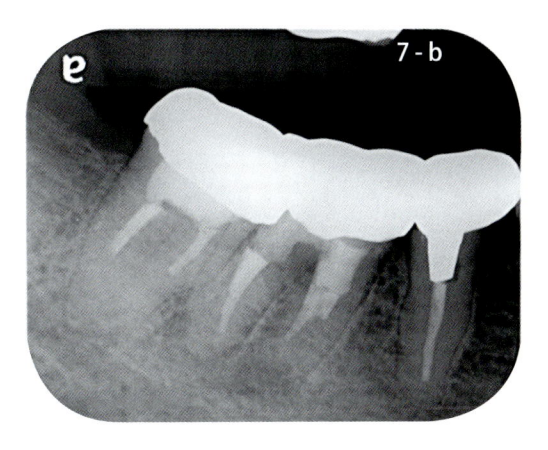

図7 術後3カ月の正方線投影（a）と近偏心投影（b）。根尖透過像の改善と分岐部骨欠損のわずかな改善を認める。

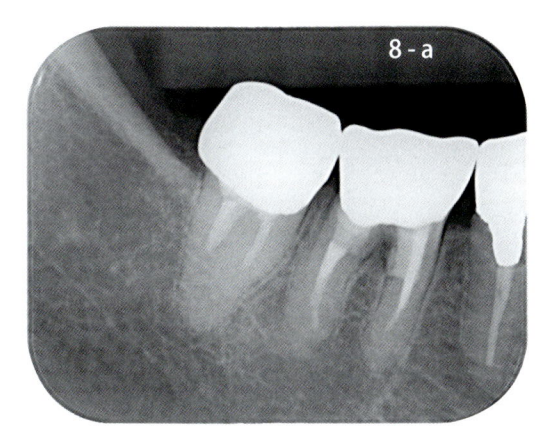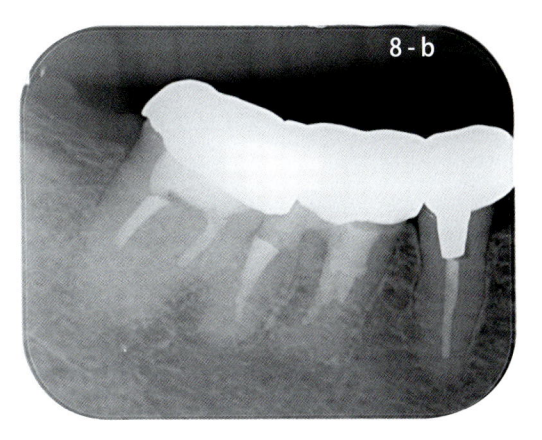

図8 術後3年の正方線投影（a）と近偏心投影（b）。根尖透過像の消失と分岐部骨欠損のかなりの改善を認める。

成功のポイント

　本症例において術前に認められた分岐部の骨欠損と深い歯周ポケットは、歯根破折によるものではなかったことと、術後3年検診の結果から辺縁性歯周炎（歯周病）の関与が少なく、分岐部の穿孔と根尖性歯周炎が病態のほとんどの割合を占めていたことが治癒に至ったポイントであると言える。また、もう一つの重要なポイントは、再生可能な歯根膜やセメント質を歯周治療によって除去してしまわないために、歯内療法後に組織再生のための十分な治癒期間を与えることである。このことによって、原因が根尖性歯周炎にある場合は、適切な歯内療法の介入によって治癒に導かれるのである。本症例においては，非外科的歯内療法によって治癒傾向を認めたため、一切の歯周治療は行っていない。

考察

　歯内歯周病変の治療介入の意思決定で大きな問題は、術前にどのくらいが根尖性歯周炎の関与で、どのくらいが辺縁性歯周炎（歯周病）の関与かを診断することが困難な点である。このような背景から、歯内歯周病変の治療を介入する際は常に診断的治療介入となり、費用対効果が悪くなる可能性があることを術前に患者に伝えておく必要がある。そして、歯内歯周病変の治療で最も重要なことは、診断的治療介入であるがゆえに、歯内療法の介入により高い次元で根尖性歯周炎の除外診断ができる能力が術者に備わっていることが挙げられるのである。本症例はSimonの分類で単独で根尖性歯周炎が由来の歯内歯周病変（Primary Endodontic Lesion）であったため、歯内療法のみの介入による根尖性歯周炎に対する問題解決のみで治癒した症例である。

エンドペリオ

複数の歯根穿孔および
分岐部病変をもつエンドペリオ症例

梅田　貴志　ソフィアデンタルクリニック分院（東京都立川市）

症例概要

年齢・性別：46歳・男性

来院経緯：7⏌における咬合咀嚼時の鈍痛を主訴として来院。

既往歴：約3年前に3回目の再治療を受けたとのことであった。以前の処置による歯質の過剰な切削および分岐部病変が認められる。6⏌は比較的大きな根尖周囲透過像が見られる（**図2**）が症状はなく、根管口部の過剰な歯質切削および被覆冠の不適合を認める。7⏌は損傷の度合いが激しく、予知性は乏しいことが予想されるため治療対象としないほうが良いことを説明したが、患者の歯牙保存に対する強い希望があった。

術前写真

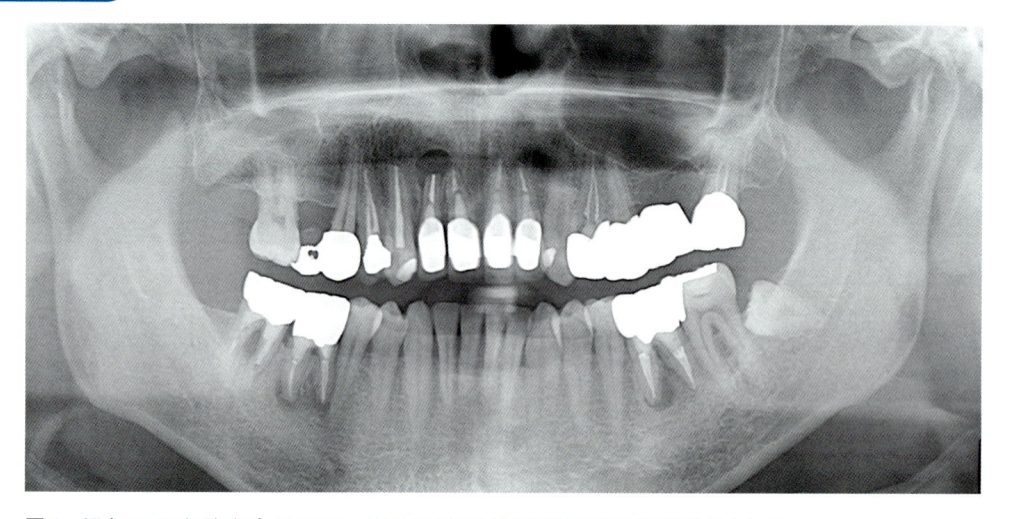

図1　紹介元での初診時パノラマエックス線写真では根尖部透過像が複数散見される。

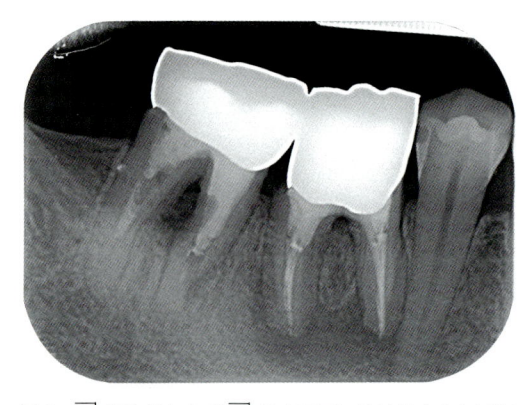

図2　7⏌分岐部および 6⏌根尖周囲に比較的大きな透過像を認める。

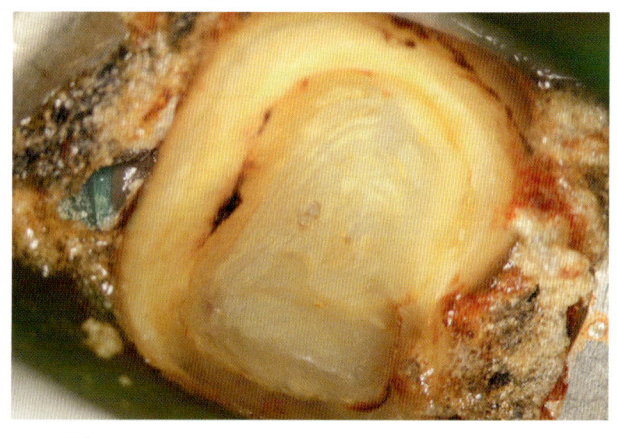

図3　7⏌の歯冠修復を除去した直後の状態。歯質菲薄が予想されるためコア材を慎重に除去する（ミラー像）。

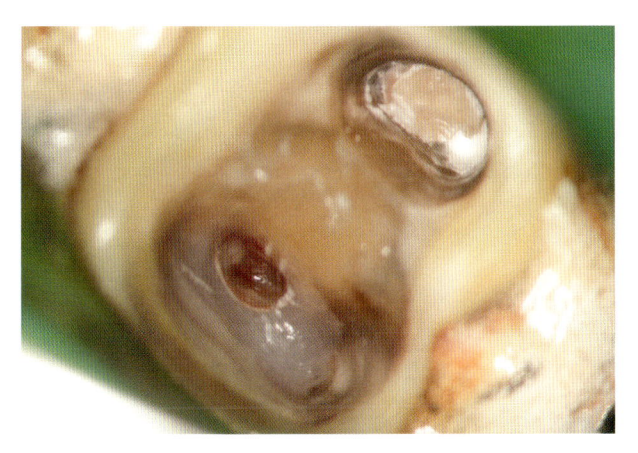

図4 ある程度のコア材を除去したところ。以前の治療による過剰な歯質削除のため、分岐部髄床底頬側と近心根管内彎に穿孔を生じている（ミラー像）。

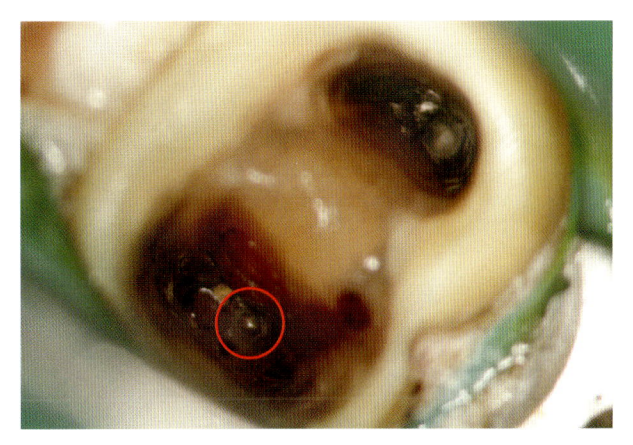

図5 既存の充填材料をすべて取り除いた状態。未処置の根管が認められる（ミラー像）。

読者への問いかけ

　エンドペリオ病変の場合には紹介元の先生との連携が必要となる。なぜなら多くの症例では根尖病変の治癒の見込みは高く予想されるため、紹介元の先生での歯周治療かまたは歯周治療専門医による治療により、ペリオ病変の治癒が見込めるかの意見が重要となるからである。本症例では根管治療と歯周治療が功を奏したとしても、残存歯質量の観点から長期予後に乏しいことも予想しなければならない。補綴修復についてもいくつかの選択肢を用意して患者に説明しなければならないだろう。

難易度評価表

		条件悪い	妥当	条件良い
補綴学的要因	フェルルの確保 (5点/10点/15点)	●		
	歯冠歯根比 (5点/10点/15点)		●	
歯周病学的要因	動揺度 (1点/2点/3点)		●	
	プロービングデプス (1点/2点/3点)	●		
	支持骨の量 (1点/2点/3点)		●	
	分岐部病変の有無 (1点/2点/3点)	●		
	プラークコントロールレベル (1点/2点/3点)		●	
歯内療法学的要因	外科的介入の難易度 (1点/3点/5点)		●	

26/50点

エンドペリオ

🔍 診断のポイント

　根管治療は可能であるがペリオのアプローチと補綴修復の問題点をまず考察しなければならない。7においては初診時に Highly Questionable の診断をしたが、患者の歯牙保存の強い希望があったために施術している。既存の歯質が脆弱なため、歯根破折についても視野に入れておく必要がある。

問題点

　症状の原発がエンドかペリオかを見極めることは難しい問題点である。処置介入の手順を考慮しなければならず、また保存治療ができたとしても下顎第二大臼歯の歯根分割または、最後方歯遠心根を支台としたブリッジでの補綴修復のリスクは高く、本症例での残存歯質が患者の咬合力に長期的に耐えうるかの予知性も非常に乏しいことが予想される問題点である。

治療方法

既存の金属歯冠修復を除去した後にレジン築造体をタービンバーで可及的に削除し、一層残した築造体を超音波チップにて破砕除去した（**図 3 ～ 5**）。未処置の根管領域を含めて機械化学的清掃を行った。メインの洗浄剤は2.5% 次亜塩素酸ナトリウム溶液を用いた。本症例では髄床底の穿孔にはコンポマーとコンポジットレジンのサンドイッチテクニックによる穿孔修理を行い、近心根の根管充塡材にはすべて MTA セメントを用いた。他の根管についてはガッタパーチャを用いた CWCT による根管充塡を行った（**図 6 ～ 9**）。MTA セメントの硬化を確認し、ラバーダム下での直接法にてレジン支台築造を行った（**図 10**）。当院では歯周治療は一切行っていない。

術中写真

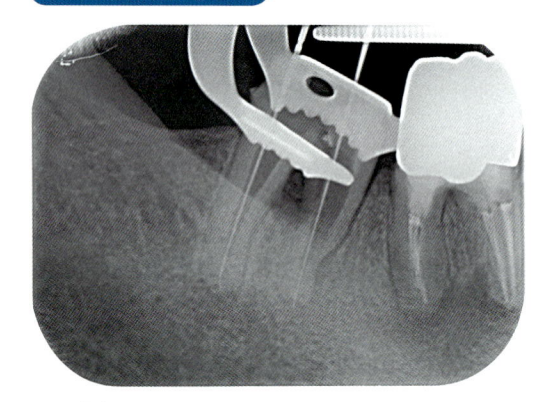

図 6 ⁊| の根管治療中。

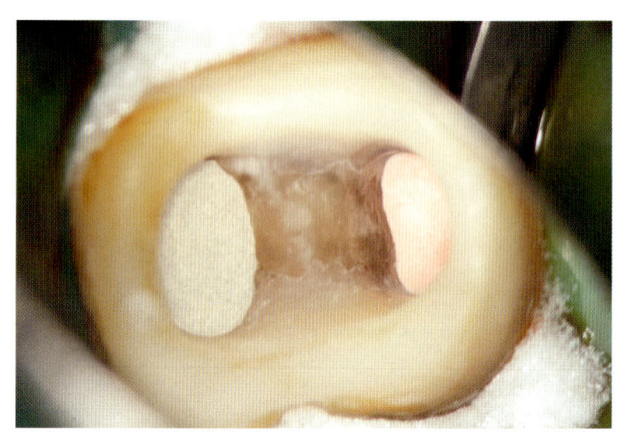

図 7 ⁊| の根管充塡完了、支台築造直前の状態。（ミラー像）。

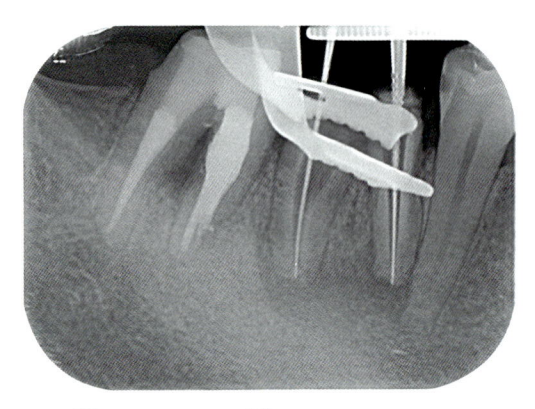

図 8 ⁶| の根管治療時。⁊| の根管充塡材の状態からもわかるように近心根には根尖側、根中央部、根管口部の 3 つの穿孔がある。

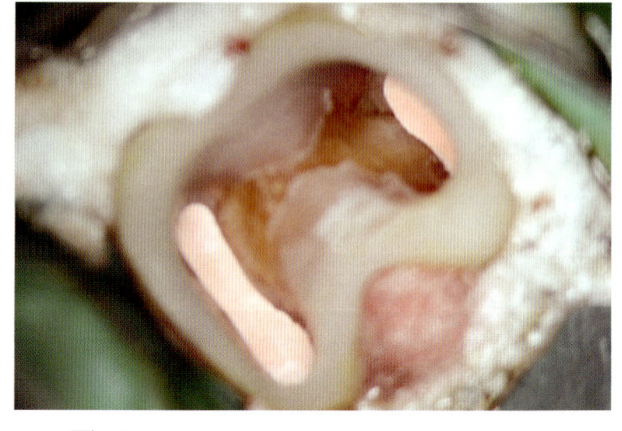

図 9 ⁶| の根管充塡が完了した状態（ミラー像）。

治療経過

⁊| の分岐部根管穿孔から生じていた排膿・滲出液は根管充塡時にも完全消失はしなかった。分岐部歯周組織炎の急性症状も出現していたため、患者と紹介医に歯根分割または近心根分割抜去の必要性を再度説明した。補綴学的観点から最遠心根のブリッジ支台歯はリスクがあるが、適切な歯冠修復と咬合状態により術後 16 ヵ月で異常な臨床所見は見られず、歯周組織および機能回復ともに安定したことを認めた（**図 11**）。

術後写真

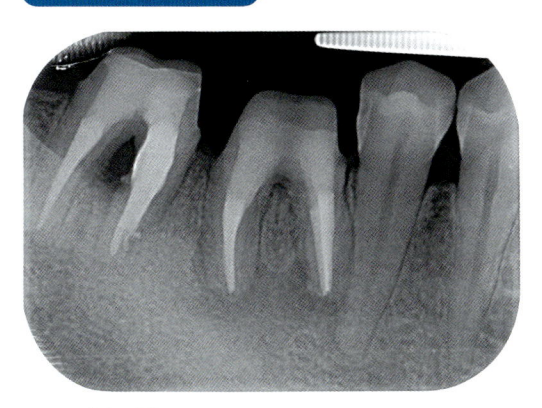

図10 ⌐6⌐、⌐7⌐の根管治療および支台築造が完了した状態。

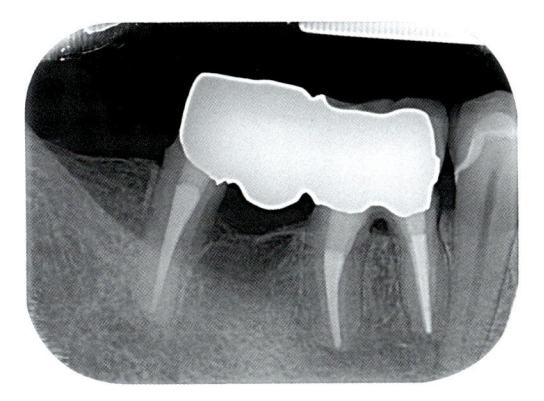

図11 術後17ヵ月経過。⌐7⌐近心根の分割抜去および歯冠修復が完了している。異常な臨床症状は認められなかった。

成功のポイント

　分岐部病変の原発由来がエンドであるかペリオであるかを知ることは非常に困難である。エンドペリオ病変を治療する際には、エンド由来の病変から着手し、経過観察の後にペリオ病変にアプローチするほうが問題解決の近道となる。本症例は根管治療の術式的難易度は高くないと思われるが、術前の患者説明を十分に行っているかが円滑な治療を進行できるかを左右すると考えられる。患者の意思と希望を尊重したうえで、将来的に起こるであろうリスクと施術に対する費用対効果を説明しなければならない。

考察

　エンドペリオ病変を有する症例においては根管治療、歯周治療の成功率と補綴修復処置による予知性を常に考慮して患者に説明しなければならない。多くの症例では、根管治療後に失敗する原因に、歯根破折や歯周病の重篤化が見られる。このように予想できることに関しては術前に説明しておくと、どのような場合においても患者の理解が得られ、患者と術者の間での信頼関係が損なわれることは少なくなるであろう。特に、複数の問題点が見られるコンプロマイズド症例では、費用対効果に優れる治療となるかを術前に判定し、状況に対する患者の深い理解と同意があったうえで処置を行う必要がある。当初、⌐7⌐の近心根については、根管治療を行わずに便宜的処置または分割抜去したうえで治療を進めたいとの術者の希望を伝えたが、不可逆的な処置は治療の結果が出てからにしたいとの患者の強い希望を優先したことも本症例では有益であっただろう。

エンドペリオ

CASE 21
歯根吸収、エンドペリオ症例

尾上　正治　おのえ歯科医院（東京都渋谷区）

― 症例概要 ―

年齢・性別：45歳・女性

来院経緯：元々は ⑤ に症状があり撮影したデンタルエックス線写真上で異常は発見された。**図1**のデンタルエックス線写真は6年前に撮影したもので、⑤ の症状が出る数ヵ月前のものである。⑥ はこの時点では正常に機能していたようである。⑤ の治療が終了し、その3ヵ月後、硬いものが噛めないことと ⑥ の咬合痛を主訴に再来院。

既往歴：遠心根の吸収像、歯肉の腫脹、歯頸部からの排膿が見られ、治療の複雑さを理由に紹介された。エックス線検査による所見では遠心根が歯頸部付近まで喪失もしくは吸収している（**図2**）。過去に外傷や再植術、矯正治療、外科処置を受けた既往はない。ポケットは頬舌側分岐部、遠心頬側、遠心舌側すべて4mm。動揺度は2度。

術前写真

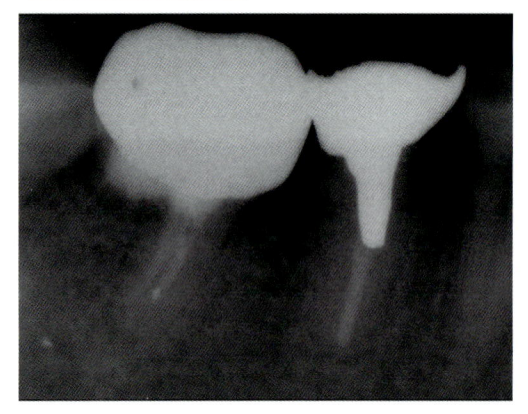

図1　6年前に撮影したデンタルエックス線写真。

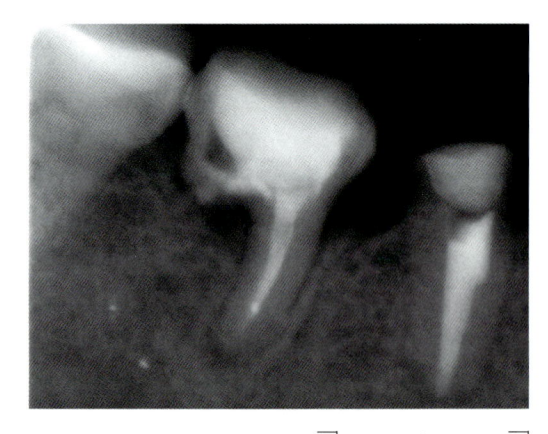

図2　その3ヵ月後、術前では ⑤ の治療が終了し、⑥ の歯冠補綴物、築造体は除去され仮封に置きかわっている。遠心根は歯頸部付近まで消失。その周囲と分岐部、近心根尖に透過像が確認できる。

　読者への問いかけ

　遠心根が歯の維持にほとんど関係していないと思われる状態である。遠心根がこのような状態になった原因は不明であるが、**図1**の写真から、ある時点から症状が出るまでは、この状態で問題なく機能していたわけである。おそらく遠心根周囲の付着が正常で、わずかな歯槽骨にささえられていた遠心根が歯の維持に貢献していたからであろう。現在（症状発症してから）は、この部分の付着は侵され、病的ポケットが存在する。では、主訴と症状の改善のために、遠心根周囲のマネージメントはどのようにしたらよいであろうか？

難易度評価表

		条件悪い	妥当	条件良い
補綴学的要因	フェルルの確保 (5点/10点/15点)		●	
	歯冠歯根比 (5点/10点/15点)	●		
歯周病学的要因	動揺度 (1点/2点/3点)	●		
	プロービングデプス (1点/2点/3点)	●		
	支持骨の量 (1点/2点/3点)	●		
	分岐部病変の有無 (1点/2点/3点)	●		
	プラークコントロールレベル (1点/2点/3点)			●
歯内療法学的要因	外科的介入の難易度 (1点/3点/5点)	●		

23/50 点

診断のポイント

　遠心根の喪失（吸収）以外に、この歯に起こっている問題は近心根の根尖病変を思わせる根尖部透過像と遠心根周囲の付着の喪失である。近心根尖の透過像はおそらく根管系由来のものであるので、外科的歯内療法を含めた歯内療法で解決可能である。遠心根、分岐部の歯槽骨吸収像は遠心根周囲の付着の問題で起きた、いわゆるペリオ由来の問題なのか、短くなった遠心根管由来の感染が増大し付着の喪失を起こしたエンド由来の問題なのか、2つの病因が混合しているのか見極めは本症例では不可能であるが、どちらの治療を優先するのかがポイントになる。

問題点

　患歯が生活歯でないかぎり、エンドペリオの治療原則から、歯内療法を先行するのがセオリーだが、本症例では治療が奏功しない場合は、エンドであろうがペリオであろうが遠心根の保存は望めない。また、その状態で近心根の病変の改善が望めなければ、歯根端切除術が適応され、補綴学的に歯の保存は厳しくなるだろう。

治療方法

　仮封を除去すると、遠心根管口部は肉芽組織で満たされ、根管の根尖部分までは2mmほどしかなかった。また、分岐部には穿孔は見られなかった。遠心根管内の肉芽組織を除去し、感染が疑われる根管壁を超音波チップで削除した。近心根を含め、通法どおり2回法で根管治療を行った（図3）。遠心根の根管充塡はMTAセメント、近心根はガッタパーチャとシーラーにて行った（図4）。この間、ペリオの処置は一切行っていない。

術中写真

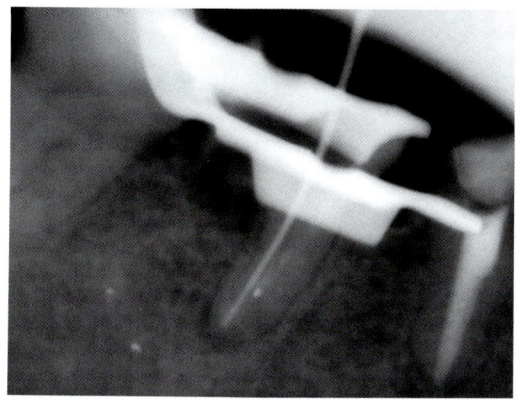

図3　近心根穿通後のファイル試適時のデンタルエックス線写真。

エンドペリオ

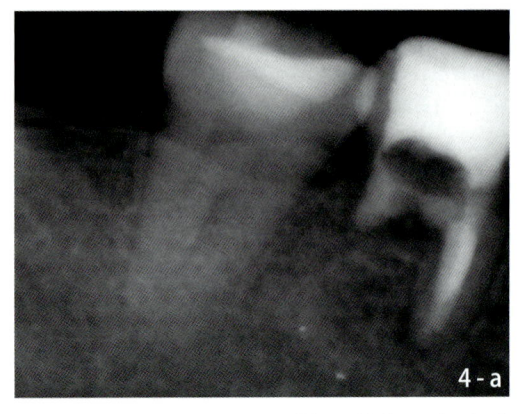
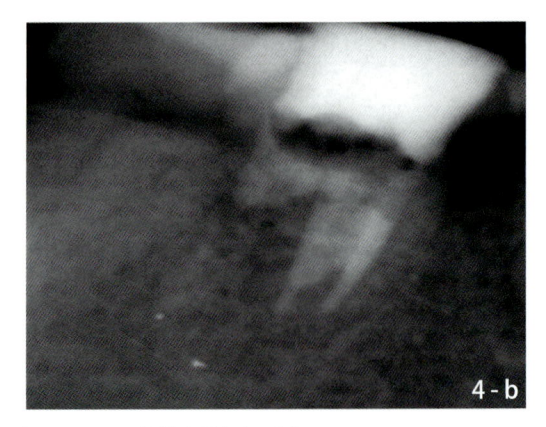

図4 遠心根は MTA セメント（a）、近心根はガッタパーチャとシーラーで根管充塡した（b）。

治療経過

　1回目の根管治療以降、症状は消失し、根管治療は MTA の硬化確認を含め3回で終了した。その後、3ヵ月後の予後観察では遠心根周囲、分岐部のプロービング値、動揺度に改善がみられたため、最終補綴物が装着された。1年、3年、5年の経過観察（**図5〜7**）において、近心根、遠心根、分岐部周囲の透過像はみられていないため、外科的歯内療法はもちろん、ペリオ処置も行っていない。

術後写真

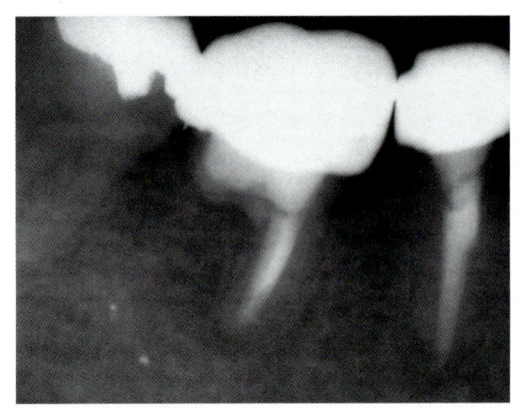
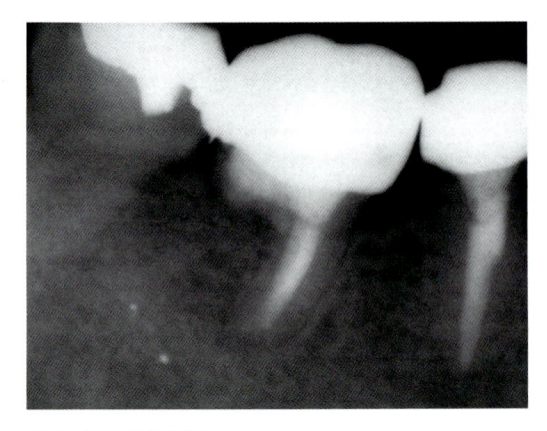

図5　術後1年経過。近心根尖透過像も遠心根、分岐部周囲の透過像も改善している。

図6　術後3年経過。

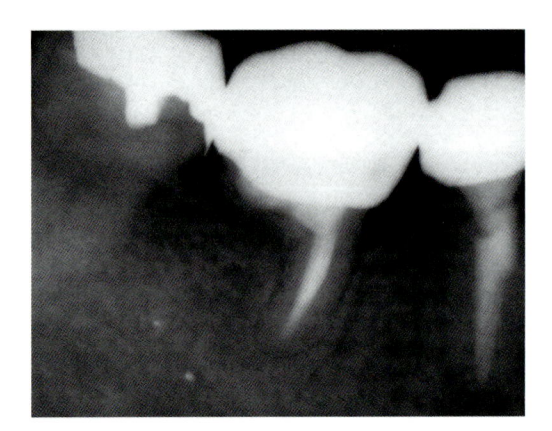

図7　術後5年3ヵ月経過。

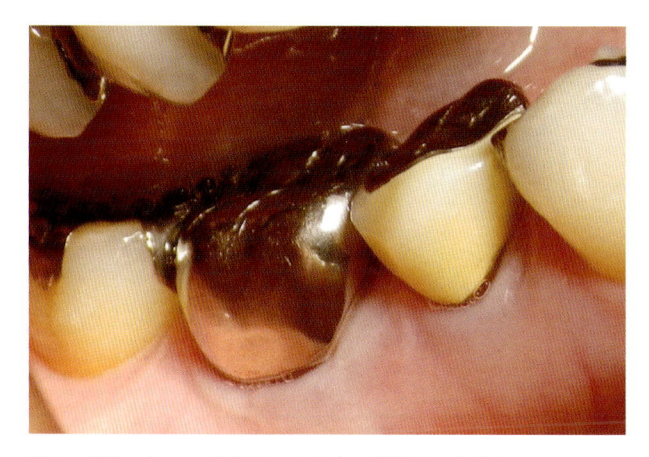

図8 術後5年3ヵ月経過。クラウンは単冠で装着されている。

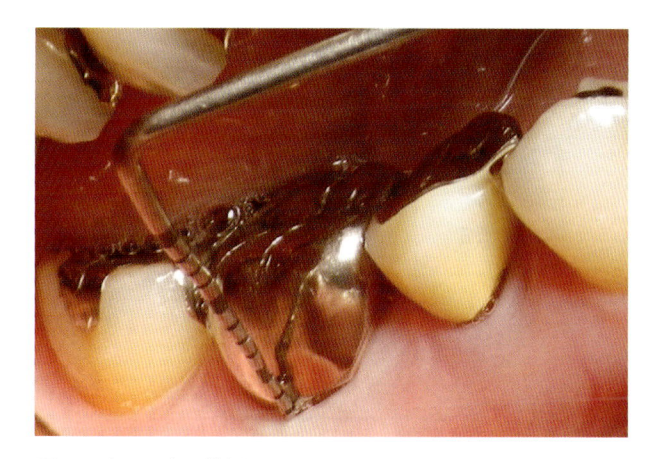

図9 プロービング値も問題なし。BOPマイナス。

成功のポイント

　分岐部を含む遠心根周囲の付着の喪失をいかに改善できるかが成功のポイントであり、エンドペリオ病変を治療するにあたり、治療の進め方は重要である。遠心根はわずかではあるが根管が存在するため、エンド由来の病変の可能性もありうる。しかし、この病因がエンドであるか、ペリオであるかを知ることは不可能である。つまり、治療法が決定できない。通常はエンドペリオ病変を治療する際には、外科を含めた歯内療法を先に行い、治療に反応しない部分がペリオ病変ということになり、そこからペリオの治療を開始する。本症例では、もし、遠心の病変が通常の根管治療に反応しなければ外科的歯内療法の適応となり、結局遠心根の保存は望めなかった。成功のポイントは病変がエンド由来であり、かつ通常の歯内療法に反応した病変だったからである。

考察

　本症例においては、結果的に病因がエンド由来ということで、根管治療のみで付着の改善もみられ、術前のままの状態で歯の保存が可能となった。病因がペリオ由来、もしくは外科的歯内療法まで必要になれば、遠心根の保存は困難であったであろう。そのような場合には治療計画の変更があることを術前に患者に伝えておかなければならない。

　また、問題が解決したとしても（歯の保存が成功したとしても）、長期予後のためには付着の維持のための注意深いメインテナンスが必要になることは言うまでもない。

エンドペリオ

CASE 22 根尖病変と交通する分岐部病変を有するエンドペリオ症例

林 佳士登　銀座しらゆり歯科（東京都中央区）

症例概要

年齢・性別： 26歳・女性

来院経緯： 6 で咬合痛・自発痛・頬側歯肉の圧痛を自覚し、頬側歯肉の腫脹および瘻孔の形成を生じており、かかりつけ医より診査・診断・加療の依頼があった。

既往歴： デンタルエックス線写真にて、分岐部に透過像が確認でき（**図1-a**）、同部の歯周ポケットは10mmオーバーである。咬合面にはコンポジットレジンによる修復治療がなされており（**図3**）、デンタルエックス線写真からは、かなり歯髄に近接していることが確認できる（**図1-c**）。また、強い自発痛の既往があり歯髄診の結果、歯髄に生活反応は見られなかった。瘻孔にガッタパーチャを入れて（**図4**）デンタルエックス線写真を撮影したところ、根尖部に到達していた（**図1-b、c**）。

術前写真

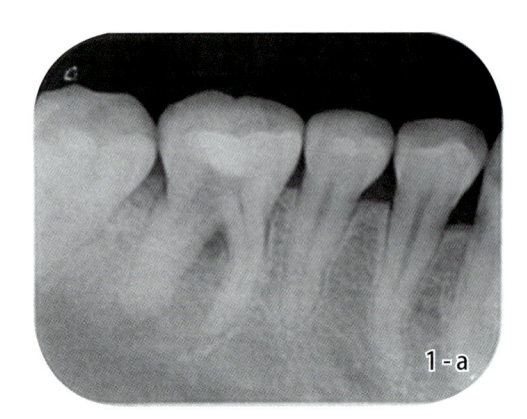
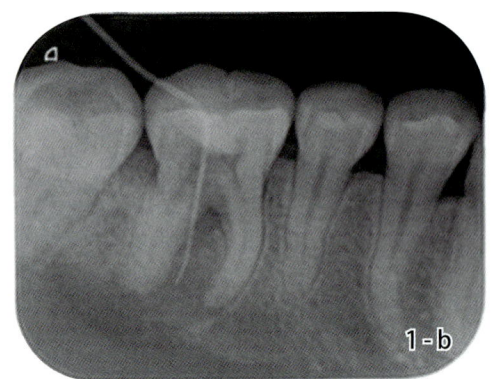
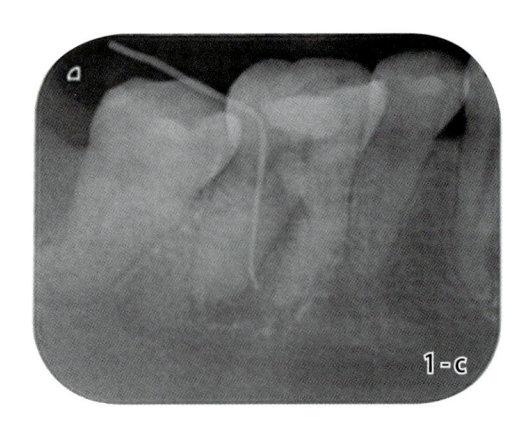

図1　分岐部に透過像が見られる（a）。瘻孔に入れたガッタパーチャは根尖部へ到達している（b）。また、歯髄に近接した修復物と遠心根管口付近の分岐部に歯根吸収のような像がある（c）。

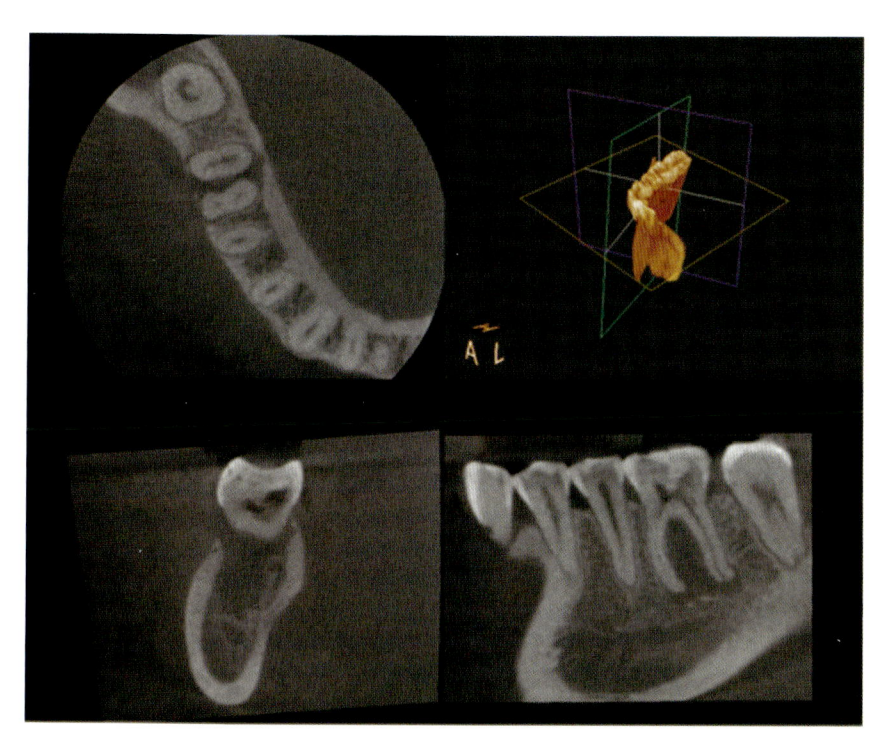

図2 根尖部から分岐部にまたがる大きな骨透過像が確認できる。また、分岐部付近の皮質骨は喪失している。

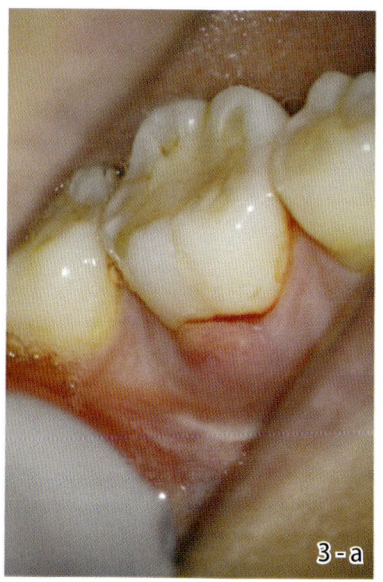
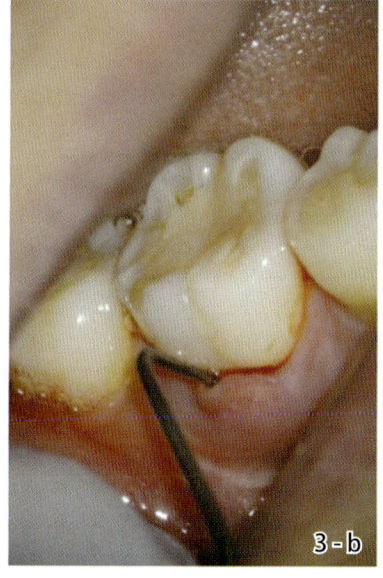

図3 頬側中央に歯肉の腫脹を認め（a）、同部に限局性で10mmオーバーの歯周ポケットを認める（b）。咬合面にはコンポジットレジン修復がなされている。

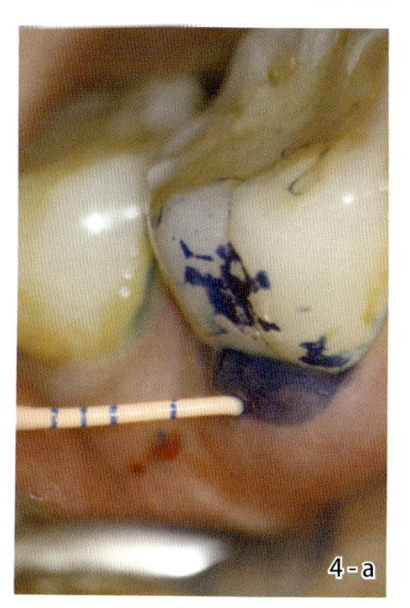
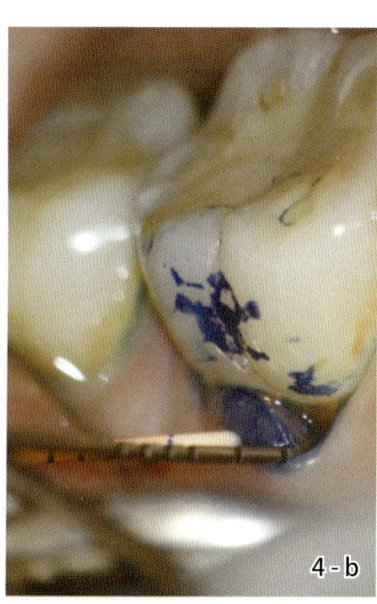

図4 排膿路の確認のためにガッタパーチャを挿入している（a）。メチレンブルーにて染色可能なクラックは認められなかった（b）。

エンドペリオ

読者への問いかけ

　根尖病変と深い歯周ポケットが交通しているエンドペリオ病変においては、どこまでがエンド病変で、どこまでがペリオ病変であるのか区別はできるであろうか。

　エンドとペリオそれぞれの範囲を知るには、根尖性歯周炎に対する治療を行って経過を見るという診断的な治療手順が必要となる。

　したがって、このようなエンドペリオ病変においては、エンド治療を先に行い、2～3ヵ月待って再評価してからペリオ治療へ進むという原則に沿って治療の手順を組み立てる必要がある。歯自体が保存できるかどうかについてはペリオ病変の経過に左右されるため、分岐部の歯槽骨の破壊がペリオ由来であることも想定しつつ、術前に患者に十分に説明し、かかりつけ医にも情報を共有しつつ理解を得ておくことが重要である。

難易度評価表

		条件悪い	妥当	条件良い
補綴学的要因	フェルルの確保 (5点/10点/15点)			●
	歯冠歯根比 (5点/10点/15点)			●
歯周病学的要因	動揺度 (1点/2点/3点)		●	
	プロービングデプス (1点/2点/3点)	●		
	支持骨の量 (1点/2点/3点)		●	
	分岐部病変の有無 (1点/2点/3点)	●		
	プラークコントロールレベル (1点/2点/3点)		●	
歯内療法学的要因	外科的介入の難易度 (1点/3点/5点)	●		

39/50 点

 診断のポイント

　歯根破折の診査としてメチレンブルー染色を行ったが、破折線は認められなかった。また、年齢と周囲の歯の状況から見て、この歯のみに歯周疾患としての分岐部病変が単独で生じたとは考えにくい。したがって、この症例の術前の段階での診断としては、破折や歯周病よりも、エンド病変に由来して歯周組織を通じた排膿が起こっており、ペリオ病変はないものの見た目は歯周膿瘍に似た病変が生じている（Primary endodontic diseases）可能性が疑われるものの、そこからペリオ病変が2次的に生じている（Primary endodontic disease with secondary periodontal involvement）、ペリオ病変から生じた歯髄の失活である（Primary periodontal disease with secondary endodontic involvement）、あるいはペリオ病変とエンド病変が別個に存在していて病変が交通している（True combined lesions）可能性も完全には除外できない。

 問題点

　分岐部の皮質骨は喪失しており、それが歯髄の壊死・感染から引き起こされてきた病変の影響だとしても、二次的な歯周組織の感染が生じてきている可能性を否定できない。その場合はエンド治療後の経過観察にて分岐部の歯周組織が回復しない可能性が考えられ、ペリオ領域からのアプローチが必要となる可能性がある。その場合、歯の予後はペリオ治療での予知性に委ねられるであろう。

治療方法

　まず診査・診断を行い、術前の時点では破折は確認できないが治療中に発見されることもあり得ること、エンドペリオ病変の治療方針などを説明・同意のうえで治療を行った。処置の内容であるが、浸潤麻酔後にラバーダム防湿と術野の消毒を行い、アクセス形成、超音波チップによる石灰化物の除去、根管の探索、ストレートラインアクセス、根管形成、化学的洗浄（Passive Ultrasonic Irrigation を含む）、根管貼薬までを1回で行った（**図5**）。術中の洗浄は3％次亜塩素酸ナトリウム溶液と17％ EDTA、根管貼薬には水酸化カルシウム＋精製水を用いた。次回来院時に CWCT（GP ＋キャナルス）にて根管充塡を行った。以降の修復処置はかかりつけ医に依頼した。

術中写真

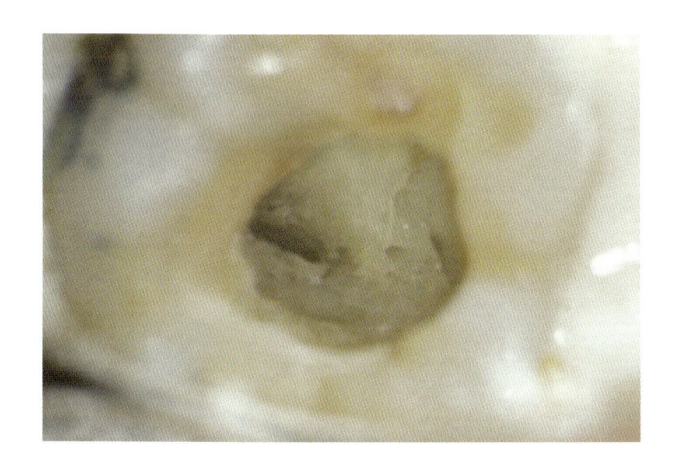

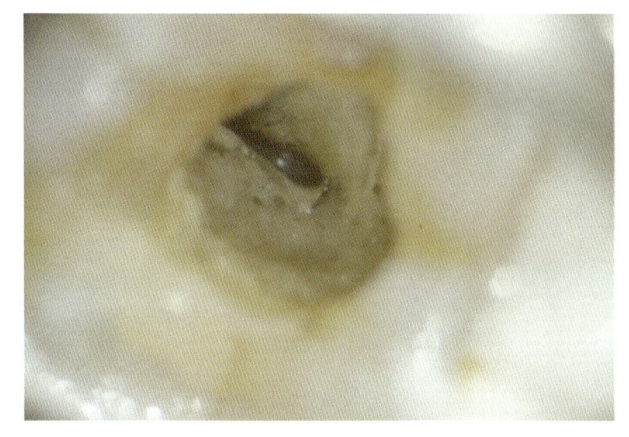

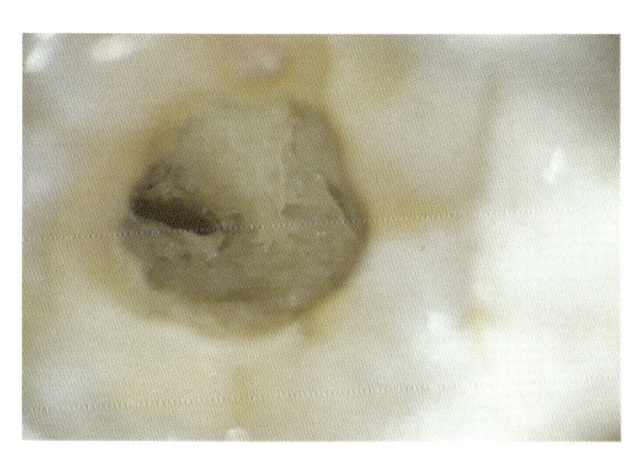

図5　アクセス形成中。吸収像のように見られた部分には多孔性の石灰化物が何層にも折り重なっていたため、超音波チップ等で除去を行う必要があった（すべてミラー像）。

 治療経過

　1回目の根管治療に反応して頬側の腫脹と瘻孔、疼痛などの症状は消失した。2回目の治療時に根管充塡を行い、以降の修復治療はかかりつけ医に患歯の歯周治療を2〜3ヵ月行わないように伝えたうえで依頼した。術後4ヵ月経過においては築造まで完了しており、デンタルエックス線写真では分岐部と根尖部の透過像が消失傾向が見られた。術後1年4ヵ月経過においては、分岐部と根尖部の透過像は消失しており、CT像においては根尖部から分岐部にまたがる透過像の完全な消失と、分岐部の皮質骨の回復が確認できた。頬側中央の歯周ポケットも2mm以内と落ち着いている。

エンドペリオ

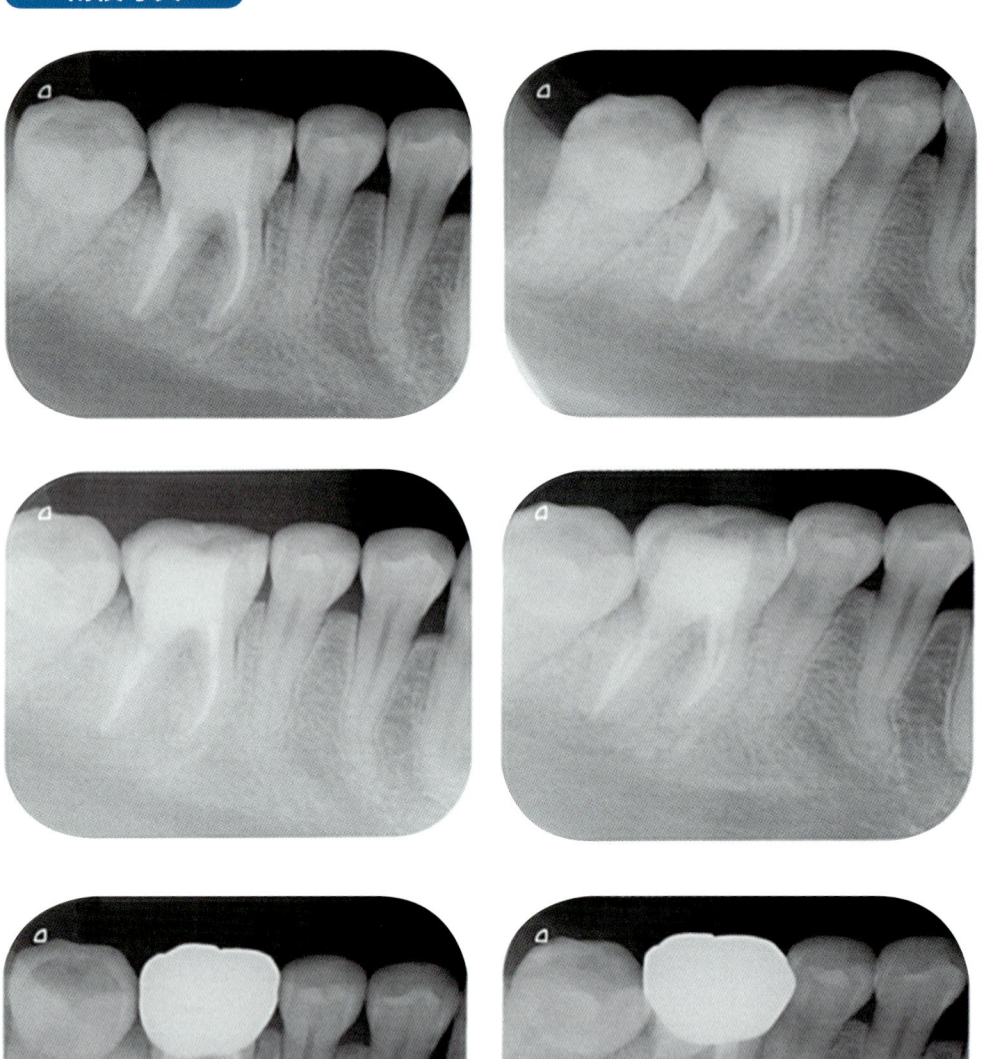

図 6 根管充塡後。この後の修復処置からは、かかりつけ担当医に施術してもらった。その際、担当医へ 2 ～ 3 ヵ月は患歯の歯周治療を行わないよう伝えた。

図 7 治療後 4 ヵ月。分岐部の透過像は消失傾向である。

図 8 治療後 1 年 4 ヵ月。分岐部の透過像は消失している。

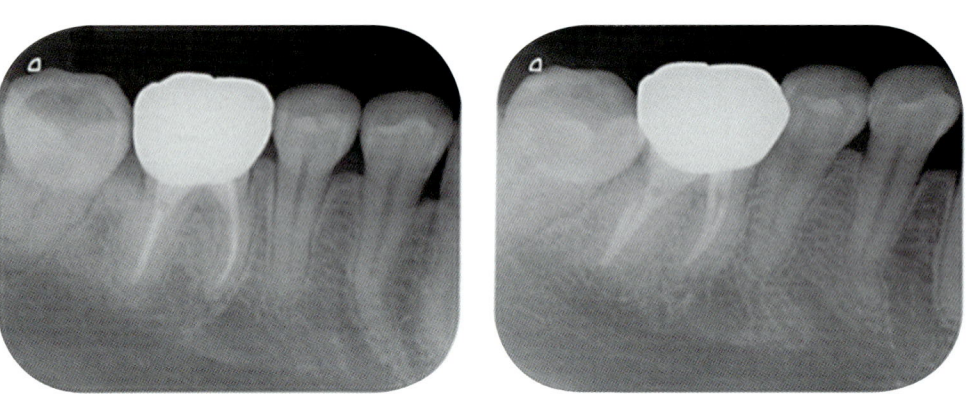

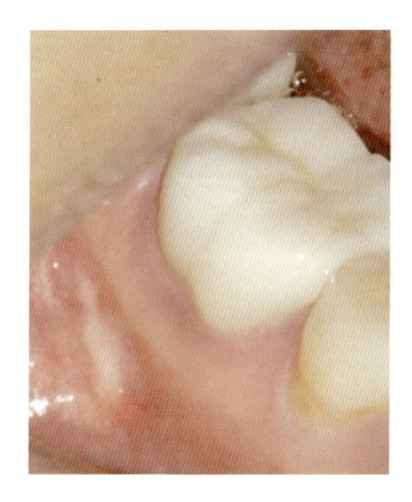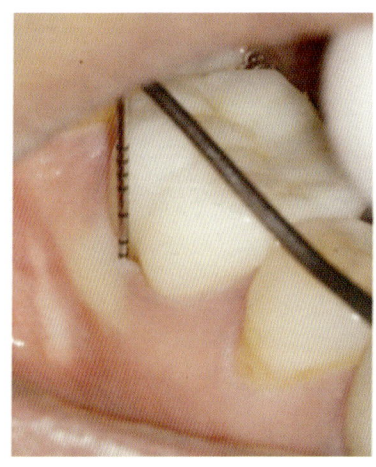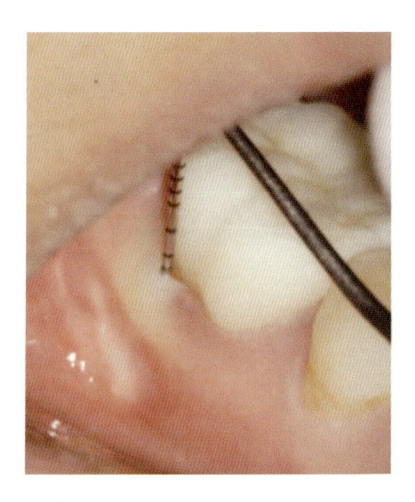

図 9 治療後 1 年 4 ヵ月。全部被覆冠が装着されている。歯周ポケットは 2mm 以内と落ち着いている。

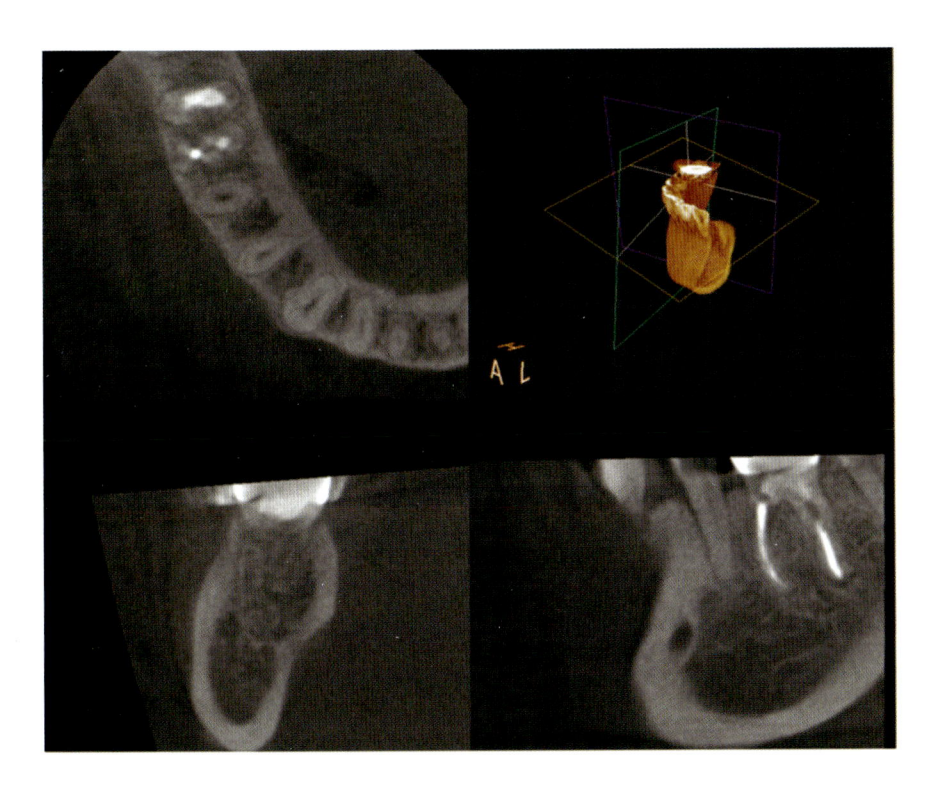

図10　治療後1年4ヵ月。デンタルエックス線写真においては分岐部の皮質骨が歯冠と重なり読影できないため、同部の経過を確認するためにCTを撮影した。根尖部から分岐部の透過像は消失している。また、分岐部の皮質骨が回復していることも確認できる。

成功のポイント

　エンドペリオ病変においては、まずはエンド治療を先に行い、ルートプレーニングなどの歯周処置は行わずに2〜3ヵ月待ち、ペリオ的な再評価を行い、必要であれば歯周処置へ移行するという原則を守ることが重要である。本症例においても原則に沿い、エンド治療終了後から2〜3ヵ月間、歯周治療は一切行わず経過を見ているが、エンド担当医とかかりつけ医がこの点について共通の理解をもっているかどうかは重要なポイントである。

　根管治療に関しては、感染根管、根管の合流や彎曲、歯髄腔内の石灰化物に対する配慮が必要であったが、特に石灰化物は歯髄結石のような典型的な形態でなかったため、慎重に除去を行う必要があった。

考察

　本症例における分岐部の深い歯周ポケットをはじめとする歯周組織の破壊は、結果的にすべてがエンド病変由来のものであった。「エンド病変に由来する歯周ポケット」の場合は、エンド治療を行うことにより影響を受けていた部分の歯周組織の治癒が起こりうる。この治癒は歯根膜の機能によると考察されるが、エンド由来のエンドペリオ病変の場合、エンド治療に先立って歯周ポケット内の歯周治療が行われると治癒に必要な歯根膜を剥がしてしまい、歯周組織の治癒が損なわれてしまうため、治療手順の組み立てが重要となる。

　本症例においては10mmを超える歯周ポケットや分岐部の皮質骨の破壊などペリオ的には決して楽観的な状況ではなかったのであるが、エンド治療終了後から2〜3ヵ月間、歯周治療は一切行わず経過を見ることにより、幸いにも歯周治療を追加で行う必要はなくなり、術後1年4ヵ月経過において分岐部の皮質骨を含めて良好な治癒を確認できている。術前の歯周ポケットこそ深かったものの、エンド由来単独のエンドペリオ病変（Primary endodontic diseases）としては典型的な治療経過をたどったと言える。

エンドペリオ

根尖病変と交通しない分岐部病変を有するエンドペリオ症例

林　佳士登　銀座しらゆり歯科（東京都中央区）

症例概要

年齢・性別：60歳・女性

来院経緯：前医にて 6| にインレーを入れた後、痛みが続いていたため、かかりつけ医を受診。

既往歴：前医では頬側の歯周ポケットが深いという理由でパーフォレーションの疑いを指摘されており、安静にするよう指導され、1日に何回か手指にて排膿させていたとのこと。かかりつけ医にて 6| のインレーが除去された後、紹介にて来院となった。

　検査所見であるが、6| は歯髄診査にて生活反応はみられず、打診痛があり、頬側歯肉に瘻孔がみられ、頬側中央の歯周ポケットは7mmであった。

術前写真

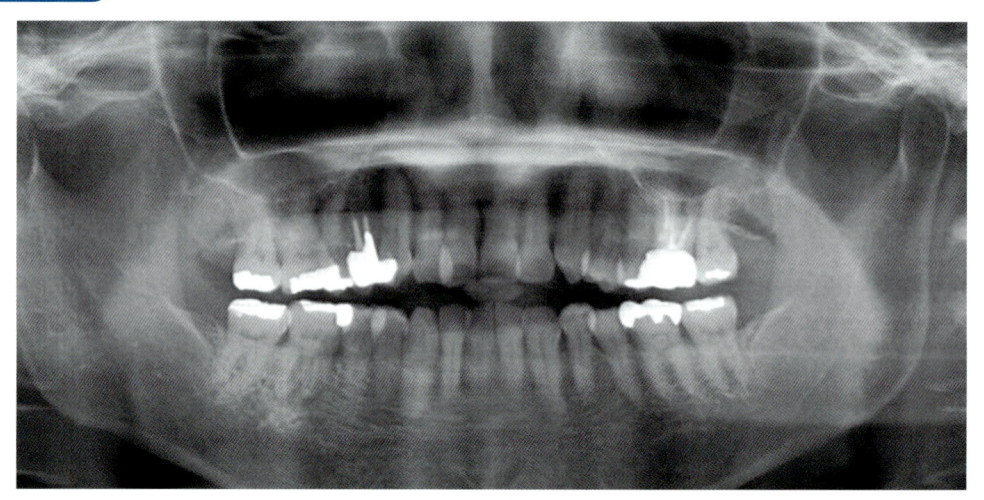

図1　かかりつけ医での初診パノラマエックス線写真。6| の根尖部周囲に透過像を認める。

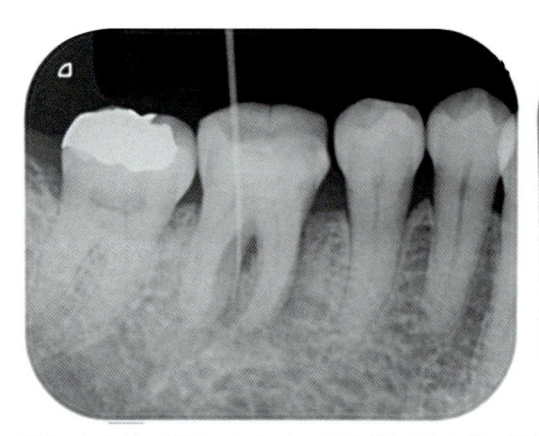
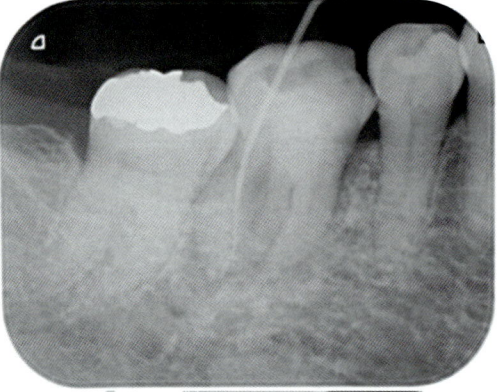
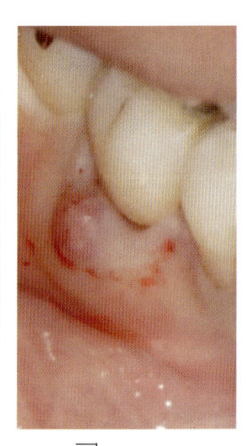

図2　かかりつけ医にてインレー除去がなされた後、紹介にて来院。瘻孔にガッタパーチャを挿入したところ、根尖部に到達していた。分岐部にも透過像を認める。

図3　6| の頬側中央の歯肉には腫脹を伴う瘻孔がみられた。

読者への問いかけ

　歯髄の失活と根尖性歯周炎、頬側中央の歯周ポケットが 7mm であるため、これはエンドペリオケースである。したがって治療方針はエンドペリオのマネージメントを行うことである。

　患者は 60 歳であることから、頬側中央の歯周ポケットがペリオ由来である可能性は十分に考えられる。しかしながら、今回のケースでは歯髄腔内は感染しており、必要な根管治療がまだなされていない状況である。海外のデータではあるが、Vertucci は下顎第一大臼歯 23/100 本に分岐部への側枝がみられたと報告している。したがって、髄床底に存在する側枝から分岐部に炎症が生じた結果、根尖病巣と交通はないもののエンド由来の歯周ポケットが形成された可能性も考慮しなければならない。

難易度評価表

		条件悪い	妥当	条件良い
補綴学的要因	フェルルの確保 (5点/10点/15点)			●
	歯冠歯根比 (5点/10点/15点)		●	
歯周病学的要因	動揺度 (1点/2点/3点)		●	
	プロービングデプス (1点/2点/3点)	●		
	支持骨の量 (1点/2点/3点)		●	
	分岐部病変の有無 (1点/2点/3点)	●		
	プラークコントロールレベル (1点/2点/3点)		●	
歯内療法学的要因	外科的介入の難易度 (1点/3点/5点)	●		

34/50 点

 ## 診断のポイント

　全顎的には重度の歯周病はみられない。6 には歯髄壊死と根管の感染があり、もし分岐部病変が歯髄腔内の細菌によって分岐部側枝の開口部に生じた炎症単独（Primary endodontic diseases）であれば、エンド治療にて根尖性歯周炎とともに治癒する可能性がある。しかし、ペリオ病変が二次的に生じている（Primary endodontic disease with secondary periodontal involvement）、あるいはエンド病変とペリオ病変が互いに交通なく別個に存在する可能性も除外できない。

 ## 問題点

　年齢的にみても分岐部の歯周ポケットが歯周病由来のものである可能性は当然疑うべきである。また、破折の可能性も疑わなければならない。エンド治療により歯周ポケットが改善しないことも考えられ、ペリオ的なマネージメントが必要になる可能性を患者とかかりつけ医に伝えて理解を得ておく必要がある。

 ## 治療方法

　初回の来院時に診査・診断を行い、説明・同意のうえで治療を行った。処置の内容であるが、浸潤麻酔後にラバーダム防湿と術野の消毒を行い、アクセス形成、根管の探索、ストレートラインアクセス、根管形成、化学的洗浄（Passive Ultrasonic Irrigation を含む）、根管貼薬までを一回で行った（**図4**）。術中の洗浄は 3％次亜塩素酸ナトリウム溶液と 17％ EDTA、根管貼薬には水酸化カルシウム＋精製水を用いた。次回来院時に CWCT（GP ＋キャナルス）にて根管充填を行った（**図5**）。以降の修復処置はかかりつけ医に依頼した。

エンドペリオ

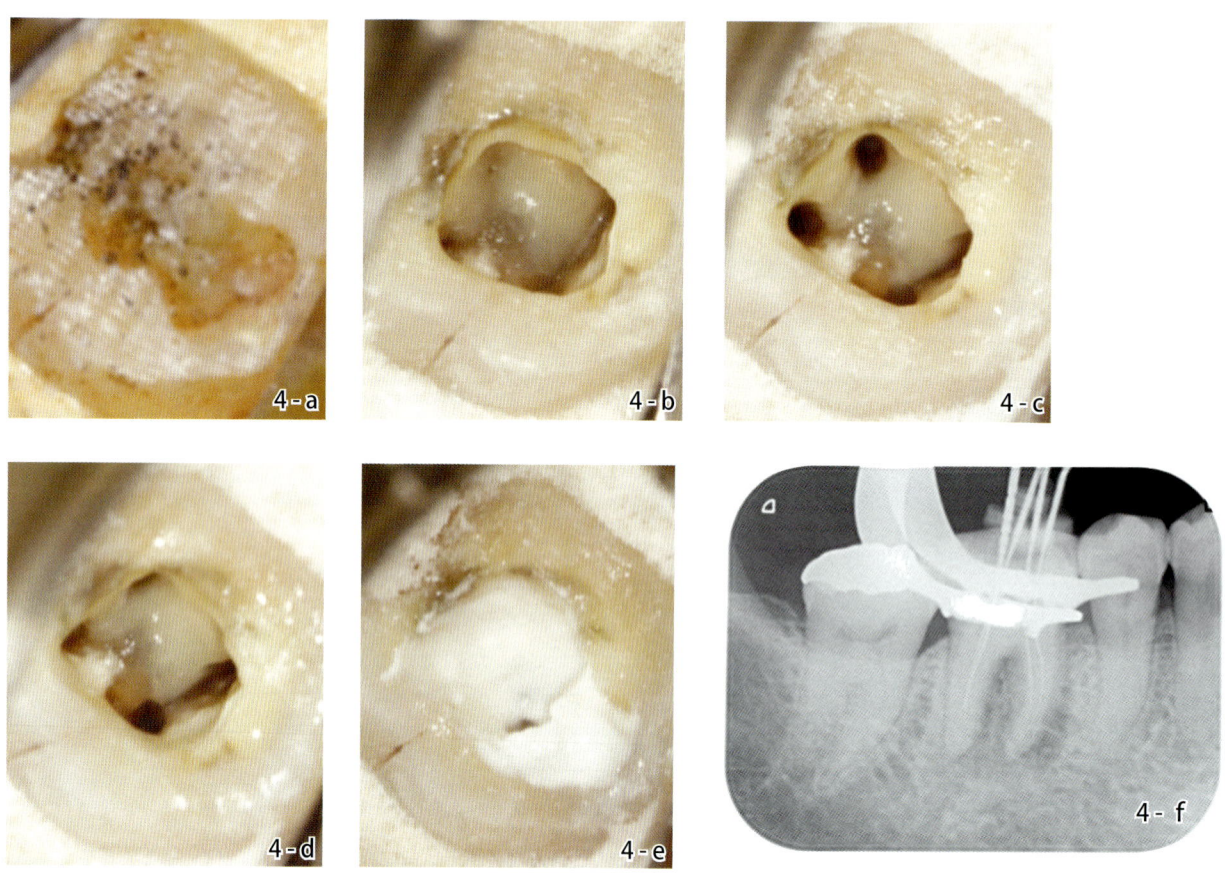

図 4 まずラバーダム防湿と術野の消毒を行った（a）。術前の診断どおり、天蓋除去時には歯髄腔からの出血はみられなかった（b）。初回の治療でアクセス・根管の探索・ファイルトライ・根管形成・洗浄を完了させて、水酸化カルシウムと精製水にて貼薬した（c~f）。根管形成完了後近心根管（c）、遠心根管（d）、貼薬時（e）、ファイルトライ時のデンタルエックス線写真（f）。

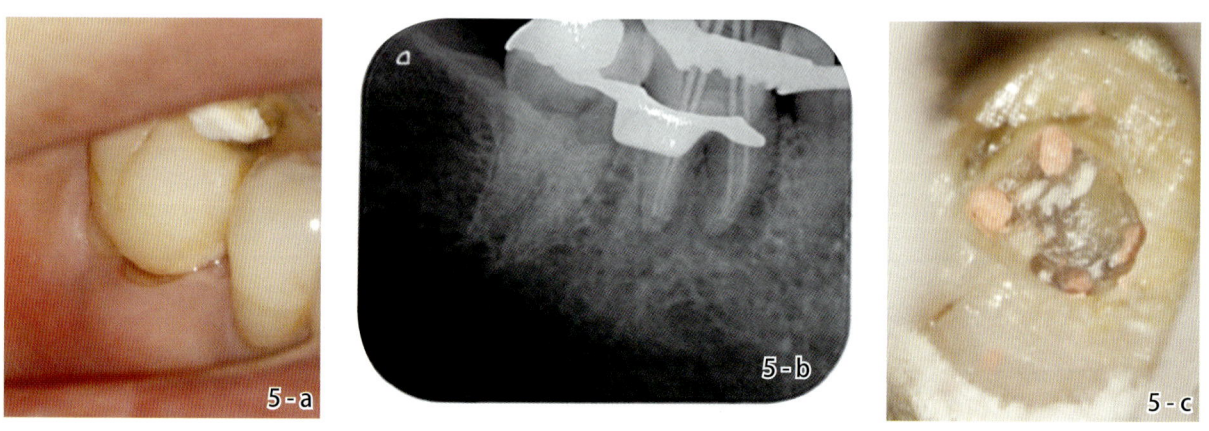

図 5 2回目の来院時には腫脹と瘻孔は消失していた（a）。ガッタパーチャポイントを試適した後（b）、CWCTにて根管充填を行った（c）。

治療経過

　初回の診断どおり、アクセス時には歯髄腔からの出血はみられなかった。根管治療に反応して腫脹と瘻孔は消失し、歯周ポケットにも改善がみられた。以降の修復治療はかかりつけ医に依頼したが、頬側中央の歯周ポケット内のルートプレーニングなどの歯周治療については 2 ～ 3 ヵ月行わないように伝えた。術後 7 ヵ月経過においては分岐部と根尖部の透過像は消失しており、頬側中央の歯周ポケットも 2mm と落ち着いているのが確認できた（図8）。

術後写真

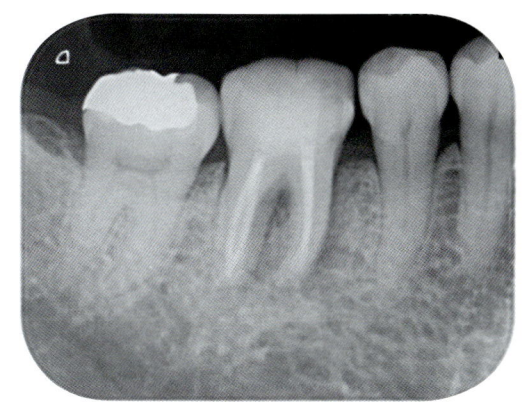
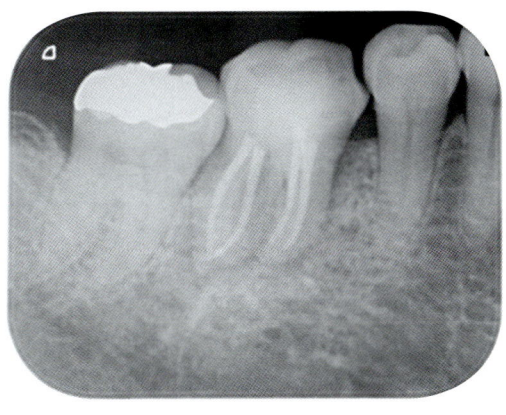

図6 根管充塡後（正方線と偏近心投影）。臨床的な症状は消失しているが、この段階ではまだ透過像がみられる。

図7 術後7ヵ月経過。分岐部の歯周ポケットは2mmと落ち着いている。

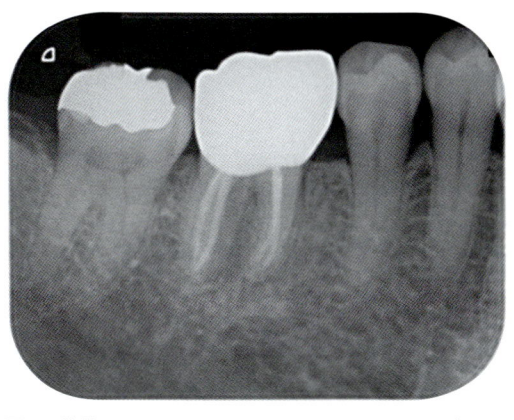
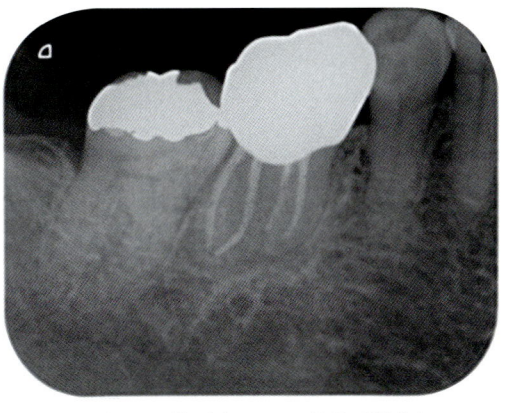

図8 術後7ヵ月経過（正方線と偏近心投影）。補綴が完了している。分岐部および根尖部周囲の透過像が消失している。

成功のポイント

　まずはエンド治療を先に行い、ルートプレーニングなどの歯周処置は行わずに2〜3ヵ月待ち、ペリオ的な再評価を行い、必要であれば歯周処置へ移行するというエンドペリオ治療の原則に沿い、エンド治療終了後から2〜3ヵ月間、歯周治療は一切行わず経過をみている。この点について、かかりつけ医の理解があるかどうかは重要なポイントであると考えられる。

　根管治療についてであるが、本症例では遠心根管の方が近心根管よりも彎曲がきつく、拡大形成の際には形成のエラーを起こさぬよう、4根管ともに一定の注意を必要とした。

考察

　本症例においては年齢的な点と、根尖病巣と歯周ポケットに交通がなかったことから、分岐部病変はペリオ由来で、エンド病変とは別個に存在する可能性もあったが、結果的に分岐部の歯周ポケットはすべてエンド由来のもの（Primary endodontic diseases）であった。複根歯の分岐部側枝の発現率が決してまれではないことからみて、本症例のようにエンド治療の経過を見て、経時的に歯周ポケットがエンド由来であるのかどうか判断しなければならないケースはそれなりの割合で存在するはずである。

　本症例においては、分岐部の歯周ポケットに対する歯周治療をエンド治療なしで行った場合、治癒しないどころか歯根膜が損なわれていた可能性がある。治療の順序立てと時期への配慮が治癒を得るために最も重要だったと言えるかもしれない。

エンドペリオ

CASE 24 成長期の患者の根尖性歯周炎の治療に対しての意思決定

高橋　宏征　ひので歯科医院（群馬県伊勢崎市）

症例概要

年齢・性別：15歳・女性

来院経緯：右下部の腫脹と排膿を主訴として紹介元歯科医院に受診。紹介元歯科医院の院長による診査診断の結果、5｜を原因歯とする根尖性歯周炎と診断された。

既往歴：3年ほど前に自宅の近医にて治療を受けた。腫れと違和感を感じて近医に受診したところ、抜歯の説明を受けセカンドオピニオンとして紹介元歯科医院に受診。紹介元歯科医院にて①歯質が薄いこと②根尖部透過像が広範囲に渡っており歯根破折の可能性も否定できないこと③治療に反応しない場合の対応が困難であること④成長期であること、から歯牙の喪失時の治療計画が複雑になること等により抜歯、放置、専門医での治療を提案し、患者、保護者に十分説明し、患者、保護者が専門医での治療を選択した。

術前写真

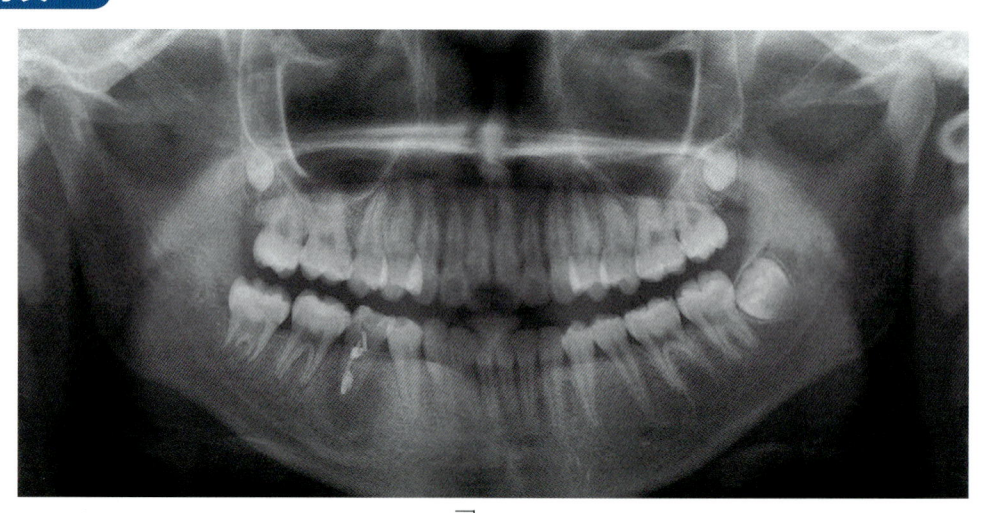

図1　全顎的に永久歯への交換は終了している。5｜以外には問題はみられず、この歯を保存することに大きな意味があると考えられる。

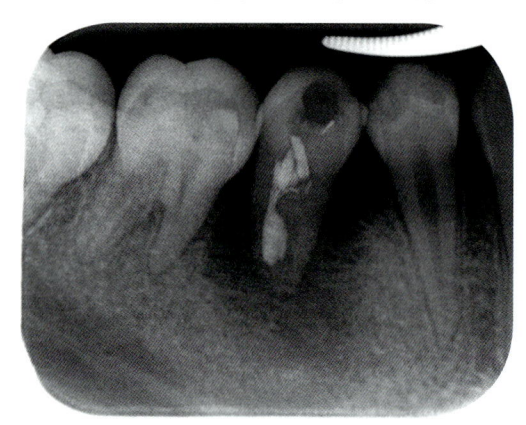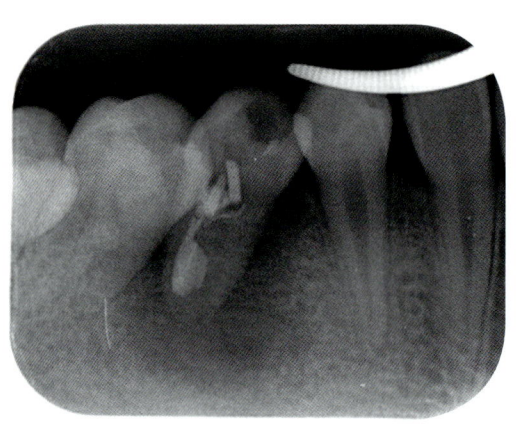

図2　5｜を取り囲むエックス線透過像が確認できる。歯内療法の質は十分とはいえず、治療により歯内療法の質を改善することは可能と判断できる。しかしながら根尖の閉鎖がみられず、根管内容物を溢出する危険性が高く注意深い治療が必要であることも示唆された。

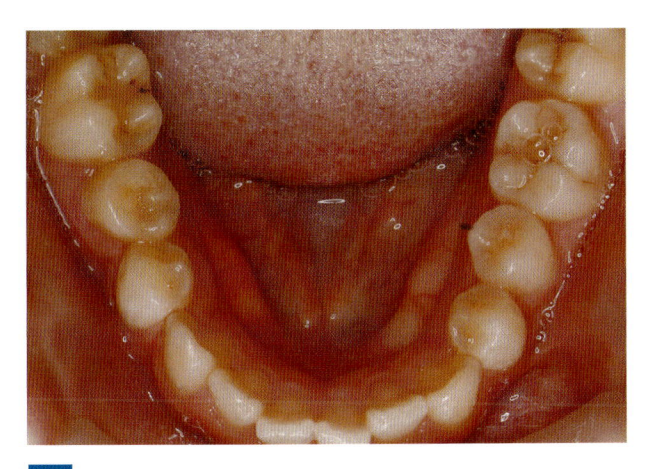

図3 5| 当該歯の変色や実質欠損はみられず、咬合面にコンポジットレジンの充填が認められる。初診時には歯肉腫脹の所見は認められないが、腫脹と排膿を繰り返しているとの主訴である。

■ 読者への問いかけ

　このような症例に遭遇した場合、一般的に再治療を検討する際に考慮すべき点として、①歯内療法の質を改善できるか、②見逃しの根管がありそうかどうか、③修復物の漏洩がありそうかどうか、④根管系へのアクセスは可能か、⑤充填物、内容物の除去は安全にできるか、⑥自分のスキルと経験値の範囲内か、⑦器具、環境は整っているか、が挙げられる。しかしながら本症例のようなコンプロマイズドなケースでは、患者の希望と期待が過剰すぎないかどうか、治療にかかるコスト（時間的、経済的）と効果がどの程度なのか、追加の治療介入の可能性についても考慮する必要がある。また、⑧歯内療法が成功しない場合の治療計画も患者に十分説明すべきであろう。

難易度評価表

		条件悪い	妥当	条件良い
補綴学的要因	フェルルの確保 (5点/10点/15点)	🔴		
	歯冠歯根比 (5点/10点/15点)	🔴		
歯周病学的要因	動揺度 (1点/2点/3点)		🔴	
	プロービングデプス (1点/2点/3点)		🔴	
	支持骨の量 (1点/2点/3点)		🔴	
	分岐部病変の有無 (1点/2点/3点)			🔴
	プラークコントロールレベル (1点/2点/3点)			🔴
歯内療法学的要因	外科的介入の難易度 (1点/3点/5点)		🔴	

25/50 点

診断のポイント

　本症例のように歯根を取り囲むような透過像がある場合、歯根破折の診断が重要になる。歯冠側からの破折だけでなく、根尖側からの破折も少なくないので、実際は治療しながら診断する、ということになる。また、歯根未完成時の根管治療の可能性もあり、根尖が閉鎖していないことによる根尖の封鎖が可能かどうかの診断も非常に重要である。

　いずれにせよ、根管内の細菌をどれだけ排除し、封鎖できるか、またその維持が可能かどうか、という判断が要求される。

問題点

　最大の問題は根未完成歯全般に言える「根管壁の歯質の菲薄」である。治療に着手してから歯根破折を認める可能性も十分あり、治療時に破折を認めなくとも、機能していれば破折の危険性と常に隣り合わせである。成長期であることから強い咬合が現時点ではみられないが、定期的に咬合の状態、歯根破折を疑わせる所見がないかどうかを見ていかなければならないであろう。

根未完成

治療方法

通法どおり無菌的環境下にて根管治療を行う。初回はアクセス、ストレートラインアクセスを行い根管系へ無理のない到達ができるよう配慮した形成を行った。かなりの排膿がみられ、洗浄を繰り返して排膿が治まるのを待ったが、排膿自体は治まるも、滲出液が治まらず、水酸化カルシウムを貼薬して初回を終了した。

着手2回目。排膿がみられ、次亜塩素酸ナトリウム溶液とEDTAを超音波チップにて洗浄を行った（**図4、5**）。ここで、根尖部が2根管に分かれていることが判明し、それぞれ作業長を決定し、確認をした（**図6**）。拡大は十分なされていたため機械的拡大は超音波チップを使用して根管壁の清掃をする程度である。

着手3回目にて根管充填を行った。根管が大きいためMTAを根尖部にもっていくこと等は容易だが、根管が大きいために緊密に充填することは困難であった。何度かデンタルエックス線写真にて確認しながら慎重に充填を行った（**図7**）。

術中写真

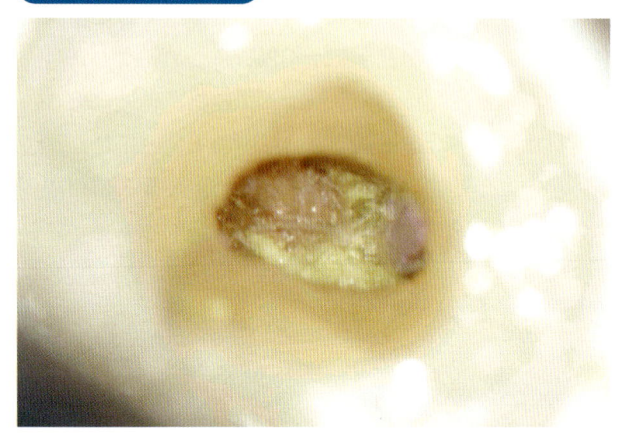

図4　アクセス、ストレートラインアクセス形成時。今では珍しい綿栓＋ビタペックス根管充填がなされていた。除去を行い、次亜塩素酸ナトリウム溶液とEDTAにて洗浄を行いながら超音波チップによる洗浄を行った。

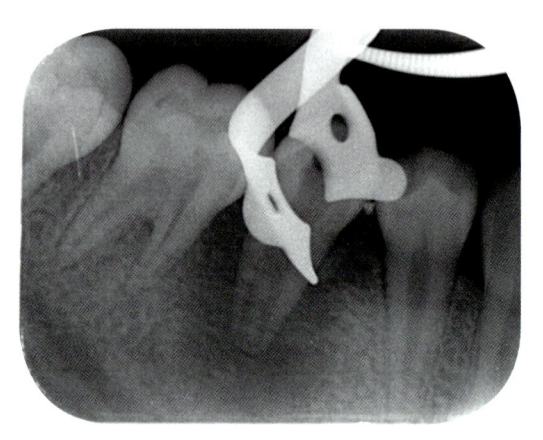

図5　根管内容物除去時

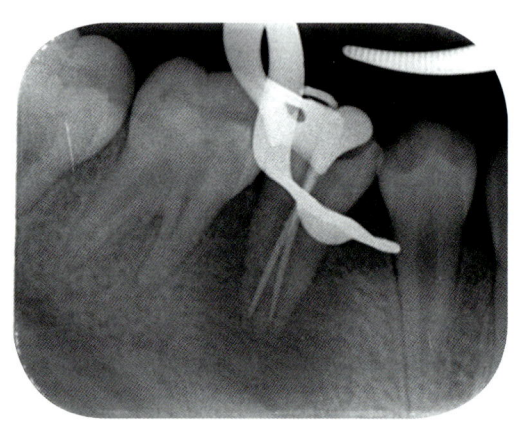

図6　ガッタパーチャポイントによる作業長の確認。

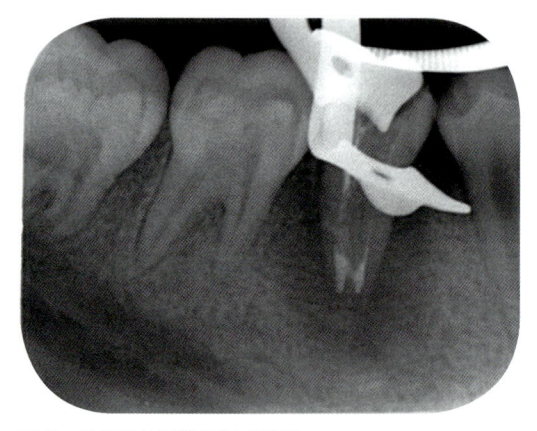

図7　根尖部の根管充填の確認。

治療経過

生物学的な歯内療法の原則、細菌のコントロールさえできれば、歯内療法の問題は解決に向かう。しかしながら、歯質菲薄の問題は解決することができず歯の機能としては限界があるのかもしれない。とはいえ、現時点では主訴である腫れや排膿も治り、生活に支障なく過ごしている。現在患者は17歳で、あと数年もってくれれば、欠損後の補綴も制限がなくなり柔軟な治療計画で対応できると考えられる。もちろん、できるかぎり機能し続けてくれることが患者も術者も望みである。

術後写真

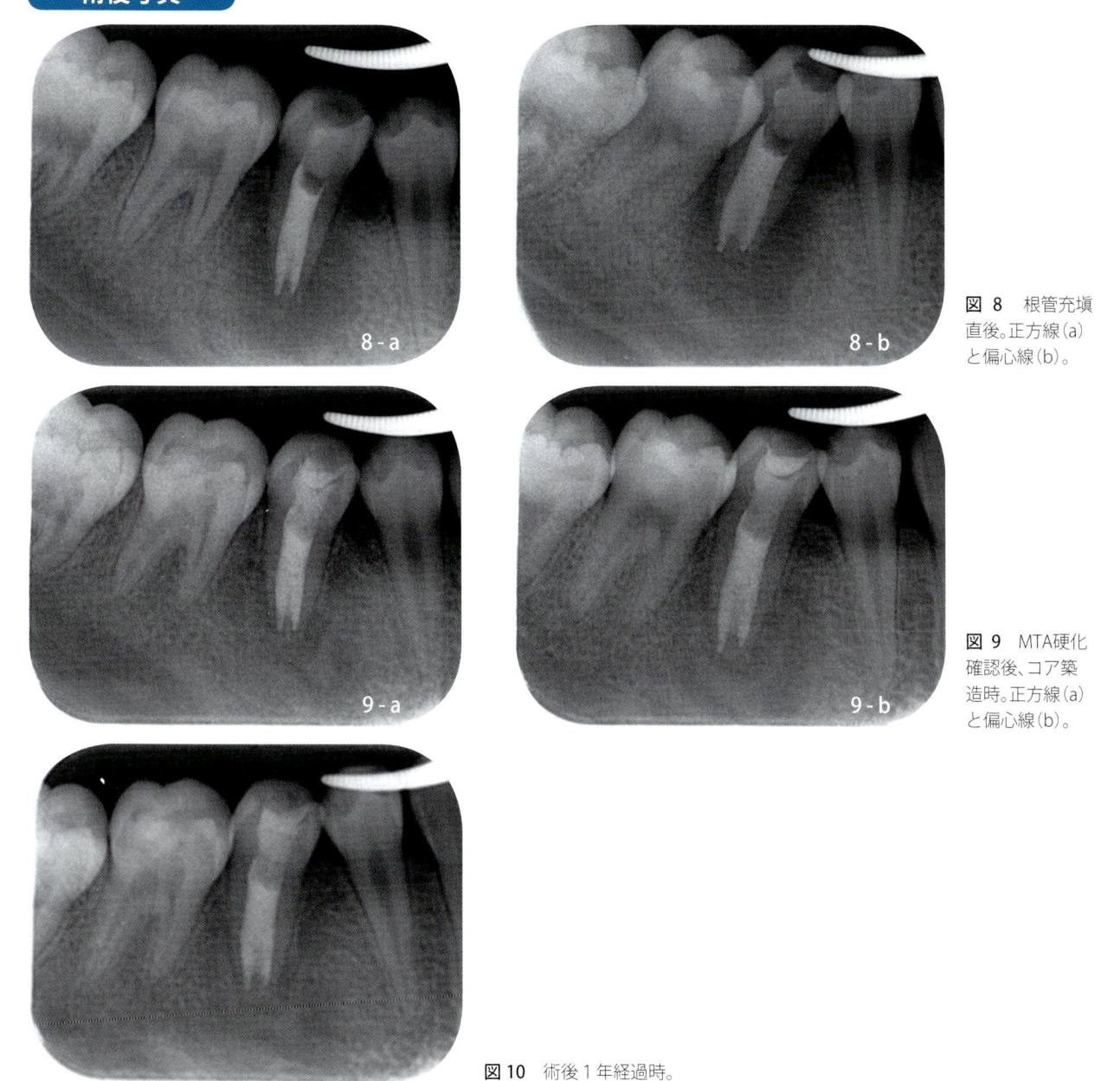

図 8　根管充填直後。正方線（a）と偏心線（b）。

図 9　MTA硬化確認後、コア築造時。正方線（a）と偏心線（b）。

図10　術後1年経過時。

成功のポイント

　根尖が大きく開いていたが、根管内容物を押し出さずに除去できたこと、根尖孔外を逸脱せず拡大形成、洗浄、充填できたことが成功のポイントであろう。

考察

　治療法として、抜歯も十分正当性のある治療法と考えられた症例ではあるが、患者、保護者の強い希望にて保存治療を試みた症例である。今回は歯根破折が存在せず、根管を封鎖できたことが治療の経過が良いことの原因と考えられる。歯冠側からの漏洩の観点や歯冠部からの破折の観点から、歯冠被覆をしたほうがよいと説明しているが、（予後不安であること、歯冠部の歯質喪失の抵抗感などの理由から）現時点では歯冠被覆をしない、という選択をしていることも患者の多様性と判断している。コンプロマイズドのケースのみならず、医療の主体は常に患者であることから、医療人として適正な情報提供と、結果としての患者の選択を尊重しながら「真の患者利益」に貢献できれば、と考えている。

根未完成

根未完成小臼歯、歯根吸収と骨吸収に対応する治療計画

高橋　宏征　　ひので歯科医院（群馬県伊勢崎市）

─ 症例概要 ─

年齢・性別：28歳・女性

来院経緯：左下部の腫脹と違和感を主訴として当院に初診来院。

既往歴：治療歴として今まで何度も根管治療を繰り返しているが、治療が終了したと説明されてもスッキリした感覚もなく常に違和感が続いている、とのことで来院した。歯科医療への不信感は強いものではなかったが、根管治療に対する期待感はなかった。

術前写真

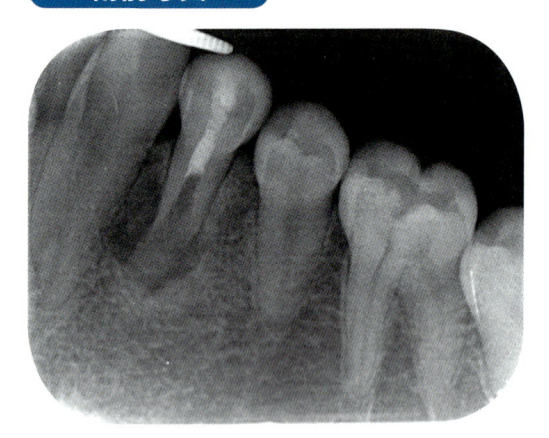
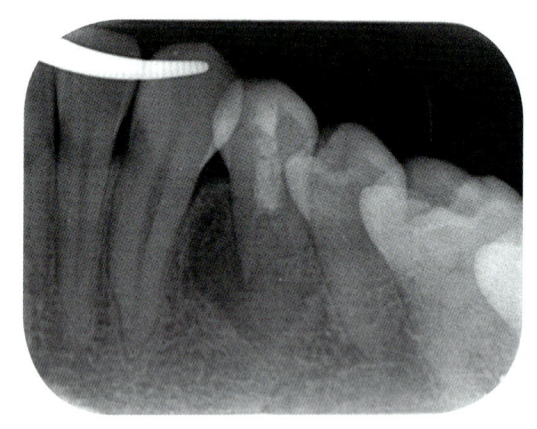

図1　￢4 の根尖の吸収像と根尖周囲の透過像が確認できる。患歯は根未完成の時期に何らかの理由で歯髄失活をきたし、根尖部の封鎖を得られないまま根管治療を継続していた。そのため、根尖性歯周炎が治癒せず炎症をもつ期間が長期にわたったことからか歯根吸収がみられ、それに伴い根尖封鎖の困難さ、歯冠歯根比の状況から予後に対する不安は否定できない。

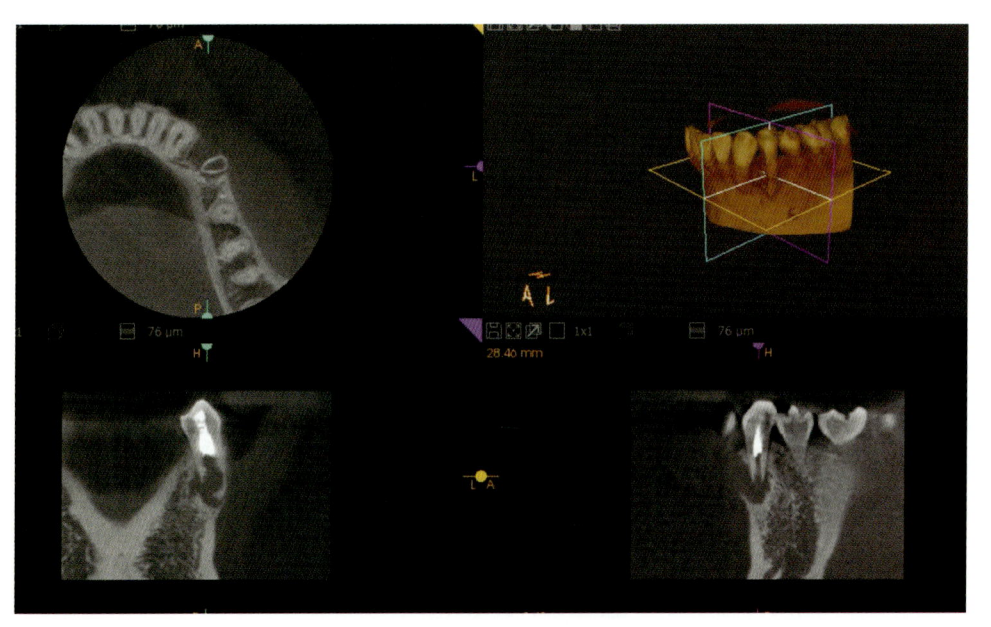

図2　インプラント治療担当医と連携して、インプラント治療に対する術前の診査診断を行った。CBCTによる画像診査の結果、歯根は舌側への外部吸収、歯槽骨は近心から頰側にかけての骨吸収があり、インプラント治療をするにしても骨欠損が大きく、インプラント治療前のソケットプリザベーションが必要と診断された。

読者への問いかけ

このような症例に遭遇した場合、考慮することはなんであろうか。筆者は患者への適正な情報提供だと考える。①フェルルの確保（高さは十分だが、厚さが菲薄である）、②根管治療の成功率（再治療で根尖破壊が存在する症例の成功率は50％程度）、③外科的歯内療法を適用する可能性が高いこと、④外科的歯内療法を施術後の歯冠歯根比の悪化、⑤根尖性歯周炎の治療の成功と歯の保存の継続は別であること、これらを過不足なく、適正に情報提供して初めて患者が治療法を選択できるものと考える。

上記の情報を提供し、治療の選択として①歯内療法、②抜歯（インプラント、ブリッジ、義歯）、③放置、を説明した。その結果、「根管治療に期待できないこと」、「根管治療後、外科治療、さらには抜歯をする可能性があること」、「身体的侵襲が不安であること」、「経済的負担に限界があること」などの理由から抜歯後、インプラント治療を選択した。

難易度評価表

		条件悪い	妥当	条件良い
補綴学的要因	フェルルの確保 (5点/10点/15点)	●		
	歯冠歯根比 (5点/10点/15点)	●		
歯周病学的要因	動揺度 (1点/2点/3点)		●	
	プロービングデプス (1点/2点/3点)		●	
	支持骨の量 (1点/2点/3点)		●	
	分岐部病変の有無 (1点/2点/3点)			●
	プラークコントロールレベル (1点/2点/3点)			●
歯内療法学的要因	外科的介入の難易度 (1点/3点/5点)		●	

25/50 点

診断のポイント

本症例のようなコンプロマイズドケースの場合は特に、術者の得意不得意、好き嫌いで治療法の提示をしてはならない。人間の行うことなので完璧に感情を消し去ることは不可能であるのかもしれないが、患者の選択に足りうるよう、可及的に適正な情報提供を行い、患者の選択を尊重するよう努めるべきである。

CBCTによる画像診断より（図2）、インプラント治療前のソケットプリザベーションが必要と診断されたため、ソケットプリザベーションについての情報提供を行った。①自家骨、②脱灰凍結人工骨、③非脱灰凍結人工骨、④牛骨由来移植材、⑤三リン酸カルシウム、⑥ハイドロキシアパタイトの他、本来のソケットプリザベーションではないが、歯槽骨再生の可能性として⑦歯内療法を選択肢として説明した。結果として追加の介入が必要になることを十分に理解したうえで、⑦歯内療法を選択した。

問題点

最大の問題は歯冠歯根比の問題である、たとえ根尖性歯周炎が治癒したとしても、機能に耐えられるかどうかは治療してみないことには不透明である。しかしながら、本症例で歯の保存、という本懐であることは当然だが、歯槽骨の改善という次善の目的もあることから、患者の理解が得られたと考えている。

根未完成

治療方法

　revascularization や apexification も術前に検討したが、根尖部の吸収が近心から頬側に見られたので、通法どおり無菌的環境下にて根管治療を行う（**図3、4**）。

術中写真

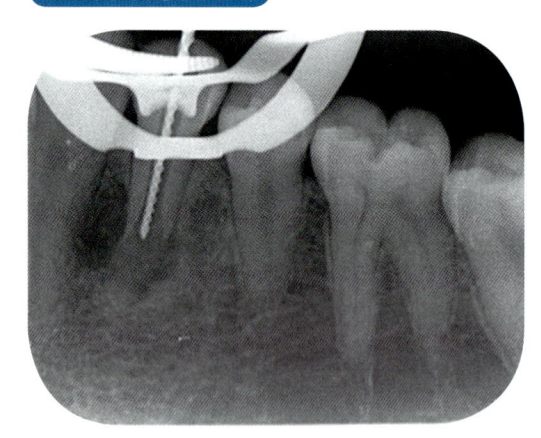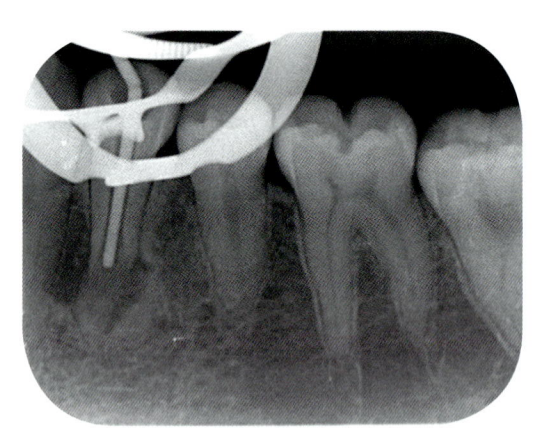

図3　初回はアクセス、ストレートラインアクセスを行い、根管内容物を除去し作業長を測定。根尖の吸収が大きいことから、根尖は非常に大きく開いているため、機械的拡大は最小限で抑えている。

治療経過

　外科的歯内療法2日後、抜糸にて来院したが、術前の歯肉の違和感は消失し、切開線相当部を触ると痛い、という程度に落ち着いていた。

　術後3ヵ月には症状を全く認めず、インプラントを選択しなくてよかったと患者も今回の治療に非常に満足した。

術後写真

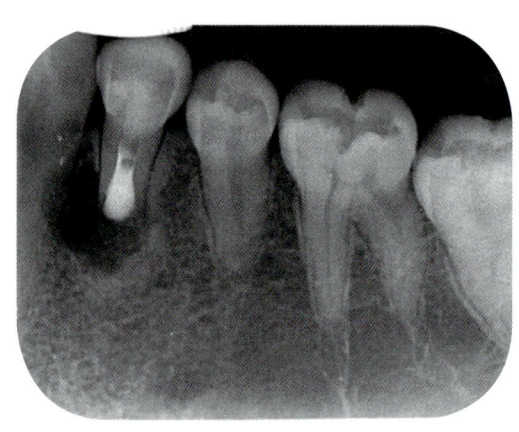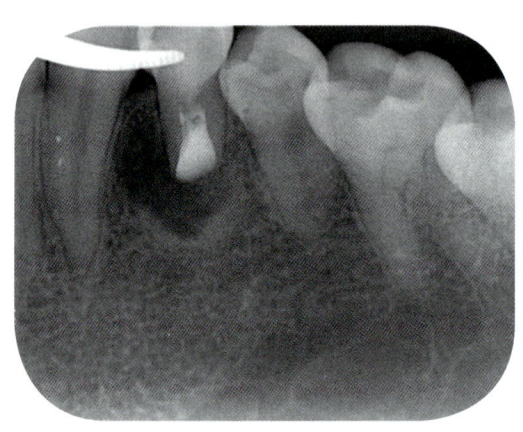

図4　2回目は根管充塡を行った。外科的介入も併用し、吸収がみられるところまでの歯根端切除と整理を行っている。

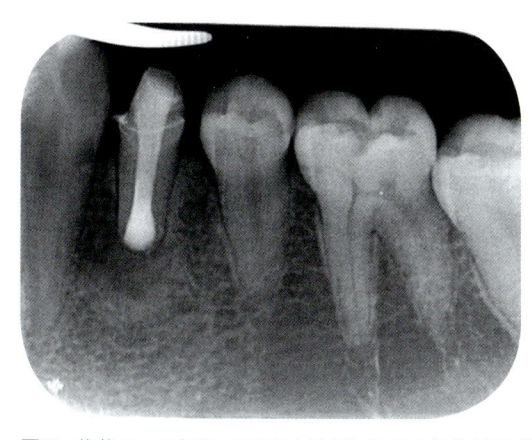
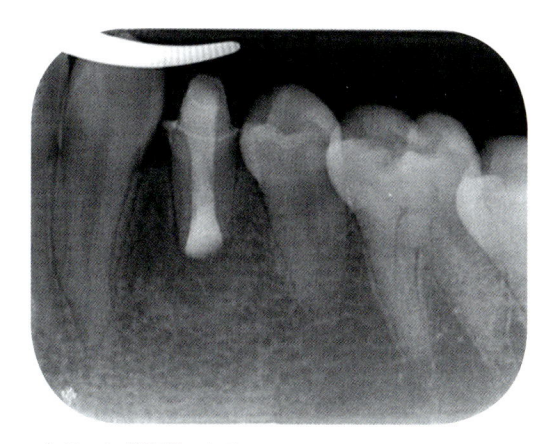

図5 術後3ヵ月経過。骨吸収も改善し次善の目的は達成しつつあることが確認できる。

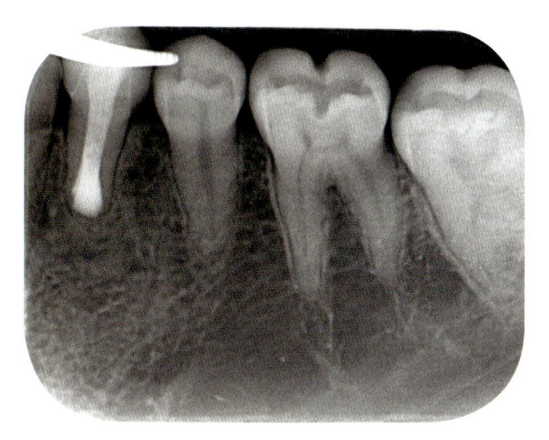
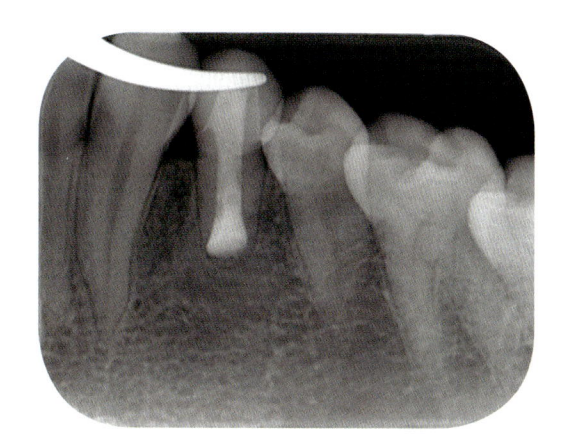

図6 術後1年半経過。透過像の縮小が確認できる。

成功のポイント

　複雑にみえる問題も生物学的な歯内療法の原則、細菌のコントロールができることで歯内療法の問題は解決できる。ただし、歯内療法学的な問題解決が歯の長期予後と等しいわけでなく、補綴学的要因や歯周病学的要因が歯の長期予後を左右する大きい要因であることは常に忘れてはならない。

考察

　根管治療を繰り返している患者は治療に対して期待がもてないのは当然である。今までと同じ選択をしていいのかどうか、不安を抱えている患者には感情移入してしまいがちになるが、誘導することなく平坦に情報提供することは非常に重要なことだと考えている。たとえ歯内療法的な問題解決が達成したとしても、それが直接長期予後につながるということではない。今回は歯槽骨の改善、という次善の目的が患者の選択の大きな要因であったように思う。将来、歯根破折の可能性は否定できないが、破折を長期放置して骨吸収を再び起こすことのないように定期的に経過観察を行うことは患者利益に貢献するものと考える。

根未完成

すべての根管に大きな根尖病変を有する下顎大臼歯症例

牛窪　敏博　U'z デンタルクリニック（大阪府大阪市）

症例概要

年齢・性別：29歳・女性

来院経緯・既往歴：下顎左側部が腫脹し、疼痛を伴ったために自宅近くの歯科医院を受診。担当医からは根尖病変も大きく、治癒する可能性がかなり低いために ⌐6 、⌐7 の2本は抜歯と診断されたが納得できず、大学病院を受診。大学保存科を受診するも担当医からはやはり抜歯との診断を受ける。やむをえず、職場近くの歯科医院を受診し、その医院の紹介にて当院へ来院。紹介元でも、少なくともどちらか1本は抜歯になるとの診断を受けるも、患者は強く保存治療を希望。

術前写真

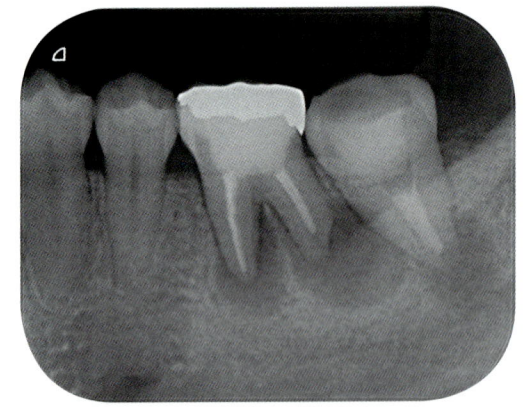

図1　術前のデンタルエックス線写真では ⌐6 の近心および遠心根の両方に直径 5mm を超える大きな根尖病変がみられ、⌐7 にも同様の大きさの根尖病変が見られる。来院時、顔貌は少し腫脹し、自発痛もあり、2歯ともに打診痛および根尖部圧痛が強くみられた。また、温痛・冷痛はともにみられず、EPT もともになし。プロービングデプスは全周 2mm 以内。食事をするときに痛みは増すとのことであった。

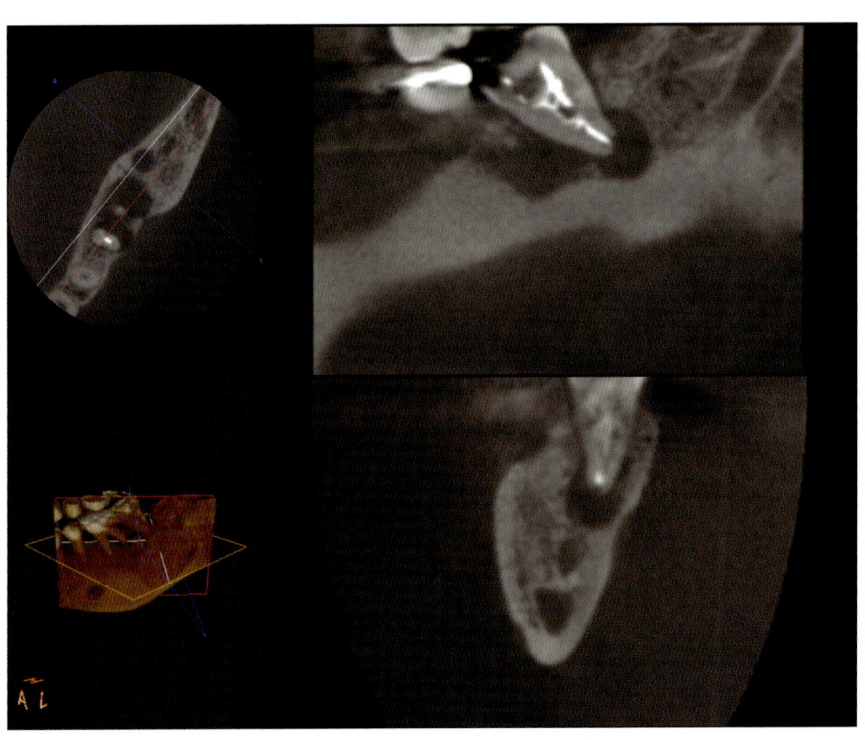

図2　⌐7 の CBCT 画像。下顎管の真上に病変がみられる。

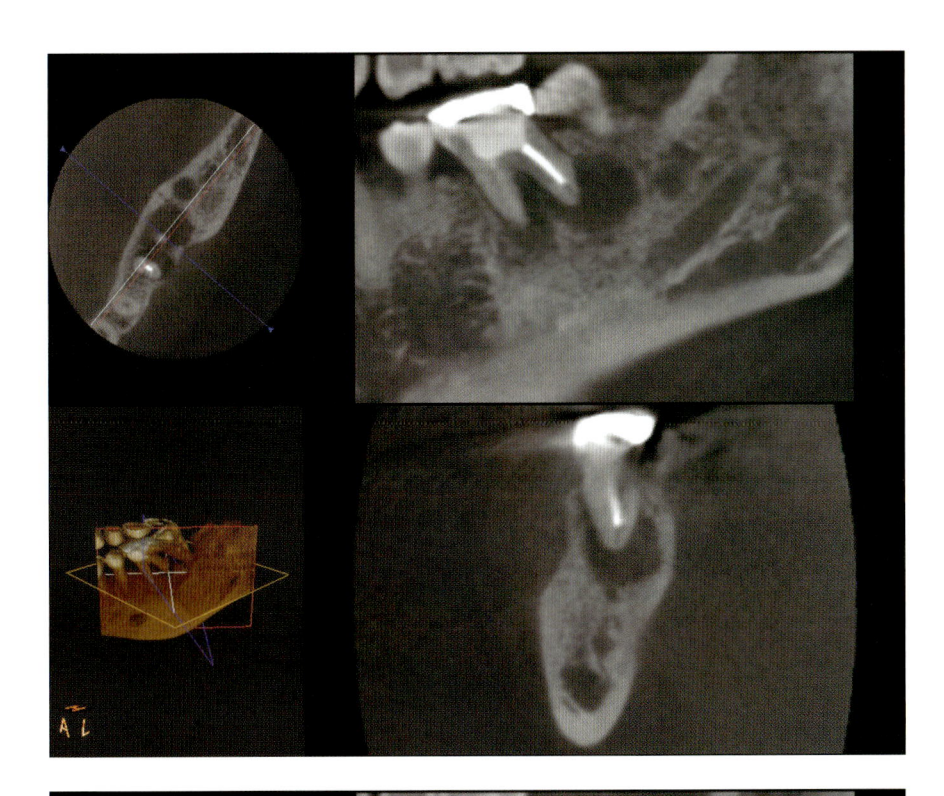

図3 ⌐6 遠心根部の CBCT 画像。近遠心根の骨吸収がつながっている。

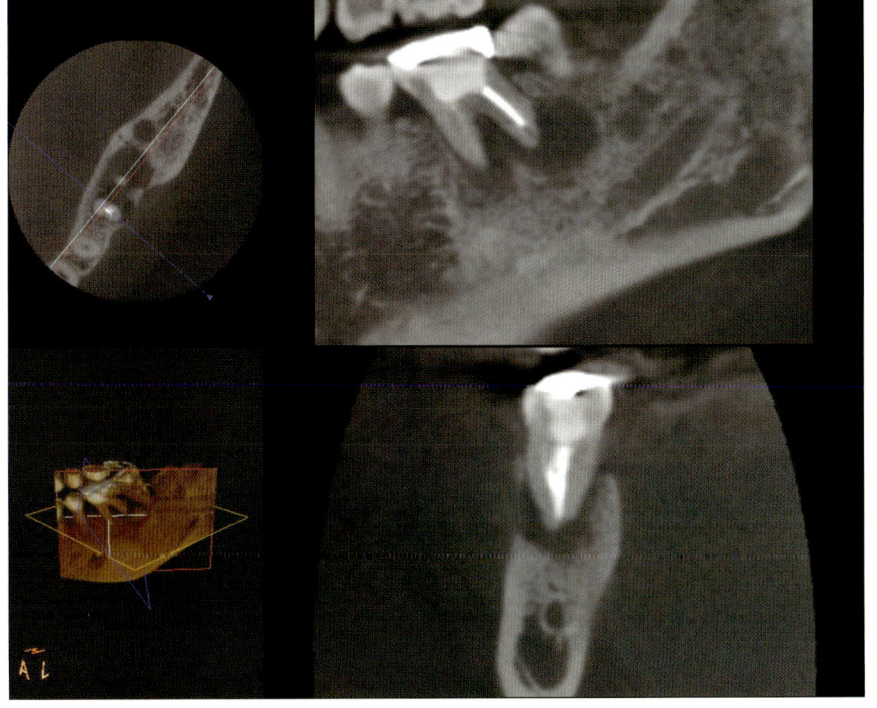

図4 ⌐6 近心根部の CBCT 画像。頬側の骨組織がかなり吸収されている。

読者への問いかけ

　根尖病変が大きい場合、多くの歯科医師は治療を躊躇し、抜歯を選択したくなる傾向にある。その理由は、治癒する可能性がかなり低いと思い込んでいる点や、治療に自信がなく、術中に起こりうる偶発症を危惧する点が考えられる。また、治療回数や治療に関する手間が再根管治療の意思決定にも影響してくるとも思われる。しかし、ここで明らかにしておく必要がある点は、根尖病変の大きさは治癒するか否かに関わることはなく、治癒までの時間に影響することである。また、このサイズの病変を歯根嚢胞と断定する歯科医師もいるが、エックス線写真のみでは歯根嚢胞とは確定できない。最も確定的な診断は病理組織である。しかし、これも連続的な組織を採取しないと正確性に欠けるので注意すべきである。

その他

		条件悪い	妥当	条件良い
補綴学的要因	フェルルの確保 (5点/10点/15点)		🔴	
	歯冠歯根比 (5点/10点/15点)	🔴		
歯周病学的要因	動揺度 (1点/2点/3点)		🔴	
	プロービングデプス (1点/2点/3点)		🔴	
	支持骨の量 (1点/2点/3点)		🔴	
	分岐部病変の有無 (1点/2点/3点)		🔴	
	プラークコントロールレベル (1点/2点/3点)		🔴	
歯内療法学的要因	外科的介入の難易度 (1点/3点/5点)		🔴	

28/50 点

診断のポイント

|6 および |7 の歯髄診断はいずれも EPT はなく、温痛・冷痛もみられない。術前デンタルエックス線写真より、既根充歯となり、根尖部周囲組織の診断は打診痛あり、圧痛ありという症状のある根尖性歯周炎となる。プロービングデプスは 2 歯とも全周が 2mm 以内と正常範囲であり、歯周病のリスクは少ないと考えられるが、前歯部に歯列不正がありプラークコントロールは良好とは言えず妥当範囲とした。

問題点

|6 および |7 ともに再根管治療歯であり、ガッタパーチャが根管内に充填されており、除去する際に根管内から安全に取り除く必要がある。仮にもガッタパーチャ除去中に、根管内から根尖孔外にガッタパーチャを押し出したり、病変にガッタパーチャを落としてしまわないように注意しなければならない。さらに、|6 遠心根の形態が元々の形態か否かは不明であるが、一部に外部吸収が起こっているように見えるため、根尖部の拡大形成で根尖破壊しないように留意する。また、通常の根管治療で治癒を示さなければ、外科的歯内療法を考えなければならない点を患者さんに説明しておく必要がある。

治療方法

麻酔後、|7 をラバーダム下にて隔壁を製作。患歯およびその周辺を 30％過酸化水素水と 5％ヨード溶液で消毒後、ガッタパーチャを D1 ～ D3（デンツプライ三金）の再治療用ニッケルチタンロータリーファイルで除去。根管内に取り残したガッタパーチャは超音波装置の ET25(白水貿易) や #25AM ファイル（白水貿易）およびガッタパーチャリムーバー（YDM）で取り除いた。根管形成には Bio Race と S-Apex を回転数 600rpm、トルク 1N に設定したエンド用モーターのミニエンドを用いて形成。根管貼薬剤には水酸化カルシウムを用い、水硬性セメントのキャビトンにて仮封を行った。症状改善後、スーパーエンドアルファとベータによる CWCT にて根管充填。次いで |6 も |7 と同じプロトコールにて再治療を開始し終了させた。

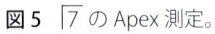
術中写真

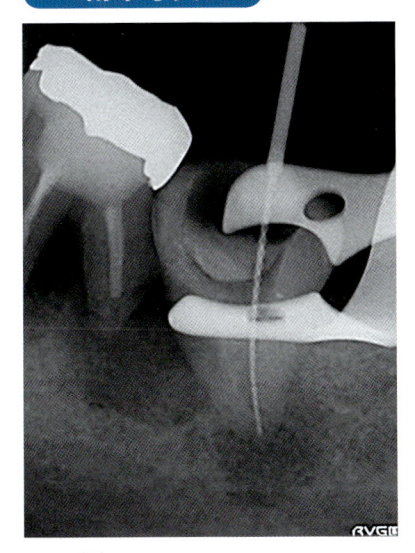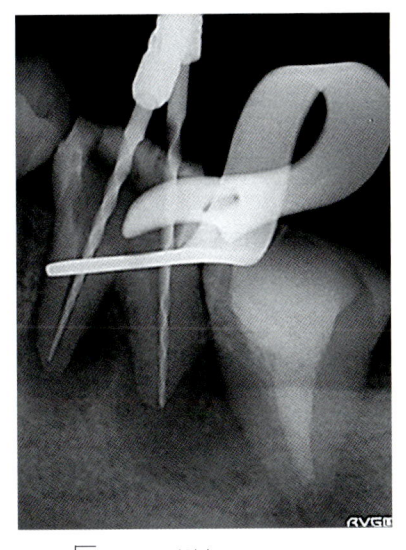

図5 ⌐7 の Apex 測定。 　　図6 ⌐6 の Apex 測定。

治療経過

　⌐7 は順調に治療が終了したが、⌐6 では初回治療時に根尖から大量の排膿と出血がみられた。術後の翌日にはフレアーアップが起こり疼痛とわずかな顔貌の腫脹がみられた。しかし2日後には症状も軽減し、回復傾向がみられた。次回治療時には疼痛も消失し、根尖からの排膿も出血もみられなかった。⌐6 に関しては、治療回数が3回かかり、⌐7 は2回の治療で終了している。術後、両歯ともにかかりつけ医にて支台歯築造を行ってもらい、テンポラリークラウンを装着後、約3ヵ月の経過観察後にメタルクラウンを装着してもらい、矯正歯科にてマウスピース矯正が開始された。

術後写真

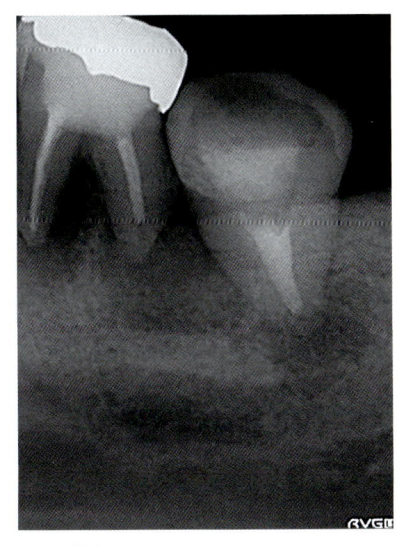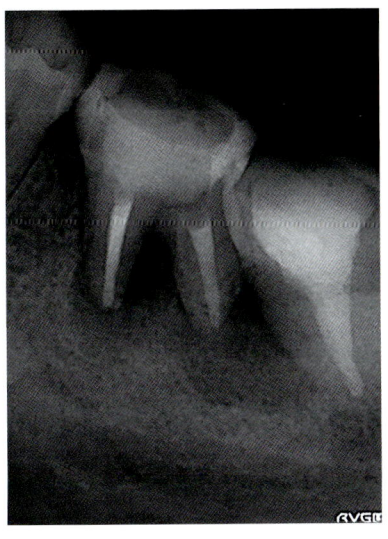

図7 ⌐7 の根管充塡後デンタルエックス 　　図8 ⌐6 の根管充塡後デンタルエックス
線写真。特に問題なく終了した。 　　　　線写真。この先どうなるかが少し不安である。外科的歯内療法の必要性を考慮する。

その他

131

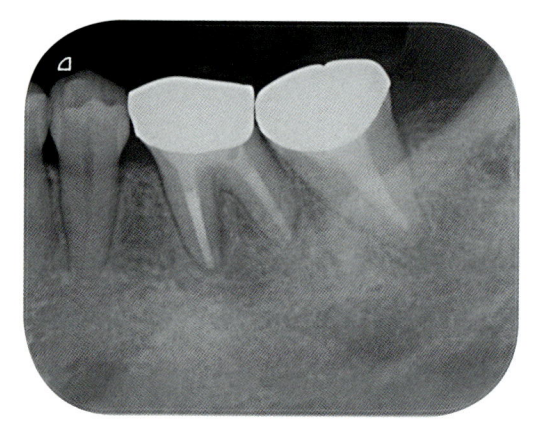

図9 術後4年経過。根尖病変が治癒し、矯正治療による影響も出ていない。

成功のポイント

　再治療でよく遭遇するガッタパーチャ除去において、安全に行うことが重要である。再治療用のニッケルチタンファイルや超音波装置、そしてガッタパーチャリムーバーを駆使して根尖孔外にガッタパーチャを押し出さない、そして落とさないようにする点と、根管形成時に根尖破壊を起こさないという点がポイントとなる。ガッタパーチャ除去の際に有機溶媒を多用して除去を試みると、塊で除去は可能であるが、根管内壁の象牙細管に溶けたガッタパーチャをタグのように詰めてしまうことになる。そうすると、根管洗浄や根管充填そして支台歯築造の際の接着を阻害することになる。基本的に使用せずに除去を行うように心がける。仮にどうしても使用する場合には必要最小限の使用にとどめるべきである。

考察

　再治療の成功率は一般的に約70%と考えられる。さらに根尖病変が存在するとそこからもう少し低下する。また、根管の解剖学的形態が維持されている場合と、破壊されている場合ではさらに変化が生じる。⌐7 は根尖病変を有してはいるが、根管内の形態が破壊されているわけではないために、おおむね80%の成功率が考えられる。しかし、⌐6 の場合には根尖病変の存在と根管内の解剖学的形態が破壊されているために、おおむね40%の成功率と考えられる。連続する2本の歯でも、これほどの成功率に差が生じる可能性がある。このような症例では、常に外科的歯内療法を念頭に置き、患者さんに説明すべきである。また本症例のように、根尖病変が存在している症例で矯正治療を考える場合に、かなりの長期間経過観察が必要と考えるかもしれないが、矯正治療が治癒を妨げることはなく、少しの治癒遅延を起こすのみであるので、誤解しないようにする。

コラム②
根尖病変サイズについての臨床的考察 2
－某大学病院口腔外科にて抜歯を提案された症例－

20歳・女性（学生）　**主訴**：大学病院で前歯を抜歯と言われたが、保存可能であれば保存したい。
初診時：自覚症状なし　/　**打診**：（－）　/　**触診**：（＋）
既往歴：子供の頃に |1 2 をう蝕にて根管治療を行った。
診断名　歯髄：既根管治療　/　根尖周囲組織：根尖性歯周炎

某大学病院口腔外科での治療計画：|1 2 の抜歯と、その後の補綴処置（インプラントもしくはブリッジ）。抜歯を選択した理由は「病変が大きいため」とのこと。

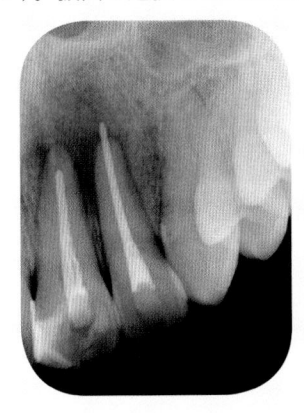 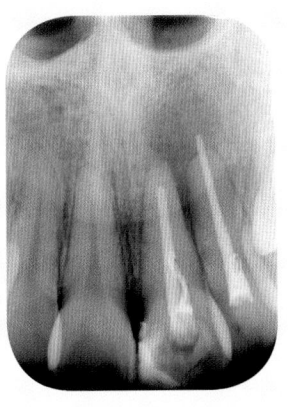

2012年12月（初診時）

当院での治療計画：根管治療と予後不良時の歯根端切除術

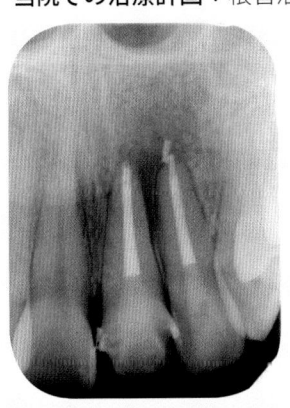 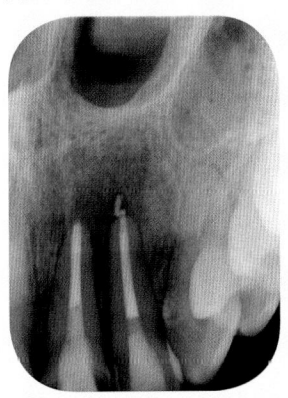 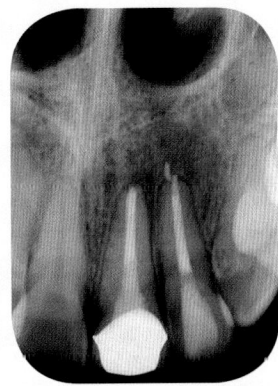

左：2013年2月
（根管充塡時）
中：2013年5月
（経過観察時）
右：2014年9月
（経過観察時）

根尖透過像は消失し、無症状で日常生活に問題はない

考察
　本症例に関して、根管治療で病変が治癒しない場合には、歯根端切除が必要であることを術前に十分な時間をかけて説明していたが、外科処置を行わずに治癒が得られた。もし、この患者が前医の治療計画に疑問をもたずに受け入れていた場合、20歳という年齢にして前歯部を2本喪失していたわけである。
　一般的に患者はそこに在籍する歯科医師を信じて歯科医院や大学病院を来院するわけであるが、門を叩いた医療機関で出会った歯科医師の治療計画には、その教育・能力的背景によって天と地ほどの違いが出ることがある。さらに、運が悪ければ患者は気づかぬうちに最悪の選択をしている可能性もある。
　もちろんすべての歯科医師は良かれと信じて医療行為を行うわけであるが、患者と歯科医師間にある「価値観のギャップ」が存在する場合も少なくない。そして、それを埋めるためには十分な時間をとって説明を行い、選択可能ないくつかの治療法の中から、患者自身で選択ができるような環境や雰囲気を作って行くことが大切ではないだろうか。
（石井　宏）

その他

根尖孔外異物に歯根端切除術を適応した症例

神戸　良　良デンタルクリニック（京都府京都市）

症例概要

年齢・性別：34歳・女性

来院経緯：前歯部の補綴治療の再治療を行うにあたり、支台歯となる歯の根管治療の質の改善を主訴に、かかりつけ歯科医師から紹介にての来院。

既往歴：本症例の患歯は1｜である。初診時、患者が自覚する不快症状はなし。かかりつけ歯科医師にて旧補綴物は除去されテンポラリークラウンが装着されていた。1｜に根尖部の発赤あり、根尖部圧痛あり、打診痛なし、歯周ポケットは全周で2mm以内であった。また、テンポラリークラウンを除去した状態で歯の動揺度は生理的動揺度以内で正常であった。1｜は約5年前に歯科口腔外科にて歯根端切除術の既往あり（**図1**）。

術前写真

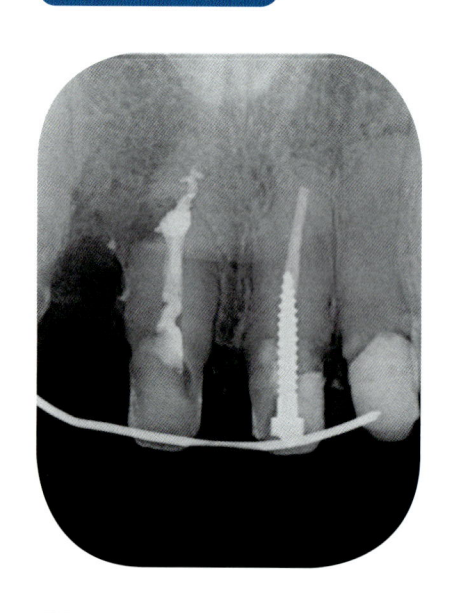

図1　デンタルエックス線写真にて根尖透過像を認める。根尖部には根尖孔外に異物を認める。また、過去に受けた歯根端切除術の痕跡を認める。

読者への問いかけ

　本症例は過去に歯根端切除術の既往があるが、デンタルエックス線写真にて根尖透過像が認められる。根尖性歯周炎をマネージメントするために細菌感染のコントロールが最も重要であると考えられる。一般的には、根尖性歯周炎の原因である細菌感染に対するマネージメント方法として、非外科的歯内療法と外科的歯内療法によるものが考えられる。本症例では過去の歯根端切除術の既往による歯根切除と根尖孔外に異物も認められることから、すでに根尖部の解剖学的形態は維持されておらず、根管経由から行う非外科的歯内療法のみでは根管内の感染除去と根尖孔外の異物の除去は困難であると考えられる。このことから、術前に外科的歯内療法介入による問題解決を行う可能性が高くなることが予想される。

難易度評価表

		条件悪い	妥当	条件良い
補綴学的要因	フェルルの確保 (5点/10点/15点)		●	
	歯冠歯根比 (5点/10点/15点)	●		
歯周病学的要因	動揺度 (1点/2点/3点)		●	
	プロービングデプス (1点/2点/3点)		●	
	支持骨の量 (1点/2点/3点)		●	
	分岐部病変の有無 (1点/2点/3点)			●
	プラークコントロールレベル (1点/2点/3点)		●	
歯内療法学的要因	外科的介入の難易度 (1点/3点/5点)		●	

29/50 点

診断のポイント

　根尖部圧痛と根尖透過像の原因である細菌の侵入経路を考えると歯冠側からの漏洩も考えられる。また、根管充填材の充填密度が低く細菌増殖の温床となっている可能性がある。そして、根尖孔外の問題解決は根管経由からは困難であることと考えられ、外科的歯内療法による問題解決が必要となる可能性が高い。

問題点

　過去に受けた歯根端切除術のため|1 に比べて歯根長が短い。このことから現時点においての動揺度は生理的動揺度以内であるが、今回、外科的歯内療法が必要となった場合に歯冠歯根比の悪化が懸念され、それに伴う支台歯としての負担能力の低下が懸念される。

治療方法

　まず、治療を行うにあたり歯冠側からの漏洩を防ぐためにう蝕の除去を行い隔壁の作成を行った。その後、非外科的歯内療法による介入を行い、ガッタパーチャの除去と根管内の感染物の除去を行った（**図2**）。過去の歯根端切除術によって充填された逆窩洞充填材料および根尖孔外異物は、非外科的歯内療法では除去を行わず、問題が生じれば外科的歯内療法により除去することとした。

　マイクロスコープにてガッタパーチャの除去後に過去の逆窩洞充填材料を観察したところ、根管から逸脱しており、本来の根管の根尖は大きく破壊（ISO#80以上）されて出血が認められた。初回来院時に根管経由からの感染除去を行い、水酸化カルシウムによる根管貼薬を行った。2回目の来院時に根尖の発赤および圧痛が消失していないため、非外科的歯内療法では問題解決がなされなかったと判断し、外科的歯内療法で介入する意思決定を行った。外科的歯内療法に先立って、根尖部が大きく破壊されていたため、MTAによる根管充填を行った（**図3**）。MTAの硬化の確認を行い、ファイバーポストによる支台築造を行った後に歯根端切除術を行った（**図4～8**）。

その他

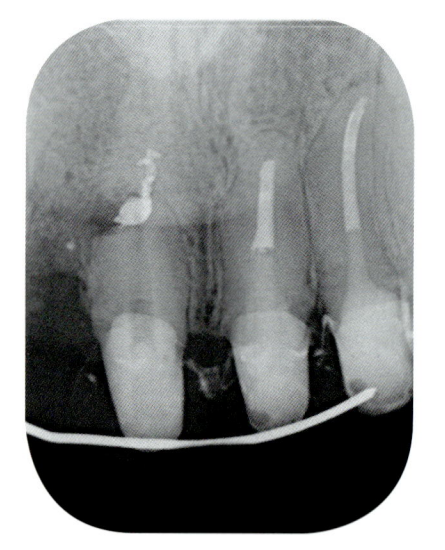

図2 ガッタパーチャを除去。

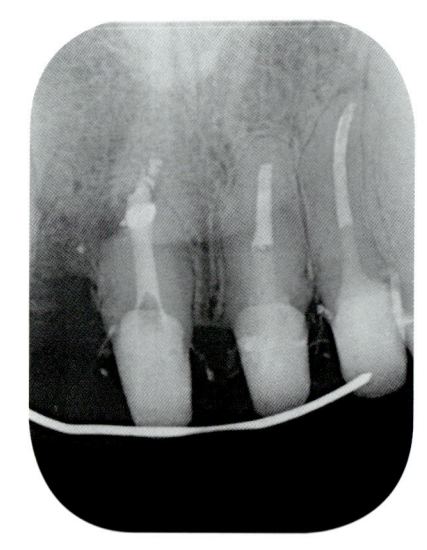

図3 MTA による根管充填を行った。

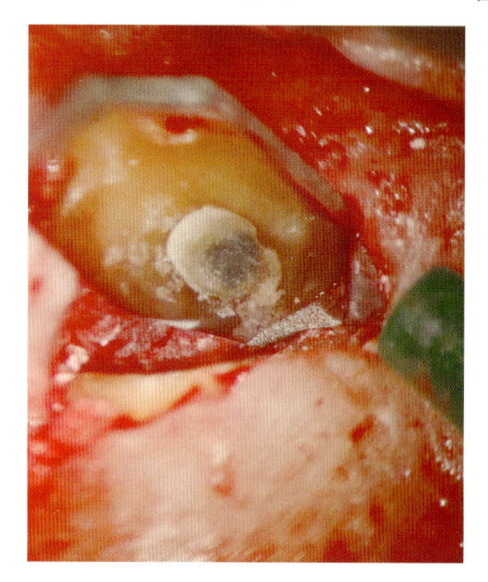

図4 歯根切断面の MTA。中央部に黒色で硬化の不十分な部位を認める。

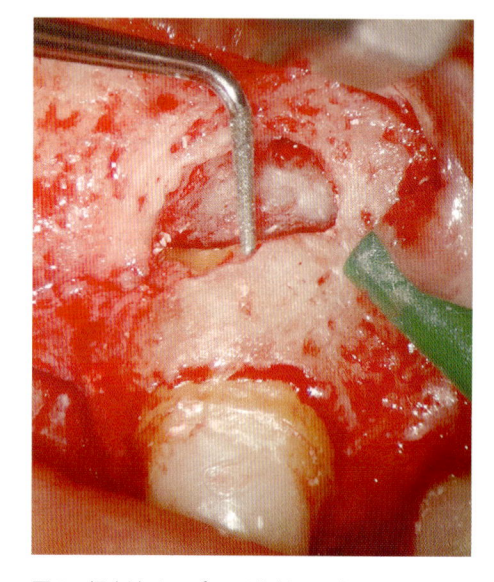

図5 超音波チップにて逆窩洞形成を行った。

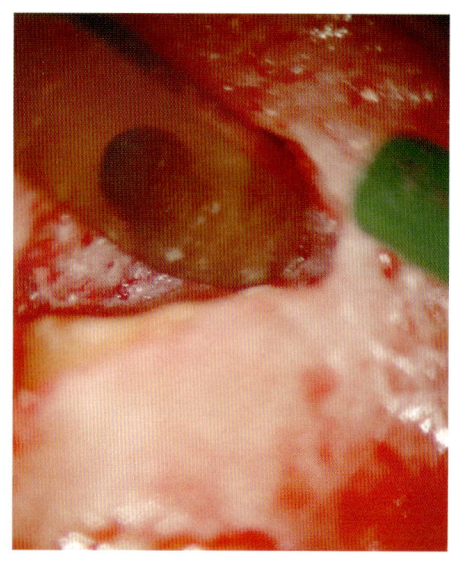

図6 超音波チップにて逆窩洞形成が終了した状態。

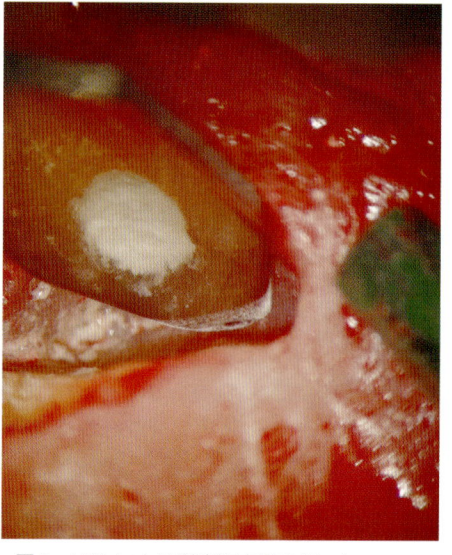

図7 MTA による逆窩洞充填を行った。

治療経過

　外科的歯内療法終了後、4日目に抜糸を行った。抜糸時に疼痛は認められなかった。治癒傾向を示すかどうかの判断を行うために3ヵ月間のテンポラリークラウンによる経過観察を行った。術後、3ヵ月の経過観察時には、根尖部の発赤、圧痛は認められずテンポラリークラウンを除去した状態での歯の動揺度も生理的動揺度以内で正常であった。デンタルエックス線検査において根尖透過像の改善を認めたため、かかりつけ歯科医師に補綴物装着の依頼を行った。術後、1年の経過観察時にも根尖部の発赤、圧痛は認められず、根尖透過像のさらなる改善が認められた（**図9**）。また、補綴物の維持も良好である。

術後写真

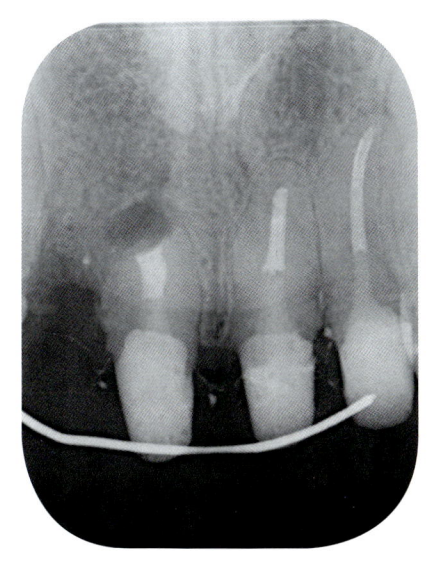

図8　歯根端切除術直後。

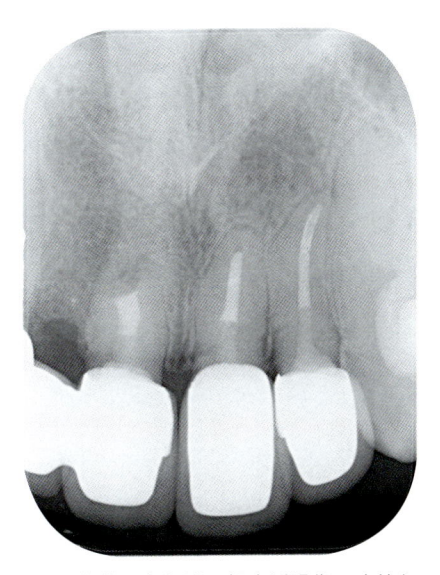

図9　術後1年経過。根尖透過像の改善を認める。

成功のポイント

　本症例のポイントは歯周病などの関与が少なく根尖性歯周炎が単独で存在していたことである。つまり、根尖性歯周炎の原因である細菌を除去できれば治癒に導くことができるということである。そのために非外科的歯内療法によって歯冠側から根管内そして外科的歯内療法によって根尖孔外の感染の除去を行い徹底した感染のコントロールを行うことで、根尖性歯周炎を治癒に導くことができたのである。その際、歯周疾患との交通が認められなかったため、根尖性歯周炎の問題解決のみに終始徹底すればよかったことが本症例の成功のポイントといえるであろう。その結果として歯冠歯根比は最善の状態とは言えないが、動揺もなく歯の保存を行うことができた。

考察

　本症例において術前診断においては、1| が抱える問題は根尖性歯周炎によるもののみであると診断できたことが、予知性をもった治療を行うためには重要であったと考えられる。つまり、根尖性歯周炎を排除するための手段を行う中で、すでに歯根長が短いために、再び外科的歯内療法を行わなければならなくなったときに歯根長が確保できるかどうかという問題があっただけである。幸いなことに患歯の骨植は良好で頬側辺縁骨も十分に存在していたため、根尖性歯周炎の問題解決がスムーズに行うことができた。結果として、術前に懸念された歯冠歯根比の悪化に伴う歯の動揺は術後に問題となることはなかったのである。

その他

CASE 28 重度辺縁性歯周炎を伴う下顎前歯部の根尖性歯周炎

渡邉　征男　マイクロエンド歯科（東京都墨田区）

症例概要

年齢・性別：57歳・女性

来院経緯：2| をかかりつけ歯科医院にて根管治療をしたが、腫れが引かないということで担当医から治療途中での治療依頼を受けた。

既往歴：唇側に腫脹および瘻孔を認めるが、痛みなどの自覚症状はない状態であった。辺縁性歯周炎がかなり進行しており、当該歯は両隣在歯にレジンで連結してある状況で明確な動揺は確認できなかった。診断的治療となり費用対効果が悪くなる可能性が高いという問題も説明したが、患者はそれらを理解したうえで治療を希望した。

術前写真

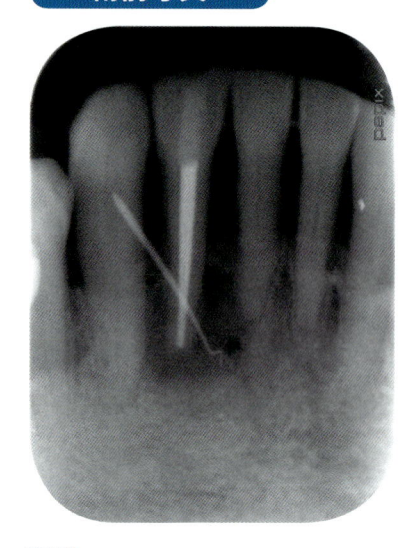 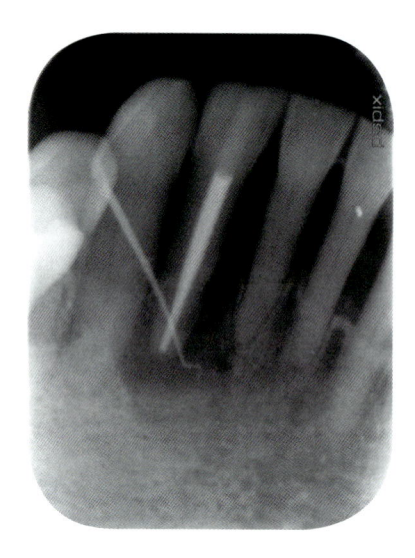

図1　瘻孔からアクセサリーポイントを挿入しデンタルエックス線写真の撮影を行った。根尖部にエックス線透過像（約5mm×約5mm）を認める。

読者への問いかけ

　今回の症例は重度のペリオが併発した歯の根尖性歯周炎症例である。特に周囲の支持歯槽骨レベルが低いことが大きな問題となる。根尖性歯周炎は、外科まで含めればかなり高い成功率を見込めるが、今回の症例では、通常の根管治療で治癒せず、外科へ移行し根尖を切断すると、一気に骨の支持はほとんど得られなくなってしまう状況である。また、長期的な予知性についても予測困難な状況があり、かかりつけ歯科医院の担当医による総合的な治療計画の元に根管治療が行われることが非常に重要であると思われる。

難易度評価表

		条件悪い	妥当	条件良い
補綴学的要因	フェルルの確保 (5点/10点/15点)			●
	歯冠歯根比 (5点/10点/15点)	●		
歯周病学的要因	動揺度 (1点/2点/3点)	●		
	プロービングデプス (1点/2点/3点)	●		
	支持骨の量 (1点/2点/3点)	●		
	分岐部病変の有無 (1点/2点/3点)			●
	プラークコントロールレベル (1点/2点/3点)		●	
歯内療法学的要因	外科的介入の難易度 (1点/3点/5点)			●

33/50 点

診断のポイント

腫脹部位に付着の喪失および瘻孔を認めたため、瘻孔よりアクセサリーポイントを慎重かつ確実に挿入し、デンタルエックス線写真を正方線投影、偏近心投影の二方向から撮影し、原因歯を特定した（**図1**）。

また、念のため両隣在歯の連結部を除去し、両隣在歯の歯髄診査を行い、生活反応を確認できたことで原因歯を明確に特定できた。

正常と思われる歯に対しても、基本に忠実に診査を行い「正常であること」を確認し確定診断を行った。

問題点

連結部を除去しないと確実なラバーダム防湿ができないため無菌的処置の精度が低下することになる。また、エンドペリオ病変の場合は症状がペリオ由来なのか、エンド由来なのかを判断するのは困難であり、治療順序に配慮が必要である。また、進行した辺縁性歯周炎であるため、根尖部の病変は治癒したとしても、ペリオが原因で歯の保存が困難になる可能性がある。歯の動揺がどの程度で落ち着くかの予測が難しく、歯冠修復にも影響するので慎重な対応が必要であると思われた。

治療方法

レジン連結部除去後にラバーダム下にて仮封材および貼薬剤を除去し、ネゴシエーション、根管長測定後、機械的拡大、化学的洗浄、貼薬を行い細菌数の減少を図った。根尖が破壊されている状況であったためMTAセメントを用いて根管充填を行い、MTAセメントの硬化確認後、支台築造を行った。なお、瘻孔は消失せず、治療に反応しなかったため外科的歯内療法へ移行することとなり外科処置（歯根端切除術）を行った。

術中写真

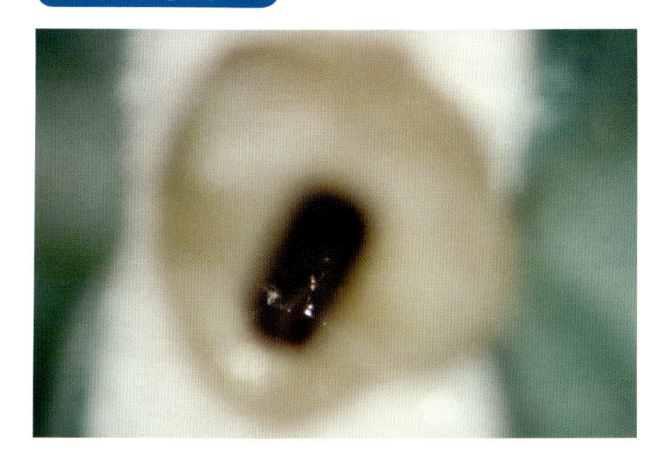

図 2 術中写真（根管充填前）。根尖部が開放状態であることが確認できた。

その他

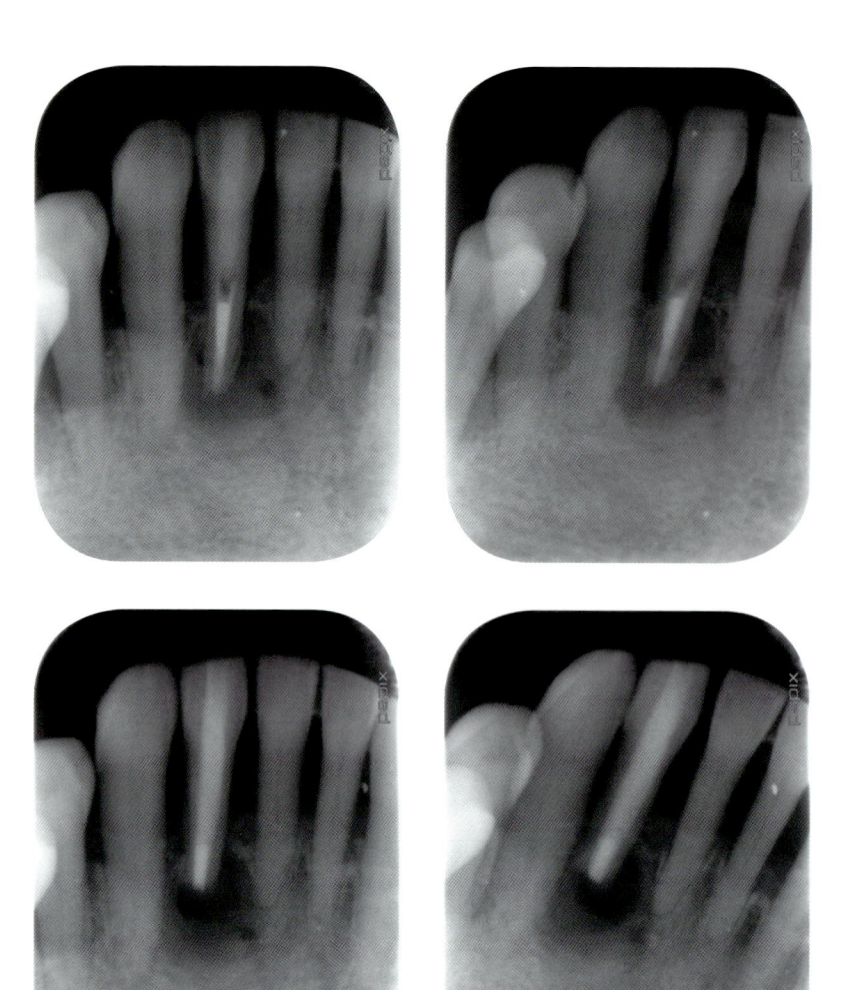

図3 根管充塡時（MTA で根管充塡を行った）。

図4 外科処置直後（歯根端切除術後）。

治療経過

通法どおり適切な根管治療を行ったが瘻孔の消失を認めなかったため、経過観察期間を設けず、そのままの流れで外科的歯内療法を行った（**図4**）。

外科処置後は瘻孔の消失、付着の回復を認め、臨床症状も改善した。（**図5**）

その後、経過観察には呼んでいるが来院しておらず、外科処置術後2年経過時に電話連絡し状況確認したところ特に問題は起きておらず、隣接歯と連結した状態で問題なく使えているとのことだった。

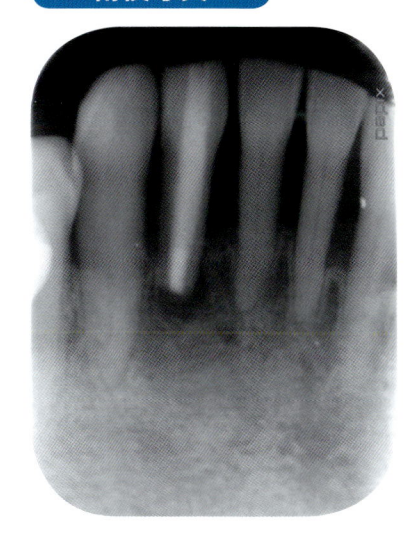 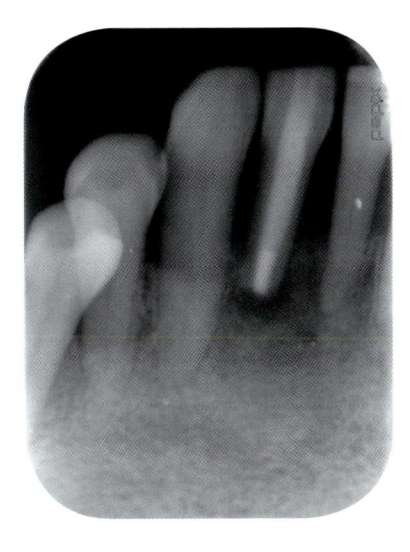

術後写真

図5 術後4ヵ月経過。治癒傾向を認める。

成功のポイント

　今回の症例では、何はともあれ重要なのは原因歯の特定である。次に細菌感染の経路がどこにあるか？をイメージし、順番に潰していく必要がある。今回の場合は重度辺縁性歯周炎も併発しているため、エンドペリオ病変の治療順序を意識することが重要である。同様な兆候を示す穿孔や歯根破折も疑ったが、根管内より視認できなかった。よって、通法どおり根管治療を進めていくことになった。

考察

　今回の症例では、ペリオが重度であることが最も大きい問題である。根尖性歯周炎が治癒したとしても、どうしてもペリオの問題は残ってしまい、長期的な予知性は不透明である。さらに今回は通常の根管治療では治癒せず外科へ移行し、さらに付着を喪失している傾向があり、術後の修復をどうするかという課題も残ってしまう。不安定要因が多く複雑な症例ではあるが、根尖性歯周炎はシンプルに考えれば十分マネージメントが可能である。しかし、マネージメントが可能とは言っても、通常の根管治療では治癒せず難治化していた再治療症例であるため、根管治療自体の難易度も高く安易に治療介入すべきではない症例とも思われる。治療のゴールを初めからイメージできて、それぞれのステップで適切な意思決定をしていくことが重要である。

　今回の症例は一般医と専門医が連携しているが、双方が治療計画から治療方法、予後などイメージが一致するように意思疎通を十分に図る必要があると思われる。

その他

この度は弊社の書籍をご購入いただき、誠にありがとうございました。
本書籍に掲載内容の更新や訂正があった際は、弊社ホームページ「追加情報」
にてお知らせいたします。下記のURLまたはQRコードをご利用ください。

http://www.nagasueshoten.co.jp/extra.html

Decision Making of the Compromised Teeth
―患者利益から見る抜歯基準と治療介入―

ISBN 978-4-8160-1334-8

© 2017. 12. 3　　第1版　第1刷

監　　修	石井　宏
発 行 者	永末英樹
印 刷 所	株式会社サンエムカラー
製 本 所	藤原製本株式会社

発行所　株式会社　**永末書店**

〒602-8446　京都市上京区五辻通大宮西入五辻町 69-2
（本社）電話 075-415-7280　FAX 075-415-7290　　（東京店）電話 03-3812-7180　FAX 03-3812-7181
永末書店 ホームページ　http://www.nagasueshoten.co.jp